JN303816

食の安全と
トレーサビリティ

農場から食卓までの安全・安心システム作り

監修　横山理雄

編集　松田友義
　　　田中好雄

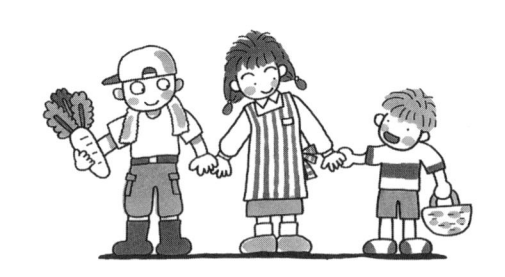

■ 幸書房

■監　修
横山　理雄　　石川県農業短期大学 名誉教授，神奈川大学非常勤講師

■編　集
松田　友義　　千葉大学大学院自然科学研究科 教授
田中　好雄　　包装科学研究所 主席研究員，田中技術士事務所 代表

■執筆者紹介（音順）
井上　伸也　　王子コンテナー㈱ 営業本部 技術サービス担当 部長代理
片山　寿伸　　農業生産法人　認定農業法人　片山りんご(有) 代表
加藤　　登　　東海大学海洋学部 教授
金澤　俊行　　HACCP実践研究会 会長，JF全漁連技術顧問
小林憲一郎　　流通経済大学大学院物流情報学研究科 教授
佐藤　邦裕　　日本生活協同組合連合会 常務スタッフ 品質管理担当
篠原　　温　　千葉大学園芸学部 教授
新蔵登喜男　　(有)食品環境研究センター 代表
田中　好雄　　包装科学研究所 主席研究員，田中技術士事務所 代表
中野　　茂　　大日本印刷㈱ ICタグ事業化センター エキスパート
新田　茂夫　　㈱NCPコーポレーション 代表取締役
本間　忠雄　　NPO日本HACCP協会理事 技術本部長，三基食品㈱ 技術顧問
松田　友義　　千葉大学大学院自然科学研究科 教授
横山　理雄　　石川県農業短期大学名誉教授，神奈川大学非常勤講師

●インタビュー
戸田　茂則　　イオン㈱ SSM商品本部 畜産商品部 商品開発マネジャー

発刊にあたって

　BSE感染牛が発見されてから既に3年経とうとしている．この間，食品安全性に対する消費者の関心が急激に高まり，結果として行政組織の改編や多くの法律の改正，新たな法律の制定を促してきた．BSEはトレーサビリティ研究を著しく加速するというプラスの効果とともに，多くの問題をも残すというマイナスの効果も持つことになった．その一つが，安全と安心をきちんと分けて考えることの必要性に対する認識が関係者の間にすら浸透しなかったことにある．現在アメリカとの間で問題になっている全頭検査が，対策を急いだ余りに取られた安心を提供するための施策であり，安全性を担保するという意味では過剰である，との批判があることは周知の事実である．片方が安全を主張し，もう片方は安心を主張する，という状態では議論がかみ合わないのは当然のことである．安全と安心は次元の異なる問題であること，安心は安全を前提にしてしか成立しないことがしっかりと認識されないままに，「安全・安心」という言葉だけが一人歩きを始めてしまったのである．

　最近，トレーサビリティに関して類書が多数発行されている．しかし，その多くは安全と安心は別の問題であることを前提として書かれてはいない．本書では，安心を提供するための仕組みとしてのトレーサビリティシステムの単なる解説書ではなく，安心の前提としての安全対策の必要性が現場の方に十分伝わるような構成を目指した．

　内容を紹介すると，第1部はトレーサビリティを中心にした論文から構成されている．トレーサビリティの概念を紹介した後に，小売業者の取組やICタグ等の最新技術，食品表示との関係，ブランド化のような導入の効果について，消費者調査の結果等を利用しながら論述している．

　第2部は，安心の前提となる食品の安全性をどうやって確保するのかに重点を置いた論文から構成されている．食肉，水産物，野菜・果実，調理済み食品に関して現場の方に分かりやすいように，具体例を基に紹介している．

発刊にあたって

　食品の安全性を巡る状況の進展は早く，1年も経つと最先端の事情はどんどん変わってしまう．現状の変化に合わせてそれぞれの考えも変化せざるを得ないということが多いのである．ドッグ・イヤー，マウス・イヤーという言葉が当たり前のように語られる現在であるが，変えてはならないことがあることを，われわれはしばしば忘れてしまう．

　食品生産者，関連業者の使命は安全な食品を提供することであり，単に誰から買って，誰に売ったのかということを記録するだけではない．いくら努力しても100%の安全性を保証することは不可能なので，安心を提供するためにはトレーサビリティシステムのような仕組みが必要とされるのである．食品関連業者が提供しなければならないのは，安全な食品を消費者が安心して消費できるような環境である．この事実は何時いかなる時代においても変わることのない事実である．

　本書を貫いているのは，生産者から小売業者まで，さらには研究者，企業の行動をモニターする立場にある者を含めての，関係者のこのような意志である．本書が関係者の安全に対する取組を促すとともに，トレーサビリティの理解とシステムの普及に少しでも役に立てば望外の喜びである．

　本書の出版に際し貴重な資料，図表や写真を業界の方々や学会の先輩や仲間の方々から提供いただいた．ここに深く感謝すると共に，本書の企画・出版にお骨折りいただいた21世紀包装研究協会の新田会長，幸書房の桑野社長，夏野さんにお礼を申し上げます．

2004年6月

　　　　　　　　　　　　　　　　　　　　監修者　横山理雄
　　　　　　　　　　　　　　　　　　　　編集者　松田友義
　　　　　　　　　　　　　　　　　　　　　　　　田中好雄

目　　次

序　論──「農場から食卓まで」の安全・安心
　　　　システム作り ……………………………………………1

第1部　食品のトレーサビリティ ………………………9

　第1章　トレーサビリティの定義と流通における
　　　　　取り組み …………………………………………10

　　1.1　トレーサビリティとは ……………………………………10
　　　1.1.1　トレーサビリティ導入の目的 ……………………10
　　　　(1)　トレーサビリティと生産履歴 …………………10
　　　　(2)　消費者のためのトレーサビリティ ……………11
　　　1.1.2　安全と安心 …………………………………………11
　　　　(1)　安全の定義 ……………………………………12
　　　　(2)　安心の定義 ……………………………………13
　　　1.1.3　安全の確保と安心の提供 …………………………14
　　　　(1)　安全性を担保するための手段 …………………14
　　　　(2)　安心の提供 ……………………………………15
　　　1.1.4　トレーサビリティ──流通経路履歴と安全履歴── …17
　　　1.1.5　消費者の視点から見たトレーサビリティ ………19
　　　　(1)　セーフティネットとしての
　　　　　　　トレーサビリティ ………………………………19
　　　　(2)　食品安全性とトレーサビリティ ………………20
　　　　(3)　情報開示の範囲 ………………………………21
　　　1.1.6　生産者・食品関連業者にとっての
　　　　　　　トレーサビリティ ………………………………21

　　　　　　　　　目　次

　　　　　(1) リスク管理手法としてのトレーサビリティ……21
　　　　　(2) 商品差別化の手段としての
　　　　　　　トレーサビリティ………………………………23
　　1.1.7　チェーントレーサビリティ実現のための体制 ……23
　　　　　(1) サプライチェーンマネージメント………………23
　　　　　(2) 管理から支援へ……………………………………24
　　1.1.8　安全の見える関係作りのための
　　　　　トレーサビリティ ……………………………………25
1.2　生活者と直結する食品流通での取り組み ………………27
　　1.2.1　日本生協連に寄せられた商品クレーム ……………28
　　　　　(1) 2000年以前と2000年以降 ………………………28
　　　　　(2) 原因不明のクレーム増加は消費者の不安の現れ
　　　　　　　―そこから何を読みとるべきか………………29
　　1.2.2　食の「安全・安心」，消費者は
　　　　　何を望んでいるのか …………………………………32
　　　　　(1) 生協組合員の生協への加入動機…………………32
　　　　　(2) 科学的な裏付けと安全性向上への
　　　　　　　たゆまぬ努力………………………………………34
　　1.2.3　トレーサビリティへの取り組み ……………………35
　　　　　(1) トレーサビリティとは……………………………35
　　　　　(2) 現在進行中の様々なモデルケースについて……36
　　1.2.4　日本生協連のトレーサビリティへの取り組み ……36
　　　　　(1) 管理帳票類の整理と再登録………………………38
　　　　　(2) 工場点検の見直し…………………………………39
　　1.2.5　地道な作業なくして
　　　　　トレーサビリティはあり得ない ……………………46
1.3　トレーサビリティ―自主基準から国際基準へ …………47
　　第三者認証システム「**SQF2000**」の導入による安全の担保
　　　(インタビュー：戸田茂則氏　イオン㈱畜産商品部 商品開発マネジャー)

- ■BSE 以前はなじみのなかった「トレーサビリティ」，近づくBSEの足音 …………………………………47
- ■3つの指針とヨーロッパの事例研究 …………………48
- ■ついにBSEの上陸が発覚－牛肉販売量7割ダウンのBSEショック …………………………………49
- ■イオンの考える「トレーサビリティ」 ………………50
- ■日本における第三者認証監査制度－新JASの動きとSQF2000 ……………………………………51
- ■偽装問題とトレーサビリティ …………………………54
- ■リスク管理はブランド管理－トレーサビリティの本来の意味 ………………………………………54
- ■販売者責任の全うのために ……………………………55
- ■社会インフラとしてのトレーサビリティシステムとコスト削減 ………………………………………58

第2章　トレーサビリティが生み出す食生活と食品表示 …………………………………………60

2.1　食品ナビゲーター（ICタグ） ………………………60
- 2.1.1　201X年の主婦の家庭での生活 ………………60
- 2.1.2　201X年のスーパーの店頭 ……………………61
- 2.1.3　最新の技術「ICタグ」 …………………………62
- 2.1.4　トレーサビリティとICタグ …………………63
- 2.1.5　ICタグの広い応用範囲 ………………………64
- 2.1.6　ICタグ利用が開く可能性 ……………………65
- 2.1.7　まとめ ……………………………………………66

2.2　トレーサビリティのニューメディア ………………66
- 2.2.1　バーコード ………………………………………67
- 2.2.2　2次元バーコード ………………………………68
- 2.2.3　2次元コードの特徴 ……………………………70

　　　　2.2.4　QRコード …………………………………………71
　　　　2.2.5　QRコードの特徴 ……………………………………71
　　　　2.2.6　ICタグとは …………………………………………72
　　　　2.2.7　ICタグの特徴 ………………………………………73
　　　　2.2.8　製品管理および情報管理の新しい動き …………74
　　　　2.2.9　食品トレーサビリティのねらい …………………75
　　　　2.2.10　食品トレーサビリティにおけるニューメディア …75
　2.3　食品の表示とトレーサビリティ…………………………………77
　　　　2.3.1　食品の表示に関する法規制 ………………………77
　　　　　　　（1）食品衛生法に基づく品質表示基準……………78
　　　　　　　（2）JAS法に基づく品質表示基準 …………………79
　　　　2.3.2　食品の表示への行政の取り組み …………………81
　　　　2.3.3　食品の表示をめぐる内外の動き …………………82
　　　　　　　（1）輸入食品の安全基準……………………………82
　　　　　　　（2）農薬の安全基準…………………………………83
　　　　　　　（3）食品の表示，安全性をめぐる近年の事故……83
　　　　　　　（4）生鮮食品と食の安全性…………………………84
　　　　　　　（5）加工食品と食の安全性…………………………86
　　　　　　　（6）個別食品に関する品質表示基準………………87
　　　　2.3.4　トレーサビリティの導入と表示 …………………89
　　　　　　　（1）トレーサビリティと表示………………………89
　　　　　　　（2）トレーサビリティの実際………………………89
　　　　　　　（3）生産情報公開JAS ………………………………90

第3章　食品のブランド化とトレーサビリティ …………92

　3.1　生鮮食品での取り組みの開始とトレーサビリティ
　　　　実証試験の効果 ……………………………………………92
　3.2　産地限定化とブランド力 …………………………………………96
　3.3　加工食品とトレーサビリティ ……………………………………97

　　　　3.3.1　「価格」,「美味しさ」と「安全」とのバランス ……98
　　　　3.3.2　加工食品企業のトレーサビリティ導入と
　　　　　　　ブランド化 …………………………………………99
　　3.4　トレーサビリティの可能性とブランド化 ………………102

第2部　育て方, 作り方が問われる食品の安全管理 ……………103

第1章　食肉の流通と安全・衛生 ……………………………104

　1.1　食肉産業をめぐる安全・安心確保の必要性 ………………104
　1.2　食肉の安全性へのアプローチ …………………………………105
　　　1.2.1　食肉と危害微生物 ……………………………………106
　　　　　(1)　微生物の発育と温度 ………………………………106
　　　　　(2)　食肉に繁殖する微生物の由来 ……………………106
　　　1.2.2　食肉の品質を左右する4つの管理技術 ……………107
　　　　　(1)　鮮度管理 ……………………………………………107
　　　　　(2)　温度管理 ……………………………………………107
　　　　　(3)　衛生管理 ……………………………………………107
　　　　　(4)　包装管理 ……………………………………………108
　　　1.2.3　食肉工場の基本 ………………………………………108
　　　1.2.4　トータルサニテーション（総合的衛生管理）
　　　　　　の考え方 ………………………………………………109
　　　1.2.5　生体, 枝肉, 部分肉, 精肉加工の流れと
　　　　　　安全性の確保 …………………………………………111
　　　　　(1)　牛　　肉 ……………………………………………111
　　　　　(2)　豚　　肉 ……………………………………………123
　　　　　(3)　鶏　　肉 ……………………………………………126
　1.3　ま　と　め ………………………………………………………130

第2章 漁場・餌から管理される鮮魚 ……………………132

- 2.1 鮮魚の鮮度保持と流通 ………………………132
- 2.2 魚介類の鮮度管理 ……………………………133
  - (1) 水揚げ時の予冷 …………………………133
  - (2) 衛生的な取扱い …………………………133
  - (3) 低温管理 …………………………………133
  - (4) その他 ……………………………………134
- 2.3 船上,養殖場などでの漁獲物の処理 ………135
- 2.4 生産地市場から消費地市場における鮮度保持 ……137
  - 2.4.1 輸送時の取扱いのポイント ……………138
  - 2.4.2 消費地市場での取扱いのポイント ……139
  - 2.4.3 今後の課題 ………………………………140
- 2.5 鮮魚の安全性保持技術—洗浄・除菌・殺菌 ……140
  - (1) 凍結 ………………………………………141
  - (2) 次亜塩素酸ナトリウム …………………141
  - (3) オゾン水 …………………………………142
  - (4) 有機酸処理 ………………………………142
- 2.6 微生物性食中毒 ………………………………142
  - (1) 腸炎ビブリオ食中毒 ……………………143
  - (2) SRSV(小型球形ウイルス) ……………143
  - (3) アレルギー様食中毒 ……………………144
- 2.7 水産加工場でのHACCPの適用と効果 ………144
- 2.8 養殖魚の安全性 ………………………………145
  - 2.8.1 消費者意識と養殖魚の安全性 …………146
  - 2.8.2 養殖魚生産段階におけるHACCPの概念 ……146
  - 2.8.3 養殖魚の飼育管理 ………………………147
  - 2.8.4 養殖魚生産でのHACCP方式の飼育管理 ……147
  - 2.8.5 養殖魚の生産段階で起こり得る危害要因 ……149
  - 2.8.6 養殖魚生産工程での危害防止のための適正管理 ……149

　　　　　　(1) 飼育環境 …………………………………150
　　　　　　(2) 飼・餌料 …………………………………151
　　2.9　大日本水産会の養殖魚に関する
　　　　　HACCPマニュアル（抜粋）……………………153
　　　　　　(1) 養殖魚の生産ポリシー …………………153
　　　　　　(2) 水産用医薬品の使用に関する考え方 …154
　　　　　　(3) 配合飼料の安全性に関する考え方 ……154
　　　　　　(4) 養殖魚の環境および水質に関する考え方 ……154
　　　　　　(5) 水産用医薬品の使用について …………155
　　　　　　(6) 配合飼料および飼料添加物の取扱い …159
　　　　　　(7) 養殖場の環境について …………………159
　　　　　　(8) トレーサビリティのある記録 …………160

第3章　育て方・品質が問われる青果物 ……………163

　　3.1　野菜生産における安全・衛生管理（GAP）………163
　　　3.1.1　野菜生産における安全・衛生管理の必要性 ………163
　　　3.1.2　野菜類の細菌付着実態 ………………………164
　　　3.1.3　栽培上の安全・衛生管理 ……………………166
　　　　　　(1) 基本的考え方 ……………………………166
　　　　　　(2) 施設の立地条件 …………………………167
　　　　　　(3) 施設・設備の衛生管理 …………………168
　　　　　　(4) 使用水の安全・衛生管理 ………………169
　　　　　　(5) 小動物・昆虫管理システム ……………170
　　　　　　(6) 作業者の安全・衛生管理 ………………170
　　　　　　(7) 栽培工程の安全・衛生管理 ……………170
　　　3.1.4　文書管理 ………………………………………172
　　　3.1.5　おわりに ………………………………………172
　　3.2　果実の生産・流通における衛生管理
　　　　　（ヨーロッパへのリンゴの輸出）……………………174

3.2.1 サンプル輸出と「衛生証明
　　　（Sanitary Certificate）」（1998年） ………………175
3.2.2 果物の生産・流通の規範としての
　　　「SCP100」（1999年） ……………………………175
3.2.3 現地審査（1999年） ………………………………177
3.2.4 実際の輸出業務手順（1999〜2002年）……………178
3.2.5 2002年3月の「重要通告」………………………178
3.2.6 WEBサイト上での「生産履歴」表示の試みと
　　　第三者認証の問題（2002年5月）…………………178
3.2.7 第三者認証の1つとしてのユーレギャップ
　　　（2002年7月）……………………………………180
3.2.8 ユーレップギャップ審査（2003年3月7日）………181
3.2.9 南チロルのリンゴ生産および流通に関わる
　　　安全基準と認証（2003年8月）……………………183
3.2.10 日本の現状と日本独自の適正農業規範
　　　（Japan Gap）………………………………………184
3.3 青果物の鮮度保持包装 ……………………………………186
3.3.1 青果物の等級選別 ……………………………………186
3.3.2 産地における包装と出荷 ……………………………186
3.3.3 青果物の特徴と包装 …………………………………187
　　（1）青果物の特徴 ………………………………………187
　　（2）鮮度保持機能を持つ段ボール包装 …………………188
　　（3）フレキシブルパッケージ
　　　（鮮度保持と品質保証）…………………………… 191

第4章　調理済み食品とその安全性 ……………………………194

4.1 食品表示は消費者へのメッセージ ………………………194
4.2 食品表示から何がわかるか ………………………………194
4.3 食品表示化に関する法律 …………………………………196

4.4 食品表示が包装材に表示されるまで
　　―食品の安全性への配慮― ……………………………197
　4.4.1 商品仕様書（1）―商品・規格仕様……………………197
　4.4.2 商品仕様書（2）―原材料仕様…………………………198
　　（1）原材料名について …………………………………201
　　（2）食品添加物について ………………………………204
　　（3）アレルギー物質名について ………………………206
　　（4）産地表示について …………………………………207
　　（5）遺伝子組換え食品について ………………………207
　4.4.3 商品仕様書（3）―細菌検査・栄養分析・
　　期限表示・包材の材質 …………………………………207
　　（1）細菌検査について …………………………………207
　　（2）期限表示について …………………………………207
　　（3）包材について ………………………………………208
　　（4）栄養分析について …………………………………208
　4.4.4 商品の顔が分かる表示を心がけて ……………………208
4.5 メーカーの食品の安全性への取り組み ……………………210
　4.5.1 食品衛生管理システム（HACCPシステム）…………210
　4.5.2 調理冷凍食品……………………………………………217
　4.5.3 レトルト食品……………………………………………219
　　（1）調理済み食品製造の安全対策と
　　　トレーサビリティ ……………………………………219
　　（2）レトルト食品製造の安全対策と
　　　品質保証機器 …………………………………………221
　　（3）レトルト食品製造のHACCPと
　　　トレーサビリティの関係 ……………………………231
　　（4）レトルト食品の安全対策と
　　　トレーサビリティの課題 ……………………………231

第5章　HACCP導入を急ぐ食品製造現場の取り組み … 235

- 5.1　食品企業が生き残る条件 …………………………………… 235
- 5.2　中小食品企業のコストダウンと衛生管理 ………………… 237
- 5.3　中小食品企業の安全・安心への取り組み ………………… 238
  - 5.3.1　一般的衛生管理（PP）からHACCPへ ………… 238
  - 5.3.2　具体的な衛生管理手法と留意点 …………………… 239
    - (1) 微生物危害防止対策と現状 ……………………… 239
    - (2) 異物混入防止対策と現状 ………………………… 240
    - (3) コンプライアンスの現状 ………………………… 241
    - (4) トレーサビリティシステムの取り組み
      状況 …………………………………………………… 241
- 5.4　安心・安全に取り組む中小企業の事例 …………………… 243
- 5.5　メーカー・流通の連携と共生で消費者の安心の
  回復を ……………………………………………………………… 245

❁カバー・扉イラスト：安部容子

序　論

「農場から食卓まで」の安全・安心システム作り

　食品安全基本法が施行されたことにより，食品製造業者や流通業者などの事業者の責務が問われるようになった．このことは，食品関連事業者は行政側，地方自治体とともに食品の安全・安心に責任をとることになる．
　ここ数年，食中毒事故，異物混入，BSE問題や偽装問題が起こり，食品の安全・安心に対して，HACCPとトレーサビリティがクローズアップされてきている．
　ここでは，食品のトレーサビリティと安全管理の重要性というテーマで，トレーサビリティとは何か，これが食品の安全管理とどう関係しているのかについて触れてみたい．

1. 何が食品の安全を脅かしているか[1)]

　食品に対する危害には，生物学的危害，化学的危害，物理的危害の3種類がある．生物学的危害原因物質[2)]には，ボツリヌス菌，病原性大腸菌，サルモネラ属菌や黄色ブドウ球菌などの食中毒菌のほかに，ウイルス，寄生虫などが含まれる．
　化学的な危害原因物質[2)]には，カビ毒（アフラトキシン）を始めとする天然の化学物質，食品添加物など意図的に添加される化学物質および殺虫剤，農薬，抗生物質など非意図的に混入する化学物質がある．特に，輸入野菜の残留農薬や違法食品添加物が問題になっている．
　物理的な危害原因物質[2)]は異物といわれているものであり，ガラス，木，石，金属やプラスチックなどがある．物理的危害は生物学的危害や化学的危害と異なり，個人または少数の消費者を対象とした障害（歯の損傷，のどにつかえたことによる窒息など）として発生することが多い．最近，輸入食肉

に折れた注射針が入っていたり，加工食品に金網の金属片が入ったクレームが発生している．

2. BSEと新興感染菌・ウイルス群

BSE（ウシ海綿状脳症・狂牛病）は，イギリスを始めとしたヨーロッパ諸国，日本，カナダなど世界各国の牛で発症しており，最近では，アメリカでBSEの牛が発見された．この病原体はプリオンと呼ばれるタンパク質であり，異常プリオンが増加し，加熱や酵素処理では分解せず，ヒトに感染する特徴を持っている．わが国では，BSEの安全対策が行われており，厚生労働省[3]では，と殺牛1頭ごとに，エリザ（ELISA）法にてスクリーニング検査を行い，陽性となったものはウエスタンブロット法で確定診断を行っている．一方，農林水産省では，牛の飼料への肉骨粉混入禁止と飼育段階でのトレーサビリティを実施している．新興感染菌については，O157，サルモネラ・エンテリティディス菌などは，突然変異によって，食中毒症状が重篤化している．どんな食中毒菌が異常増殖し，熱や薬品に耐性を持ち，ヒトに病気を起こさせるかは分からない．

イスラエルからの伝播の疑いのあるコイヘルペスウイルスのわが国での蔓延．アジアでのH5N1ウイルスによる鳥インフルエンザが，ヒトに感染して多くの被害がでてきている実状．その突然変異によるヒトからヒトへの感染の可能性についても監視されている．

3. 輸入食品や原材料の汚染物質はどうなっているか

輸入食品や輸入原料が増えるにつれて，食品や原料を汚染している物質が問題となっている．異物は目に見えるので検知，除去しやすいが，残留農薬やPCBなどの汚染物質は抽出，検査，除去などに時間がかかり，多くの問題をかかえている．輸入食品や輸入原料の汚染物質[4]としては次のものが挙げられる．

(1) 輸送中の事故による食品の腐敗，変敗およびカビの発生．(2) 有毒魚

介類—フグ毒を筆頭に有毒魚や毒化した二枚貝．(3) カビ毒が付着した食品—ナッツ類や穀類に発生したアフラトキシン．(4) 放射性物質の付着した食品—旧ソ連チェルノブィリ原発事故の影響で放射性物質に汚染された食品．(5) 病原微生物に汚染された食品—サルモネラ属菌，リステリア菌やコレラ菌に汚染された食品．(6) 農薬が残留した食品—牛肉からDDT，ディルドリンが検出．(7) 違法食品添加物を含んだ化学物質—ジエチレングリコールが混入したワイン．

これら汚染された食品原材料の輸入を防ぐためには，食品を輸入する者が，わが国の食品衛生法と関連法規を熟知し，輸出国へ働きかける必要がある．

4. 食品のトレーサビリティの導入はどこまで進んでいるか

1) トレーサビリティとは

トレーサビリティとは，英語の「trace（追跡する）」と「ability（可能性）」を合成した言葉[5]である．誰がどのように作ったかという生産工程と，どのような経路で運ばれてきたかという流通過程を把握し，商品の履歴をたどれることを指している．

トレーサビリティシステム[6]は，あくまで食品とその情報の追跡，遡及のためのシステムであり，製造工程の安全性（衛生）管理や品質管理，環境管理を直接的に行うものではない．したがって，食品の安全性（衛生）管理や品質の管理，環境管理を行うには，それぞれを管理するためのシステムを導入することが必要である．

2) トレーサビリティ導入の目的

トレーサビリティ導入の目的について，松田[7]は次の3点をあげている．

(1) 情報の信頼性の向上：経路の透明性の確保，情報提供，表示の立証性を助ける．取引の公正化に寄与．

(2) 食品の安全向上への寄与：事故原因の探索，正確で迅速な回収・撤去，リスク管理手法の発展，事業者の責任の明確化．

(3) 経営管理の効率化：在庫管理・製品管理や品質管理の効率化．

3) トレーサビリティ法はどんな法律か

農林水産省[8]では，牛肉については，トレーサビリティ法で牛の個体識別情報の登録を義務化（生産段階は平成15年12月から，流通段階までは平成16年12月から適用）した．牛肉以外は，事業者が自発的に取り組む任意の事業として導入する．導入には広範な事業者の連携・協力が必要であり，手引き（ガイドライン）を作りながら推進していくとしている．

また，農林水産省[8]では，生産段階の情報については，JAS制度の第三者認証による仕組みとして生産情報公表JAS規格を創設し，牛肉については平成15年12月から施行した．今後，豚肉や農産物などにも品目を広げていく方針である．

4) 生鮮・加工食品へのトレーサビリティ導入は

生鮮食品には，青果物，生鮮肉と生鮮魚がある．ここでは青果物と牛肉および加工食品のトレーサビリティについて触れてみよう．

青果物：イオンは，2003年1月に青果物のトレーサビリティシステムの運用[6]を拡大し，17品目まで広げた．イオンのシステムでは，商品パッケージに貼られたID番号を店頭に設置したタッチパネル式の端末に入力すると，履歴情報を確認できる方式である．現在，このシステムを採用するために，多大なコストと人手がかかるので，市場を通す青果物まで適用することは不可能であり，産直の青果物に限定している．

牛肉：イオンでは，牛肉について，「国産牛肉安心確認システム」[9]を構築した．このシステムでは，飼育農家，と畜場，部分肉加工場での全農安心システムとイオン指定パックセンターでのイオン情報システムが組み合わされている．

加工食品：従来から加工食品分野では，クレーム対策として製造ロット番号を包装食品に付けていた．カゴメでは，トマトを中心とした加工食品について，トレーサビリティのアウトプット[10]を構築した．この方式では，原材料・製造履歴と流通経路追跡データを加えて，消費者にカゴメ製品の安全・安心を与えるようになっている．

食品業界[11]では，2次元コードを活用したトレーサビリティシステムを

導入する動きが広がってきている．キユーピーではベビーフードを対象に，2次元コードを活用し，配送拠点から原料調達段階までの製品の安全をさかのぼって追跡できるシステムを構築している．

5. トレーサビリティ導入で留意する点は

トレーサビリティシステムを食品製造現場や生産現場へ導入した場合，どの点に留意し，どのようにすべきかをはっきりしておく必要がある．

1）安　全　面

（1）事故が起こった時に，ただちに製造ロットを追跡できるようにしておくこと．常日頃，製造・生産ロットごとに履歴をつけて管理し，誰にも分かるようにしておく．

（2）製品（生産物）の安全を保証する生産システム（仕入資材から生産・出荷までの）を導入すること．できる限り，HACCP, ISOなどの第三者が認証・検証しているシステムを導入すること．

（3）生産・製造の安全管理，取扱いをもう一度社員に徹底して，安全履歴に間違いがないかをチェックしておくこと．特に流通業界では，生産仕様書を重視しているので厳しいチェックが必要である．

2）自社製品のブランド化

消費者は，安全で安心できる食品を購入するので，安全管理のもとに作られ，生産履歴がはっきりした製品は，類似製品との差別化ができ，ブランド製品として通用する．

6. 安全管理のために導入するHACCPは

1）HACCPとは

世界的に，食品衛生管理の手法としてHACCPが定着しており，食中毒菌汚染や自然毒，化学物質の混入を防ごうとしている．このHACCPも第3段

階に入り，食品ばかりか，包装システム，食品工場の製造・空調システム，工場建屋・各種施設にも，HACCP方式が広く取り入れられている．また，ホテル・レストラン業界，医療・介護食分野でもHACCP方式による衛生管理[3]が行われている．

HACCP[12]とは，Hazard Analysis Critical Control Point（Inspection）Systemの略称で，危害分析・重要管理点（監視）方式と訳されている．食品の原材料の生産から始まり，食品の製造・加工・保存，流通を経て消費者の手に渡るまでの各段階に発生するおそれのある微生物的危害，化学的危害および物理的危害について調査・分析し，その評価を行い，危害を防除するための監視を行うことにより，食品の安全性，健全性と品質を確認するための計画的な監視方式である．

現在，世界各国の食品工場では，このHACCP方式を取り入れて，安全で品質の良い食品を生産している．わが国では，乳・乳製品，食肉・食肉加工品，レトルト食品，魚肉練り製品と清涼飲料水の5食品分野に「総合衛生管理製造過程承認制度」が取り入れられている．そのほか，惣菜，冷凍食品，炊飯など多くの食品分野で「HACCP手法支援法」による工場が建設・改築されている．特に食中毒菌の混入防止と殺菌に力が注がれており，HACCP導入により，食品微生物事故と異物混入事故が極端に減ってきている．

最近，東京都を始めとした自治体では，特定の食品についてHACCP認証を行っており，ISOグループでは，ISO 9001とHACCPを組み合わせたISO 22000を検討している．食品製造・食料生産にHACCP手法を導入し，トレーサビリティシステムを採用することによって，消費者は安心して安全な食品を購入することができる．

HACCPシステム構築の前提条件として，一般衛生管理プログラム（PP: Prerequisite Program），GMP（適正製造基準）とSSOP（衛生標準作業手順）の実施があり，これらを行った上で，HACCPでの衛生管理を行わなければならない．

2） 食品衛生法はどのように改正されたか

食品安全基本法の制定により，食品衛生法[13]が次のように改正された．

(1) 残留農薬等のポジティブリストの導入―残留基準が設定されていない農薬，動物用医薬品，飼料添加物が残留する食品の流通などを原則として禁止する措置．(2) 安全性に問題のある既存添加物の使用禁止―安全性に問題のあることが確認された，あるいは既に使用実態のない既存添加物の使用を禁止できる制度が導入された．(3) 総合衛生管理製造過程（HACCP）承認の更新制の導入―更新制が導入されると同時に，HACCP承認施設でも乳製品など特に衛生上の考慮を必要とする食品等の製造・加工を行う営業者については，食品衛生管理者をおかなければならないとされている．

ま と め

食品の安全については，世界各国で国を守るという意識をもって，政府直属の衛生部門，農業部門や保健・消費者部門が直接対処している．それらの国では，食品の安全・衛生管理にはHACCP方式が導入されている．一方，BSEの発症により，牛の飼育・生産履歴が問題になり，EUから始まったトレーサビリティの手法が世界各国で導入されるようになってきた．わが国でも，牛に対してトレサービリティ法が制定され，他の畜産物や農産物に広がっていく気配がある．しかし，畜産物や農産物にこのシステムを導入した場合のコストや手間が問題になっており，また，ICチップ，2次元コードなどの汎用性をもった追跡システムの開発と共通化が急がれている．

参 考 文 献

1) 横山理雄：食品事故の現状とその対策，包装食品の事故対策，横山理雄，矢野俊博編, p.12, 日報（2001）
2) 藤原真一郎：危害の原因となる物質，HACCP実務講座, p.4, サイエンスフォーラム（2000）
3) 横山理雄：食品安全戦略とHACCP導入，包装食品の安全戦略，横山理雄，栗田守敏編, p.10, 日報（2002）
4) 中島建介：輸入食品の違反，総合食品安全事典, p.1098, 産業調査会・事典出版センター（1994）
5) 日経食品マーケット，創刊前特別編集版, p.32（2003）

6) 食品のトレーサビリティ導入ガイドライン策定委員会：食品トレーサビリティ導入の手引き，p.1（2003）
7) 松田友義：食品の安全とトレーサビリティ，第4回フォローアップ研修会，HACCP実践研究会（2003）
8) 富山武夫：安全を安心へつなげるトレーサビリティ，ジャパンフードサイエンス，**43**(1)，82（2004）
9) 戸田茂則：国産牛肉安心確認システム，*PACKPIA*，**47**(4)，14（2003）
10) 三輪克行：カゴメにおけるトレーサビリティ向上への取り組み，A-PACK 2003記念セミナー，大阪，日報アイ・ピー（2003）
11) 技術情報，*PACKPIA*，**47**(4)，20（2003）
12) 河端俊治：日水誌，**60**，449（1994）
13) 食品衛生研究会：食品衛生法改正のポイント，p.10，中央法規（2003）

（横山理雄）

第1部

食品のトレーサビリティ

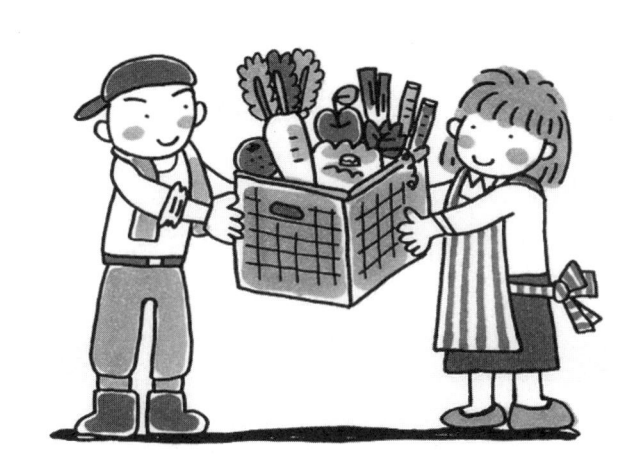

第1章　トレーサビリティの定義と流通における取り組み

1.1　トレーサビリティとは

1.1.1　トレーサビリティ導入の目的
（1）　トレーサビリティと生産履歴

　2001年秋にBSE感染牛が発見されて以来，食品の安全性をめぐる社会的関心がこれまでにないほど高まっている．事件直後に国産牛肉買上げ事業をめぐる不祥事や産地偽装事件，不正表示事件が続いたこともあって，不信は食品産業ばかりではなく食品そのものにも及んでいる．トレーサビリティの導入が急がれているのは，失われた食品・食品産業に対する信頼を取り戻すためである．最近，消費者の間にトレーサビリティと食品の安全性とを同一視する誤解が広まる，という憂慮すべき事態が進展している．このような事態が生じる背景には，トレーサビリティについての正確な知識の普及が遅れていること，トレーサビリティブームに乗って関係者が各自の定義に基づいて少しずつ違う意味合いでトレーサビリティについて語ってきたという事実がある．2003年5月に「トレーサビリティシステム導入の手引き」，いわゆるガイドラインが公表されたが，策定を急いだ理由の1つは正にこのような混乱を防ぐことであった[1]．しかし，手引き公表後も関係業界，消費者の間には未だに混乱がみられる．あえていえば，行政の側にも混乱が存在するというのが現状である．メディアで頻繁に「生産履歴」という言葉が用いられていることも混乱に拍車をかけている．一部の新聞ではわざわざ「トレーサビリティ＝生産履歴」として紹介していた．これが，生産者団体が力を入れている記帳運動と混同されて事態をさらに複雑にしている．2003年秋には生産情報公表JAS規格が制定され，国民の関心が特に高い牛肉で実施されている．しかし，生産履歴はガイドラインでいうトレーサビリティには当たらない．手引きの定義によれば，あくまでも「トレーサビリティ導入のため

の取り組み」でしかない．

(2) 消費者のためのトレーサビリティ

　トレーサビリティは本来消費者のための仕組みである．消費者ニーズに即応して導入されなければならない，という農林水産省の基本的立場は，トレーサビリティが消費者のための仕組みであることを示唆していると受け取ることができる．最近，トレーサビリティは導入企業側のリスク管理手法として語られることの方が多く，日本ではトレーサビリティ概念の導入当初から消費者の食品・食品産業に対する信頼を取り戻すための手段，すなわち，消費者が安心して食品を購入・消費できる環境を作り出す手段としてとらえられていたことは忘れられがちである．しかし，一部量販店などの企業が導入に熱心なのは，消費者の信頼を失うことがいかに大きな損失につながるかを認識しているからであり，外資系企業の進出が続き競争が激化する中で，マーケティングの基本，消費者満足の最大化という観点からも，消費者の要請に応えることの重要性を正しく認識しているからにほかならない．リスク管理はトレーサビリティシステムの重要な機能の1つではあるが，トレーサビリティシステム導入の目的ではない．リスク管理を重視するのは小売業者からシステム導入を要請されている食品加工メーカーあるいは生産者・生産者団体の立場に立ったとらえ方であるといえる．このようなとらえ方をすると，トレーサビリティは費用ばかりがかかり，効果が明らかでない，やっかいなものとなる．しかし，消費者に安全な食品を安心して購入してもらうという観点からは，必要なものとして異なる見方ができる．

1.1.2　安全と安心

　安全と安心は「安全・安心」というようにセットで用いられることが多い．このことが安全と安心は同意語であるかのような誤解を与えてきた．近年多発した食品関係の事件は安全と安心という観点から見ると2つに分けることができる．1つは食品の「安全性」そのものに関する事件であり，他の1つは「安心」に関わる事件である．BSEや無登録農薬事件のように食品そのものの安全性が問題になった事件，食品の属性が問題になった事件が前者に当たる．その後続発した産地偽装や不正表示事件は，食品の属性というより

は食品に添付された情報の信頼性が問題とされた事件であり，後者に当たる．
まず，はじめに安全と安心の違いを明らかにしておこう．

(1) 安全の定義

「安全」は，通常，リスクの存在しない状態と定義される．すなわち，食品の「安全性」は食害を引き起こすリスクがどの程度なのかということで決まる．100％安全ということは考えられないので，先の定義でも存在しないという言葉はリスクがゼロであることを要求しているわけではない．消費者が許容できるレベルにまで削減されている状態ととらえるべきである．これまで食品の消費には常にリスクが伴うということを消費者は理解していなかった．小売店頭に並んでいる食品は基本的に安全であり，商品に貼付されているラベルなどの情報は安全を示しているものと漠然と信じてきた．BSE以降に続発した不正表示事件は，それが誤解でしかないことを明らかにした．

食品が安全かどうかは，個々の消費者によっても異なり，最終的には消費者が個々に判断すべきことである．一般人にとっては何でもない食品が，アレルギー体質の消費者に対して深刻なダメージを与えることはよく知られている．ハイリスクグループと呼ばれる小児・高齢者・免疫力の低下した者などにとっては多くの食品が避けなければならないものとなる．

いずれにしろ，安全は食品そのものの物理的・化学的・生物学的属性の問題である．先の定義のように安全か否かはリスクの大きさで決まる．リスクの程度は科学的に計ることができる．これがリスク評価であり，リスク管理によってリスクレベルを管理するのである．言葉を換えると「安全」は科学的に検証できる，いわば「もの」の世界の問題であるといえる．もちろん遺伝子組換え食品のように，リスクの存在自体が議論になっている場合もあるが，このような潜在的リスクとでも呼ぶべき場合にはリスク管理ではなく，予防原則に則った異なる対策が取られる．トレーサビリティはこのような予防原則の対象となる食品にも大いに関係するが，ここでは議論を複雑にするのを避けるために，このような潜在的リスクについて，改めてきちんと区別して議論することはしない．以下の議論では「安全」を，客観的・科学的に検証することのできる商品属性に関わる問題，すなわち，「もの」の世界の問題としてとらえる．

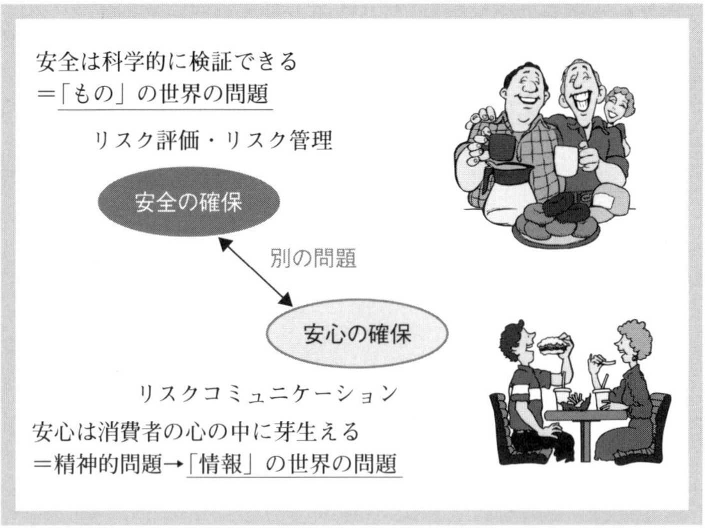

第1章　トレーサビリティの定義と流通における取り組み　　13

```
安全は科学的に検証できる
＝「もの」の世界の問題

    リスク評価・リスク管理

      安全の確保
          ↕  別の問題
      安心の確保

    リスクコミュニケーション

安心は消費者の心の中に芽生える
＝精神的問題→「情報」の世界の問題
```

図 1.1　安全と安心

(2)　安心の定義

「安心」も「安全」同様，定義しようとすると困難な概念である．安全がリスクの存在しない状態と定義されたのに倣うと，安心は不安の存在しない状態と定義することができる．不安は分からない（不確実，不確定）という状態の下で，心の中に発生する．「安心」は消費者の心の中の問題であり，心理的・精神的な問題であるといえる．不安の原因には将来事象のように起こるまで分からないという場合と，事象としては既に発生しているが，情報が提供されていないために分からないという場合がある．前者のうち統計的に予測できる場合は保険をかけることで不安を削減することが可能であるが，それ以外の場合は事象が発生してから対処するしか方法はない．後者，情報が提供されていないために分からないという場合には，既に発生した事象に関する情報を提供することで不安を解消することができる．食品をめぐる不安は，主に後者，十分に情報が提供されていなかったことによる場合が多い．これまで安心をもたらすだけの情報が十分提供されてこなかったのである．BSE発生後の消費者の混乱はその典型である．安心は消費者の心の中の問題，精神的な問題である．心に働きかけるためには情報が必要となる

という意味合いにおいて，「安心」は情報の世界の問題といえる．いかに安全をアピールしたところで，消費者が信用しなかったら，消費者の心の中に安心は生まれない．安心は心的な問題，情報の世界の問題である．現在，食品関係者が行わなければならないのは，安全に関する情報を十分提供し，消費者が自ら安全と考えられる商品を選択できる仕組みを構築することである．

しかし，真に安心を提供するためには商品そのものが安全でなければならない．安全は安心の前提条件である．安全のないところには真の安心はあり得ない．そのような意味では，より重要なのは安心の提供ではなく安全の確保である．トレーサビリティシステムが導入されても商品そのものが安全でなければいくら情報を提供しても意味がない．安全を確保するためのシステムをきちんと導入して初めてトレーサビリティシステムは十分に機能する．

1.1.3　安全の確保と安心の提供
（1）　安全性を担保するための手段

最初に安全性を担保するための手段について考える．食品の安全性を確保するための方策として国際的に奨励されているのがHACCPシステムである．HACCPについては他の章で詳細に述べられているのでここでは概説するに留める．

HACCPはリスクの生じそうな工程（重要管理点：CCP）を特定し，そこで許容できる範囲にまでリスクを削減する手段を講じることによって，最終製品の安全を担保しようとする仕組みである．HACCPは食品に関するリスク管理の主要な手段であり，少なくとも既知のリスクはこれで回避することができる．すべてのCCPにおいてリスクを減らすことによって，食害を起こす可能性の低い安全な商品を供給できるのである．

HACCPプランで定められたルールをきちんと守ってさえいれば，多くの食害は未然に防げたはずなのである．しかし，HACCP承認工場から中毒事件が発生したことからも分かるように，いかに優れたシステムを導入しても関連従業員の知識が不足していたり，事故が起きた場合の対処法がきちんとしていなければ何の効果も期待できない．HACCPシステムを形ばかり導入

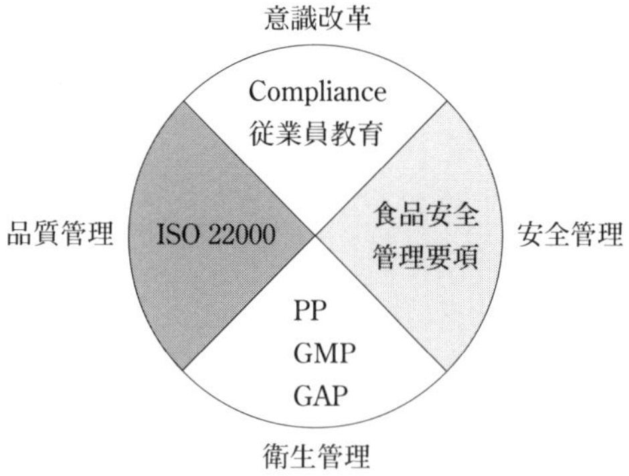

第1章　トレーサビリティの定義と流通における取り組み　　**15**

したのでは安全を確保したことにはならない．食品の生産・流通活動に携わるすべての関係者の安全性を確保することに対する意識が変わらなければ安全を担保することはできないのである．さらに多くの産地偽装事件で話題になった不正表示などを避けるためには遵法精神（コンプライアンス）も必要となる．法を守る，拡大解釈してごまかしたりはしないという精神が欠けている場合，いかに良くできたシステムを導入しても食品の安全性を守れないことは明らかである．さらにHACCPを有効なものとするためには，HACCP以前に基本的な衛生基準を守るという姿勢が必要となる．そのためにも企業管理のためにISO 9000：2000ファミリーなどの品質管理システムを導入することが望ましいとされている[2]．

図1.2　安全の保証

　HACCPは食品メーカーばかりではなく欧米ではスーパーマーケットなどでも普及が図られている[3]．さらに，アメリカでは早くから農業生産の場にもHACCPを導入する動きが見られた[4]．ヨーロッパではGAP（Good Agricultural Practice）が導入され始めている．GAPは生産者が守るべき衛生基準を定めたものということができる．いわば農業生産現場でのHACCPのようなものである．ようやく日本でも安全性を担保するためにはどのような点に注意しなければならないのか，圃場から出荷間際までのいわゆるCCPについての整理が進んでいる[5]．現在生産者団体が普及を図っている生産履歴の記帳は，安全な農産物を生産するための基本的な作業ではあってもその一部でしかない．食品の安全は従業員の意識改革，衛生管理システムの導入，HACCPなどの科学的システムを総合的に利用することによってはじめて担保できる（図1.2）．

（2）安心の提供

　次に安心の提供について考える．先述のように食品の安全性に関しては，

情報が十分提供されていないことによる不確かさ，リスクコミュニケーションの不足によってもたらされる不安が多いと考えられる．適宜必要な情報を公開していれば防げたであろうというケースが多いのである．BSE事件にしてもあれほどまでに影響が大きくなったのは，BSEに関する情報，どのような経緯で発症し，人間にはどのような経路で感染するのかなどについて，予め消費者に十分な情報を開示していなかったためとも考えられる．不安の下で情緒的にしか反応することができず，あのような騒ぎとなったのである．日本人の通常の牛肉消費形態を考えると，BSEに感染した牛の危険部位と呼ばれる部分を消費することはほとんどなく，クロイツフェルト-ヤコブ病に感染する可能性は限りなくゼロに近いということは容易に理解できたはずであり，牛肉需要が激減するという騒動は回避できたはずなのである．ヨーロッパでの発生から10年以上経ってもリスクアセスメントすら行わず，リスクコミュニケーションも十分に行ってこなかった行政側の非は，その後のBSE問題調査検討委員会の報告でも指摘されている[6]．

　どのような情報を，誰が，どんなタイミングで提供すれば消費者に安心を届けられるのかについてはこれまでに研究蓄積もなく不明の部分が多い．常に公開しておくのが良いのか，要求に応じて開示できればいいのかというような基本的なことに関しても今のところ関係者間での合意はない．取りあえず，安心を提供するためには生産者から始まって小売業者まで，食品が誰の手を経て消費者にまで届けられたのかという情報とともに安全性に関わる情報が必要になることは明らかである．食品の出自や流通経路をたどることができなければ安全に関する情報に至ることはできない．どの生産者・組織・企業が，どのようにして食品の生産・流通に関与してきたのかを知ることが安心の前提条件である．さらに食品の安全性に関わる情報が，食品に関与してきた生産者・組織・企業の手によって開示されていれば，消費者は食品の安全性を確かめることができる．関係企業・組織にしても自らの責任範囲を特定することができ，リスク管理の効率を上げることができる．食品の安全に関してどのような情報を提供すべきか，すなわち提供されるべき情報の種類・範囲は，情報開示の程度によって消費者が受ける安心度が異なってくることを考えると，恐らく，消費者が市場行動を通じて決定することになると

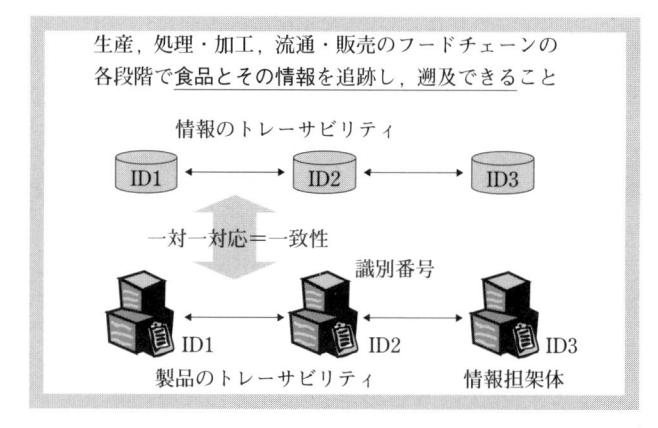

図中: 生産，処理・加工，流通・販売のフードチェーンの各段階で食品とその情報を追跡し，遡及できること

情報のトレーサビリティ
ID1 ↔ ID2 ↔ ID3
一対一対応＝一致性
識別番号
ID1　ID2　ID3
製品のトレーサビリティ　　情報担架体

図 1.3　トレーサビリティ（製品と情報の一対一対応）

思われる．消費者が必要と考える情報を一部の企業が開示し，他企業が開示していないとなると，消費者は何か隠されているかも知れないとの疑念を抱くことになり，開示していない企業の食品を敬遠することになる．このように考えてくると，安心を提供する仕組みとしてトレーサビリティをどれほど充実したものにするかは消費者次第ということもできる．

1.1.4　トレーサビリティ―流通経路履歴と安全履歴―

　トレーサビリティシステム導入の目的の1つに，食害の原因究明と危険な食品の迅速かつ的確な回収を可能にするということが挙げられている．しかし，食害の原因を明らかにするためには，ガイドラインの中でトレーサビリティの基本要因として指摘されている「誰から買って誰に売ったのか」という流通経路に関する情報を明らかにするだけでは不十分である．原因究明のためには食品がどのように生産，処理・加工，流通・販売されてきたのか，それぞれの段階で安全性を確保するためにどのような取扱いを受けてきたのかに関する情報が必要となる．

　前者，誰から買って誰に売ったのかという基本要件は流通履歴，食品の移動に関する情報である．これを「流通経路履歴」と呼ぶことにする．流通経路履歴は基本的に食品の種類によらない，すべての食品に共通の情報である．また見方を変えれば，流通経路履歴はフードチェーンのすべての関係者の協

18　第1部　食品のトレーサビリティ

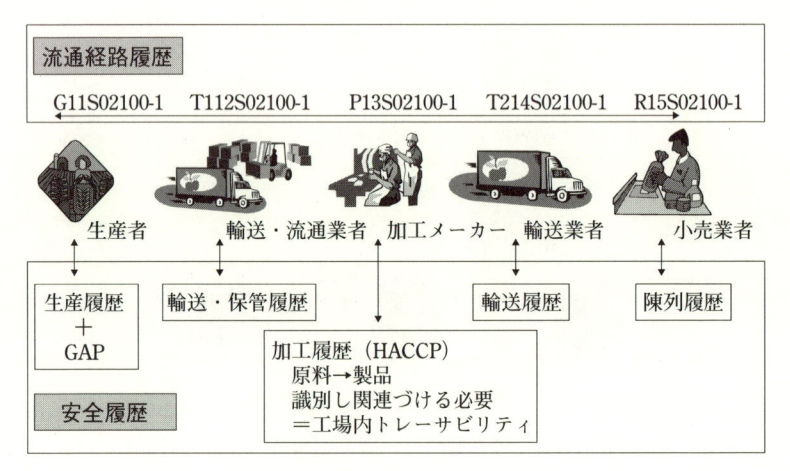

```
流通経路履歴
G11S02100-1    T112S02100-1    P13S02100-1    T214S02100-1    R15S02100-1
```

生産者　　輸送・流通業者　　加工メーカー　　輸送業者　　小売業者

生産履歴
＋
GAP

輸送・保管履歴

加工履歴（HACCP）
原料→製品
識別し関連づける必要
＝工場内トレーサビリティ

輸送履歴　　陳列履歴

安全履歴

図 1.4　トレーサビリティシステム

力があってはじめて意味を持つ情報である．予め多くの関係者が関与することが前提となっている情報である．途中の関係者が情報を提供していなければそれ以上流通経路をたどることは不可能になる．

　それに対して後者，食品そのものの安全性に関する情報は，食品ごとに異なった異質の情報である．野菜に関する安全情報と，牛肉に関する安全情報とは全く異なる．消費者が安全性に関わるものとして要求する情報も食品ごとに様々に異なっている．このような食品の安全性そのものに直接関わっている情報を「安全履歴」と呼ぶことにする．

　トレーサビリティシステムを流れる情報には上述のように性格の異なる2種類の情報が含まれている．現在対象を異にする多くのトレーサビリティシステムが開発中である．これがシステムを導入しようとする関係者の困惑の原因ともなっている．多くの食品を原材料とする食品加工メーカーや，多くの食品を扱う小売業者がトレーサビリティシステムを導入しようとすると，取り扱うすべての食品に対応できるよう数種類のトレーサビリティシステムを導入しなければならないことになってしまうのである．この問題は「標準化」問題として語られているが，今のところ解決の目途は立っていない．この点に関して1ついえることは，標準化すべきは，流通経路履歴だけであり，安全履歴の方は各食品に即してシステムを開発すべきであり，必ずしもすべ

ての食品について標準化する必要はないということである．流通経路履歴は誰が取り扱ったのかを示す同質の情報であり，標準化することに対してさほど困難はない．むしろフードチェーンのすべての段階で，すべての関係者が同様に扱えることが望ましい．しかし，安全履歴の方は食品ごとに異質の情報であり，一度作成したら誤入力などの間違いがない限り，基本的に改変が許されない情報である．さらに安全性に関与するそれぞれの生産者・団体・企業が独自に管理する方が効率的な情報である．安全履歴に関するシステムは品目別に独自に開発した方が良いものができると思われる．このように考えると流通経路履歴はフードチェーンのすべての段階を通じるパイプとして，安全履歴はそれぞれの関係者が管理する情報タンクとして開発されるべきものといえる（図1.4）．それぞれをモジュール（部品）として開発し，つなぎ合わせることができれば問題を解決することができる．

1.1.5 消費者の視点から見たトレーサビリティ
（1） セーフティネットとしてのトレーサビリティ

トレーサビリティシステムの導入で困難といわれている，識別単位，あるいはロットの形成についても，生産者側と消費者側，リスク管理の立場と安心を重視する立場とではとらえ方が異なる．リスク管理の側からはロット（荷扱いの単位）は小さいに越したことはない．例えば個体識別が義務づけられた牛肉の場合は，最終的に特定の牛，個体にまでたどり着けることが要求されている．しかし消費者の立場からは必ずしも個体にまで遡る必要はない．リスクが存在するかも知れない複数の個体が特定できるだけで十分なのである．複数の個体に由来する製品をすべて迅速に市場から撤去し回収できさえすれば消費者としてはそれで構わないのである．

食品安全基本法にもうたわれているように，トレーサビリティも消費者の健康を第一として考慮されなければならない．消費者にとっては，いざというときに食害の原因が直ちに明らかになり，危険な食品が迅速に市場から撤去されるという安心感，表示などに偽りがないことに対する信頼感が持てるようなシステムが機能している，ということが大事なのである．そういった意味でトレーサビリティはいざというときのためのセーフティネットのよう

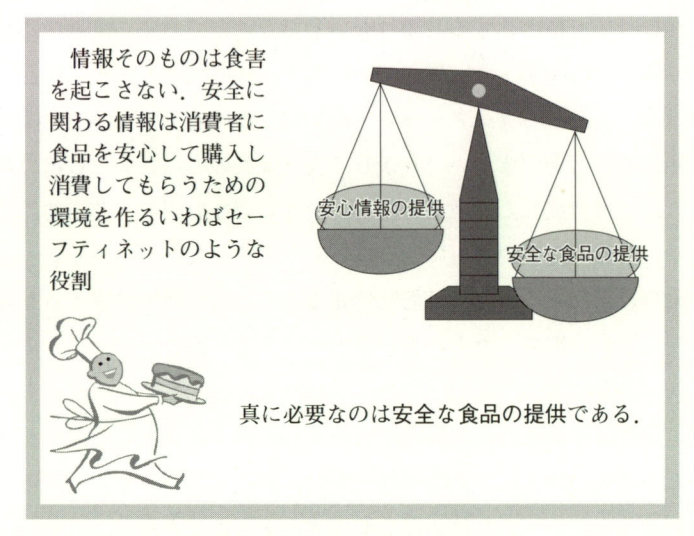

> 情報そのものは食害を起こさない．安全に関わる情報は消費者に食品を安心して購入し消費してもらうための環境を作るいわばセーフティネットのような役割
>
> 安心情報の提供　安全な食品の提供
>
> 真に必要なのは安全な食品の提供である．

図1.5　安全な商品の提供

なものである．
(2)　食品安全性とトレーサビリティ

現在多くの自治体や生産者団体を中心として食品安全性を担保するための試みがなされている．しかし，その多くはいわゆる「顔の見える関係」を構築しようとするものでしかない．地産地消と連携して行われることが多いことからも，これらの試みが生産者の立場，地域農業振興の観点から企図されたものであることが分かる．確かに国内農業をどうやって維持していくかということも大きな問題であるが，食品安全性の問題とは峻別して考えなければならない．輸入品はリスクが高く，国産品は安全であるという神話は，BSEの発生で既に崩壊している．輸入品であろうが，国産品であろうが，安全か否かは科学的分析の結果で判断すべきであり，産地，すなわち，食品の出自と食品が安全であるか否かは別の問題としてとらえなければならない．安全を前提として安心を提供するためには，産地や生産者に関する情報を提供するだけでは不十分である．安全性そのものに関わる情報が必要なのである．さらにいえば，トレーサビリティシステムは「顔の見える関係」を構築するために要請されている訳ではない．確かに生産現場と消費現場は近い方がトレーサビリティシステムを導入しやすい．これまで開発されてきた

トレーサビリティシステムの多くが産直に近い，いわゆる市場外流通を対象としたものであることからもそれは明らかである．しかし，消費者の立場からすれば，青果の場合には現在でも過半を占める市場流通分にトレーサビリティが導入されない限り安心して消費することはできないというのも事実である．

(3) 情報開示の範囲

　トレーサビリティシステムが流通経路履歴と安全履歴の双方を提供するシステムであるとして，一体誰にその情報を提供するのかによっても情報提供のあり方は相当に異なってくる．例えば消費者一般を対象に情報提供をする場合には，ある程度分かりやすい表現にしなければならない．関係業者向けに情報提供するのであれば，業界内で常識となっている用語は何の解説もなしにそのまま用いることができる．消費者向けに余りに大量の情報を提供することはかえって混乱を招くという見解もあれば，消費者が要求する限りの情報を提供しなければならないとする見解もある．しかし，情報は出す側がその範囲を絞るべきではない．消費者が望む情報はすべて出すくらいの覚悟が必要である．消費者の混乱を招くというのは，多種多様な消費者がいることを考えれば，取り越し苦労にすぎない．食品の安全性に対して興味を持つすべての消費者が納得するような情報提供を図らなければならない．消費者向けに情報を提供するならば，どのような環境で提供するのが相応しいのか，常時すべての情報を公開しておく必要があるのか，必要なときに開示できるよう準備をしておけばいいのかなど，安心の提供を実現するためには，いろいろな問題が解決されないままに残されている．

1.1.6　生産者・食品関連業者にとってのトレーサビリティ

(1)　リスク管理手法としてのトレーサビリティ

　食品を提供する側にとって，リスク管理手法としての関心が高いのはむしろ当然のことといえる．これまでは食害が発生した場合にも原因追及すら困難であり，責任の所在が明らかにならないケースが多かった．しかし，フードチェーンの一部でトレーサビリティ導入のための試みがなされるようになれば，自分で管理すべき責任の範囲を特定することが可能となる．何らかの

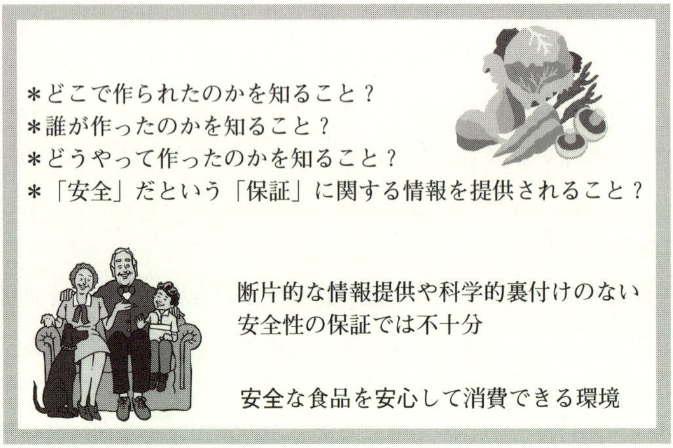

```
＊どこで作られたのかを知ること？
＊誰が作ったのかを知ること？
＊どうやって作ったのかを知ること？
＊「安全」だという「保証」に関する情報を提供されること？

断片的な情報提供や科学的裏付けのない
安全性の保証では不十分

安全な食品を安心して消費できる環境
```

図1.6　消費者が望んでいる安全・安心の見える関係

薬剤被害が起きたときに，生産者が薬剤を使っていないことを証明できるようになるのである．トレーサビリティは事故が起きたときに原因を特定し，回収範囲を特定し，回収を容易にするばかりではなく，関係者の責任範囲を明らかにすることもできる．生産者・団体・企業などにとって組織防衛のための手段として利用すれば，責任範囲を特定し，取る必要のない責任を負わされる危険を避けることもできる．

　また，先にも述べたように，原因究明を厳密にやろうとすればするほどロットを細分化する必要があり，その分だけ費用がかさむ．この点については，ガイドラインにも記してあるように，対費用効果を考えて関係者間でどの程度ロットを細分化するのかを決めることとなる．消費者にとっては危険と思われる食品すべてが迅速に回収されれば事足りるのであり，ロットは大きかろうが小さかろうがさほど影響はない．信頼できるトレーサビリティシステムが普及するまでは，これまでのように問題を起こした企業の食品すべてを忌避するという行為が当分続くものと思われる．また，トレーサビリティシステムを利用して生産者の思い，生産物に込めた思いを消費者に伝えることもできるようになるであろうし，消費者からのフィードバックも可能になる．「顔の見える関係」を「安全の見える関係」に昇華するという積極的意味合いをも持ち合わせている．

(2) 商品差別化の手段としてのトレーサビリティ

最近トレーサビリティを商品差別化の有望な手段として位置づける生産者団体・小売業者が現れてきたが，トレーサビリティシステムは商品差別化のためのシステムではない．無論，トレーサビリティを保証した食品と，そうではない食品とが混在するであろう当分の間は，それなりの差別化効果を期待することが可能である．しかし，そのような期間が終了すれば，すなわち，大多数の食品に関してトレーサビリティが保証されれば，トレーサビリティが差別化の要因として機能しなくなることは明らかである．

差別化はトレーサビリティシステムをどのように使うかで行われることになるであろう．大量の原料を利用する大企業では困難な個々の原料にまで至るトレーサビリティの保証も，原料供給先が限られた地方小規模企業でなら容易に導入することができるかも知れない．小規模企業にとっては，出自の明らかな原料のみを用いて地方ブランドを創出するなど新たな戦略を開発することも可能となる．

生産者団体の一部には輸入品との差別化の手法としてトレーサビリティを理解する関係者がいるが，国産品の優位性を示し，国産品と輸入品とを差別化するために，トレーサビリティシステムが存在するわけではない．消費者の立場からは国産・輸入にかかわらず，すべての食品に関して，同様の情報が提供されることが望ましいといえる．世界中の消費者が安全な食品を安心して消費できる環境を作るためには，トレーサビリティを国産食品のためのシステムとしてではなく，輸入品をも含めた食品全体をカバーするシステムとして考えなければならない．現時点では実現の可能性は低いが，フランスをはじめとするヨーロッパ諸国でもトレーサビリティシステムの開発・普及が行われており，このような諸国と協力することで国際システムとして開発・普及していくことが望ましいといえる．

1.1.7 チェーントレーサビリティ実現のための体制
(1) サプライチェーンマネージメント

トレーサビリティは定義にもあるように，フードチェーンのすべての段階に導入されてはじめて十全に機能する．現在いくつかのスーパーマーケット

表 1.1 管理と支援の本質的な違い[7]

	管　理	支　援
行為者	自分のことを知らせて(計画) 相手を変えることによって， 自分の意図をはたす．	相手のことを知って， 自分を変えることによって， 相手の意図をはたす．
被行為者	相手のことを知らされて(計画) 自分を変わらせることによって， 相手の意図をはたさせられる．	自分のことを知ってもらって 相手に変わってもらい 自分の意図がはたされる．

チェーンでトレーサビリティを導入する試みがなされているが，一部の青果物や食肉のような生鮮食品を対象にした直接取引の場合が多く，いわゆるチェーントレーサビリティのような生産，処理・加工，流通・販売のすべての段階を含んだ取り組みは極めて限られている．チェーン間の競争が激化している現在，チェーンの各段階を通した運営問題の中で最大のものは効率化であろう．このチェーン全体の効率化を目指すための手法として，あるいはフードチェーンを管理するための手法として知られているのがサプライチェーンマネージメント（SCM）である．SCMは簡単にいうと，サプライチェーンから無駄を省き，いかにして効率的に管理するかという手法である．しかし，チェーントレーサビリティを普及するためにはSCMは最適な手法ではない．2001年の春に生産者団体系企業と生協との契約取引をめぐって発生した鶏肉不正表示事件でも，供給側が品切れによる取引量削減を恐れたことが原因と報道されている．農協系企業と生協との間のいわゆる「顔の見える関係」においてもこのような事件が発生することを考慮すると，管理を基本とした体制ではトレーサビリティ導入がうまくいくとは考えられない．管理・被管理の関係に変わる原理を必要としているのである．

(2) 管理から支援へ

現在，管理に変わる協働原理として注目を集めているのが支援である．管理は管理する側の目的のために管理される側を変えようとする行為であるが，支援は逆に支援される側の目的を達成するために支援する側が変わろうとする行為であるとされている（表1.1）．管理・被管理の関係では，往々にして管理される側に被害者意識や抑圧感が残る．先の例でも，発注者の側が

生産者を管理しようとしたために，管理される側の契約違反を引き起こしたとみることができる．これがもし支援・被支援の関係にあったとしたら，まず契約通りの供給を可能にするためにはどうしたらいいかということを発注者側が考えたはずであり，契約通りの供給が不可能なときにはどうしたらいいかということも予め契約事項として考慮していたはずである．管理・被管理の関係では，発注者側の注文量を達成するために変わらなければならないのは，受注者側である．受注者側は往々にして無理をしてでも契約を履行しようとする．このような努力の中で，受注者が契約に反して注文条件に合わない商品を届けたために事件が起きてしまったといえる．

　管理と支援の本質的な違いは，管理は自分から出発して相手を変える行動様式であり，支援は相手から出発して自分を変える行動様式であるというところにある．支援・被支援，さらには相互支援の体制の下では，共通の目的，消費者に安全な食品を安心できる環境で届けるという目的のために，お互いに取引相手がこの目的を達成するためには自らがどのように変わる必要があるかということを考慮する．先のケースのように，生産条件を無視した注文を強硬に押しつけ，契約の履行を迫るというようなことはできなくなる．まず生産者側の条件を理解し，無理のないような注文をしようとするであろう．また生産者側は注文に応えるために供給可能量を前提にして，どの程度の幅を見込んでおかなければならないかを十分考慮するだろうし，安全に生産するためにはどのような配慮が必要かを考慮することであろう．お互いの立場に立って，安全な食品を安心できる環境の下で提供するための協力体制ができあがる．こうして初めてチェーントレーサビリティ実現の可能性が出てくるのである．

1.1.8　安全の見える関係作りのためのトレーサビリティ

　BSE事件から既に数年が経過した．牛肉の個体識別情報提供も牛肉トレーサビリティ法で義務づけられた．トレーサビリティが周知される前にトレーサビリティに対する消費者の関心が低下してきたようにも見受けられる．BSEに関しては現在の全頭検査でほぼ確実にリスクを排除できる．例え，これ以降新たに感染牛が発見されたとしても，原則として市場に出回ること

はない．しかし，むしろ我々にとって重要なのは病原性微生物などによる食害事件である．牛肉のトレーサビリティ法は微生物汚染に対してはほとんど役に立たない．トレーサビリティが注目を集めた当初抱いた，BSE対応だけで終わってしまうのではないか，という危惧が現実のものになろうとしている．無論トレーサビリティが関心を集めたのはBSEを契機にしている．しかし，これまで費やした巨額の税金で出来上がったのが，BSEにしか対応できないシステムだけというのはいかにも寂しいといわざるを得ない．

　トレーサビリティシステムはITシステムとして構築されて初めて十全に機能する．ITシステムはコミュニケーションツールである．フードチェーンをつなぐトレーサビリティシステムは，完成すれば生産者・関係業者・消費者を結ぶためのコミュニケーションの基盤としても機能する．トレーサビリティシステムは，消費者に対して「安全な食品を安心して購入・消費できる環境」を提供するばかりではなく，使い方によっては企業にとってのリスク管理の手段としても，生産者や小企業がブランド化を図るための手段としても使うことができる．関係業者は費用負担ばかり考えて導入を躊躇するのではなく，上記のような積極的な意味合いをも考慮すべきである．さらに，トレーサビリティシステムを多くの関連団体・企業が導入すれば，農産物流通を効率化するためのIT基盤として，食品産業のインフラとして機能することも考えられる．トレーサビリティは食品流通そのものを大きく変える可能性をも秘めているのである．トレーサビリティは消費者のみではなく多くの関連業者の将来にとっても大きな影響を与える概念である．

　しかし，忘れてならないことは，食品安全基本法の規定にもあるように，国民の健康の保護を第一義に考えなければならないということである．トレーサビリティも消費者を第一に考えなければならない．トレーサビリティを消費者にとって意味のあるものにするか否か，トレーサビリティシステムを消費者にとって有用なものにするか否かは，消費者がどのような要件をトレーサビリティに要求していくかにかかっているといっても過言ではない．その意味でも消費者側の取り組みが重要になっているといえる．いかなるコミュニケーションツールにおいても両端には人がいる．トレーサビリティシステムを流れる情報も，最終的にその信頼性を確保するために人の力を必要と

する．そのような意味においてトレーサビリティは「顔の見える関係」を新たな次元に高めるための「安全の見える関係」を構築するための道具であるといえる．

参 考 文 献

1) トレーサビリティガイドライン策定委員会：トレーサビリティシステム導入の手引き，http://www.maff.go.jp/syohi/20030425tebiki.pdf
2) 現在 ISO では HACCP と ISO 9000 ファミリーを一体化した食品安全のための規格 ISO 22000 を策定中である．
3) 松田友義：フレッシュフードシステム（流通システム研究センター），**30** (1), 14 (2001)
4) 松田友義：フレッシュフードシステム（流通システム研究センター），**28** (9), 4 (2000)
5) （社）日本施設園芸協会：生鮮野菜生産高度衛生管理ガイド，（社）日本施設園芸協会 (2002)
6) BSE 問題調査検討委員会：BSE 問題調査検討委員会報告書（2002），http://www.maff.go.jp/soshiki/seisan/eisei/bse/bse_tyosaiinkai.pdf
7) 舘岡康雄：経営情報学会誌，**10** (2), 41 (2001)

（松田友義）

1.2　生活者と直結する食品流通業での取り組み

2001年から2002年に発見された国産牛のBSEを通して，こうした問題が起きた場合にどの食品に影響が及ぶのかを遡ることが現状では非常に困難であることを思い知らされた．図らずも，わが国のトレーサビリティに関する到達点が明らかになったわけで，この事件を契機にしてトレーサビリティへの関心が急激に高まった．そうした意味合いでBSEの果たした役割は大きいともいえる．このように，わが国のトレーサビリティに関する検討や研究はまだ緒についたばかりであり，基本となる定義の解釈さえも一定していない状況にある．昨今，官民挙げてのトレーサビリティの大合唱の中で，一次産品を対象とした様々なモデルケースが検討されている．残念ながら，日本

生協連が扱っている暮らしに役立つ多くの商品に適応できるシステムの開発には至っていない．システムを検討する際の手順としては当然のような気もするが，日常一般的な商品に対応するシステム構築への熱意が伝わってこないのが最も懸念されるところである．

　本節では，日本生協連に寄せられた商品クレームを分析することから，消費者が求めている食への「安全・安心」の本質について検討していく．次に，この問題への基本的な対応策としてのトレーサビリティについて考え，併せて日本生協連の取り組みの一端を紹介したい．なお，上記のことから当然であるが，紹介している取り組みも，その内容自体まさに「現在進行形」であり，トレーサビリティに関する今後の検討や研究の進捗にあわせフレキシブルに対応していくものであることをお断りしておきたい．

1.2.1　日本生協連に寄せられた商品クレーム
（1）　2000年以前と2000年以降
　1999年度から2002年度，日本生協連に寄せられた商品クレームの概況を表1.2と図1.7に示した．図からも容易に読み取れるように，2000年度の商品クレームの推移は他の年度とは明らかに異なった様相を示している．9月期にクレームの顕著なピークを示している状況は2000年度特有のものである．これは，この年生じた大手乳業メーカーの大規模食中毒事例をきっかけとした，消費者の流通，製造会社，行政への不信の表れと見るのが一般的である．こうした傾向は生活協同組合に限定されたことではなく，保健所などの行政機関を通じて都道府県などに集約される消費者苦情も，2000年度の件数は例年の数倍を記録している．

　一方，事件以降現在に至る商品クレームの概況を眺めると，2001，2002の両年度とも，年間を通してのクレーム発生状況についてはほぼ平常年の傾向に落ち着きつつあることが図から読み取れる．それに対し，クレーム発生件数は，2000年度を別にすると，事件発生前の1999年度に比較して，2001年度，2002年度共に，前年を3000件程度上回っている．食に対する消費者の不安が根本的に取り除かれない限り，こうした傾向は今後もしばらくは継続すると考えられる．

表 1.2　クレーム発生件数の推移

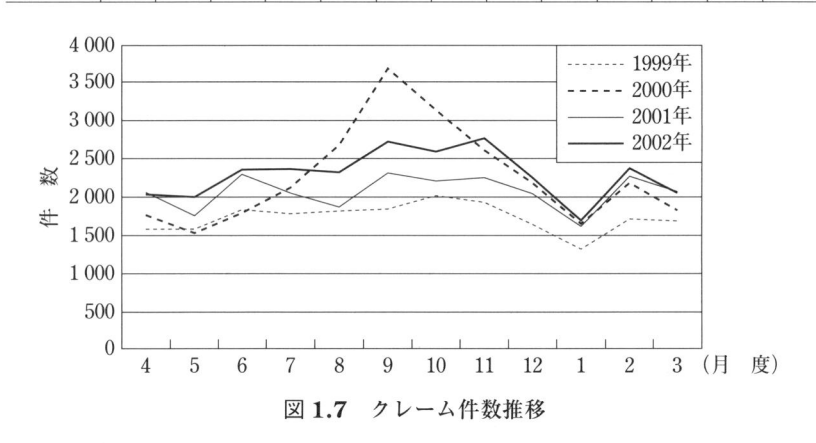

年度／月	4	5	6	7	8	9	10	11	12	1	2	3	合計
1999年度	1 565	1 575	1 830	1 775	1 822	1 834	2 017	1 944	1 676	1 326	1 724	1 703	20 791
2000年度	1 749	1 524	1 776	2 128	2 693	3 657	3 098	2 590	2 171	1 630	2 201	1 852	27 069
2001年度	2 037	1 724	2 272	2 030	1 853	2 300	2 196	2 263	2 038	1 625	2 296	2 071	24 705
2002年度	2 016	1 966	2 336	2 351	2 309	2 705	2 577	2 755	2 245	1 693	2 395	2 058	27 406
前年対比%	99	114	103	116	125	118	117	122	110	104	104	99	111

図 1.7　クレーム件数推移

BSEの発生以降，消費者の食に対する安全・安心に関する信頼感は完全に崩壊した感がある．表1.3に2002年に発生した食を取り巻く事件の一覧を掲げてみる．偽装表示や違法添加物を用いての商品製造に関わるもの，海外輸入食品に対する食品衛生法の対応不備など様々な問題が挙げられる．

(2) 原因不明のクレーム増加は消費者の不安の現れ—そこから何を読み取るべきか

日本生協連では，会員生協を通じて組合員から申告のあったすべてのクレームについて，発生原因別に分類整理をしている．表1.4，表1.5に1999年度から2002年度までの原因別の発生状況を示した．また，発生したクレームの責任原因についての整理の仕方を表1.6に示した．

ここ数年，受け付けた商品クレームの内容を分析してみると，異味や異臭など感覚的なクレームが目に付く．それも特に明確な違いではなく，ちょっとした味や香りの差異，いつもと味や香り，臭いが違うような気がするといった申告が確実に増えつつある．また，申告されたクレームについて詳細な

表 1.3　2002 年に発生した食に関する事件

月　日	事　件
1月23日	雪印食品が輸入牛肉を国産牛に偽装して，国の買取り制度に申請し，業界団体に買い取らせていた疑いが浮上．
2月14日	高松市の食肉加工販売会社がアメリカ産輸入牛肉を「讃岐牛」などと偽装，国産牛肉と詰め合せて販売していたことが判明．
2月27日	食肉卸業のスターゼンが，国産の牛と豚の産地や品種を偽って表示していたことが判明．3月1日には，鶏肉でも偽装表示を行っていたことを発表．
3月 4日	全農系の鶏肉加工会社が，タイや中国産鶏肉を「鹿児島県産」と偽装表示していたことが判明．
3月 8日	愛知県豊田市の食肉加工卸売会社が，岐阜県産の黒豚肉を混ぜた豚肉に「鹿児島県産黒豚」のラベルを貼り，スーパーに卸していたことが判明．
3月16日	丸紅畜産が輸入鶏肉を国産と偽って販売していたことを発表．
3月16日	岡山市の食品卸会社が業務用カレーに使用していたアメリカ産牛肉と中国産野菜を国内産と偽装表示していた上に，賞味期限も改竄していたことが判明．
5月 8日	宮城県かき出荷協同組合連合会は，一部業者が加熱用カキについて，10年ほど前から韓国産を宮城産と偽って販売していたことを認める．
5月10日	全農が農協系小売店で販売していた国産アサリ水煮缶詰に，中国産やタイ産のアサリを使用していたことが判明．
5月11日	北海道の酪農家が飼育していた乳牛がBSEに感染していたことが判明．国内では4番目．
5月21日	ダスキンは，ミスタードーナツが食品衛生法で日本では使用が認められていない酸化防止剤を使用した肉まんを販売していたことを発表．
5月23日	明治屋産業が東京の百貨店の精肉売り場で，他県産の牛肉を「松阪牛」と表示して販売したことが判明．
5月31日	協和香料化学が，使用禁止のアセトアルデヒドなどを使用して香料を製造・出荷していたことが判明．
6月12日	中国産の冷凍ホウレンソウから，残留農薬基準値の250倍のクロルピリホスが検出された．
6月21日	厚生労働省は，遺伝子組換え農産物「不使用」表示のある豆腐やスナック菓子など39商品のうち，18商品から遺伝子組換え農作物のDNAが検出されたと発表．
6月26日	カネテツデリカフーズが，品質保持期限を改竄したかまぼこを出荷していたことが判明．
6月28日	日本食品が輸入牛肉を国産と偽り，国の買取り制度に申請していたことが判明．8月7日には，日本ハムでも同様の申請をしていたことが判明．
8月13日	東急ストアが，川崎市のさぎ沼店の精肉売り場で，産地を偽り「松阪牛」として販売していたことを発表．
8月22日	神奈川県の酪農家が飼育していた乳牛のBSE感染を確認．国内5番目．
8月29日	中国産の冷凍カリフラワーと冷凍ホウレンソウから，食品衛生法の基準値を上回る残留農薬を検出．
10月10日	伊藤忠商事の食品卸子会社が，九州営業所で台湾産ウナギのかば焼きを国産と偽って販売していたことを発表．

第1章 トレーサビリティの定義と流通における取り組み

表1.4 クレーム原因別発生件数

年　度	設計責任	製造責任	輸送保管	組合員	不明他	合　計
1999年度	2 026	9 769	2 064	2 544	4 345	20 748
2000年度	2 680	12 086	2 905	3 424	5 901	26 996
2001年度	2 157	10 633	2 516	3 159	6 225	24 690
2002年度	3 310	9 795	2 797	3 982	7 146	27 030
増減%	153	92	111	126	115	109

表1.5 クレーム原因の構成比

年　度	設計責任	製造責任	輸送保管	組合員	不明他	合　計
1999年度	10%	47%	10%	12%	21%	100%
2000年度	10%	45%	11%	13%	22%	100%
2001年度	9%	43%	10%	13%	25%	100%
2002年度	12%	36%	10%	15%	26%	100%

表1.6 クレーム原因について*

日本生協連では，発生したクレームの責任原因を以下のように区分しています．

責任原因	原因区分の説明
設計品質	品質設計・規格が不適正な為に発生したクレーム（商品を企画した日本生協連に責任）
製造品質	工程管理不十分，原材料の選別ミス，出荷検査のミスの為に発生したクレーム（主に，製造者・品質管理の窓口になっている取引先の責任）（異物混入クレームで，工場の出荷までに原因があったと特定できない場合は，「不明他」に区分）
輸送保管	輸送・保管中のミス・不適正，会員生協の取扱い不注意により発生したクレーム（主に，製造出荷後，組合員に供給するまでの間の責任）（会員生協のピッキングや配達での責任を含む）
組合員	組合員の取扱い不注意・誤解による家庭内での保管中の異物やカビ，組合員の体調・体質による事故，過剰な要求．
不明他	特定できなかったクレーム，その他に原因があるクレーム
質問意見	受付区分が「質問意見」

＊責任原因の判定は，クレーム原因調査後の回答時点で実施しています．判定には，原因が複数の場合があります．工場との調査を深めていった結果，または，クレーム発生状況によって変わることがあります．商品の風味などが組合員様の個人的なご期待に添えなかった場合，組合員原因とする場合がありますが，多数の組合員様からご指摘をいただいた場合は商品自体の仕様に問題があったと考え，設計品質と判定することになります．

聞き取りを行っても，申告者自身，申告の内容を正確に表現できないなど，意味が明瞭でないクレームも増加している．表1.4，表1.5における組合員（消費者）や不明の欄に記載されている件数がそれに該当する．こうしたクレームは，従来からも少数ではあるが常に発生していたし，生協ならではの丁寧な対応を実施してきた．しかし，ここ数年の増加傾向は特筆に値する現象に見える．現時点で結論を出すのはいささか早計であるが，この数年間で消費者の間に醸成された，食に対するある種の不安感，不信感の表れであると考えている．商品クレームについては，発生原因の正確な究明が再発防止対策の実施に欠かせないことから，発生原因の究明に全力をあげているのが現状であるが，この間増加している原因不明のクレームは大きな問題を投げかけている．正に憂慮すべき事態だと感じている．

1.2.2 食の「安全・安心」，消費者は何を望んでいるのか
(1) 生協組合員の生協への加入動機

改めて言うまでもないことだが，「安全・安心」は生協商品の基本となる概念である．生協に関わって仕事を進めてきたものにとって，安全や安心という言葉はごく自然に受け止められてきた．それは生協の組合員にとっても同様である．図1.8，図1.9に生協への期待や要望についての，生協組合員の意識を調査した結果を示した．日本生協連ではこうした調査を会員生協の協力のもとで3年ごとに実施している．1994〜2000年の調査結果からは食の安全性に対する組合員の関心の高さがうかがわれるが，この期間に限らず調査を開始して以来一貫して，食の安全性への関心が常に第1位を占めている．また，こうした傾向は，生協組合員の年齢層に関係なく共通している．食への安全・安心に対する消費者の期待や要望が，そのまま生協への加入動機そのものであり，組合員のこの願いに応えていくことが生協の使命であり，存在価値であると言っても過言ではない状況がそこにはある．

しかしながら，この安全・安心という言葉を改めて問い直してみると，これが中々厄介であることに気付く．食に対する安全や安心が大きく揺らいでいる今日，安全と安心について問い直してみることは有意義である．

人により色々な定義の仕方があるのだろうが，簡潔に言うと「安全」は科

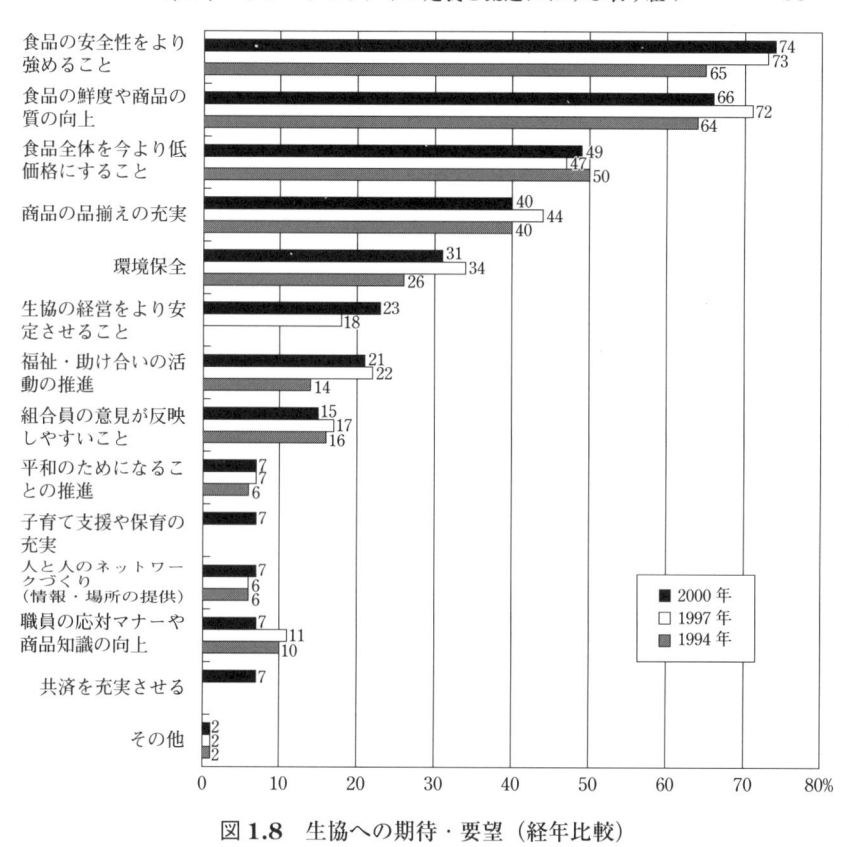

第1章　トレーサビリティの定義と流通における取り組み　　33

項目	2000年	1997年	1994年
食品の安全性をより強めること	74	73	65
食品の鮮度や商品の質の向上	66	72	64
食品全体を今より低価格にすること	49	47	50
商品の品揃えの充実	40	44	40
環境保全	31	34	26
生協の経営をより安定させること	23	18	—
福祉・助け合いの活動の推進	21	22	14
組合員の意見が反映しやすいこと	15	17	16
平和のためになることの推進	7	7	6
子育て支援や保育の充実	7	—	—
人と人のネットワークづくり（情報・場所の提供）	7	6	—
職員の応対マナーや商品知識の向上	7	11	10
共済を充実させる	7	—	—
その他	2	2	2

図 1.8　生協への期待・要望（経年比較）

学的なデータなどを使って表現できる客観的な概念であるのに対して，「安心」は「安全」が確実に保証されたと消費者が感じた際に生じる主観的な概念（感情であるといっても良い）であると考えている．BSEやGMOなど食の安全に大きく関わる問題が生じた際に，時の行政や関連業界を通じて膨大（ぼうだい）なデータが示されたとしても，そのことによって消費者は益々不安を煽（あお）られるだけで，安心という感情は生まれてこなかった．このことは，「安心」という概念の特殊性（一朝一夕に得られるものではなく，常に信頼を前提としている）について最も明確に物語っている．「安心」という概念は，極めて人間的なものであるとも言える．このあたりのことをしっかりと認識してかからないと，一旦失ってしまった消費者の信頼や安心はそう簡単に取り戻せるものではないと考えている．

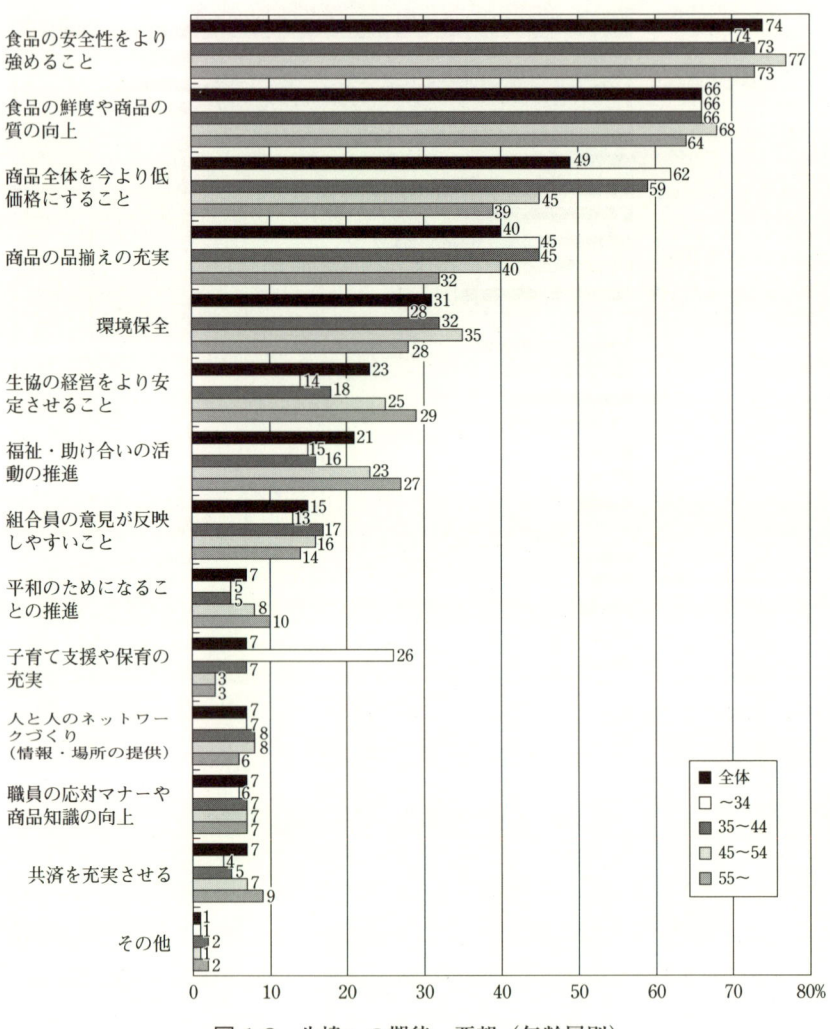

図 1.9 生協への期待・要望（年齢層別）

凡例:
- 全体
- ～34
- 35～44
- 45～54
- 55～

項目別データ（全体／～34／35～44／45～54／55～）:

- 食品の安全性をより強めること: 74, 74, 73, 77, 73
- 食品の鮮度や商品の質の向上: 66, 66, 66, 68, 64
- 商品全体を今より低価格にすること: 49, 62, 59, 45, 39
- 商品の品揃えの充実: 40, 45, 45, 40, 32
- 環境保全: 31, 28, 32, 35, 28
- 生協の経営をより安定させること: 23, 14, 18, 25, 29
- 福祉・助け合いの活動の推進: 21, 15, 16, 23, 27
- 組合員の意見が反映しやすいこと: 15, 13, 17, 16, 14
- 平和のためになることの推進: 7, 5, 5, 8, 10
- 子育て支援や保育の充実: 7, 26, 7, 3, 3
- 人と人のネットワークづくり（情報・場所の提供）: 7, 7, 8, 8, 6
- 職員の応対マナーや商品知識の向上: 7, 6, 7, 7, 7
- 共済を充実させる: 4, 5, 7, 9
- その他: 1, 2, 2, 2

（2） 科学的な裏付けと安全性向上へのたゆまぬ努力

あらゆる意味で食に対する消費者の不安が今日ほど高まっている状況はないとは，多くの識者が指摘していることであり，筆者もそのことについて異論はない．その対応策としてトレーサビリティが論じられ，様々なモデルケースが実験的に展開されているのが今日的な状況である．それはそれで大変結構なことであり，そのこと自体に水を差す積もりは毛頭ないのだが，少々

気になっていることもある．図1.8, 図1.9にも示したとおり，組合員（消費者）が望んでいるのは安全性を高めるための地道な活動である．科学的裏付けを持った安全性の保証であり，それを継続的に実施し続ける製造者や販売者の姿勢そのものである．併せて，納得のいく情報提供，信頼性の高い情報提供による安心できる消費環境の実現であるはずだ．ところで，こうした消費者の基本的な要望にトレーサビリティは応えうるのだろうか？ このことを検証していくのは大変重要なことである．

1.2.3 トレーサビリティへの取り組み
（1） トレーサビリティとは

トレーサビリティの定義についてはいまさら筆者が言うまでもなく，先に明らかにされたトレーサビリティのガイドライン中に「食品とその情報とについてフードチェーンの各段階で追跡，遡及できること」と定義されている．つまり，食品の原材料生産現場から最終消費者に連なる一連の流れの中で食品自体とその関連の情報が追跡，遡及できることがトレーサビリティの本質である．トレーサビリティ単独では安全や衛生と直接結びつくものではないことは明らかである．どちらかというとトレーサビリティは商品管理の範疇に入るものであり，品質管理や安全・衛生管理を目的とするものではないと筆者は考えている．重要な点はそれよりも，従来生産現場や製造者，販売者ごとに個別に組み立てられてきた商品管理の仕組みを，原料から消費に至るフードチェーン全体の中で位置付けたことにある．この点は，特に日本の製造業者が諸外国に比較すると脆弱な点であり，原材料の調達や入庫時の検収や管理，保管に関わることは納入業者や現場担当者任せにされ，生産加工技術の改善改良が優先されてきた傾向がある．昨今，諸外国との間で生じている様々なトラブルの中には，原材料や一次産品の調達について，契約内容や点検検証の甘さが原因となったものも少なくない．

前項でも触れたように，消費者が求めているのは科学的裏付けを持った安全性の保証であり，納得のいく情報提供，信頼性の高い情報提供による安心できる消費環境の整備であることは疑う余地がない．冒頭にも触れたように，国産牛のBSEの発生以降，日本では，行政がバックアップする形で特定の

農産物や水産物を対象として様々なトレーサビリティモデルのシステムが検討されている．なかには，会員生協がその一端を担っているケースもある．しかしながら，どれもが生産履歴の把握や情報公開の仕組みに重点を置いたものであり，フードチェーン全体を通してのチェーントレーサビリティには至っていないというのが現状である．

(2)　現在進行中の様々なモデルケースについて

2002年から2003年にかけて行政のバックアップのもとで，様々なモデル実験展開がなされている．特定の商品を対象にして，生産履歴の追求と商品の識別を中心にした実験モデルが主である．関連した講習会・展示会を中心に，識別のためのコンピューターソフトや連動する識別用のツールなどのメーカーや技術者が多数参加し，中々の活況を呈している．

それはそれで大変結構なことであるが，色々なモデルについてその内容を詳しく見ていくと，これまで述べてきたような消費者のニーズに直接対応できるようなものにはなっていない．システム開発の常道として，一次産品のような流通ルートや加工ルートの単純なものから出発して，次第に加工や流通の仕組みが複雑な商品に移行していくことであれば，そう違和感はないのだが，現状からは日本生協連が扱っているような暮らしに役立つ多くの商品を対象としたシステムの開発については，開発の熱意が伝わってこないように感じている．筆者の考え過ぎであることを心から願っている．

1.2.4　日本生協連のトレーサビリティへの取り組み

トレーサビリティに関する日本生協連の取り組みは，2つの考え方をベースにして出発している．第一は，2000年の大規模食中毒事件や国産牛のBSE発生のような食品の安全・安心に対する消費者の信頼が根底から揺らいでいる今日，日本生協連がこれまで実施してきたことだけでは組合員の要望に応えるには十分ではないとの認識．第二は前項で触れたように，特定商品を対象として高度なコンピューターでつなぐシステム開発に力点が置かれる一方で，日本生協連が通常扱っているような「ふだんの暮らしに役立つ多くの商品」を対象としたシステムの開発には余り力がさかれていないとの認識である．

第1章 トレーサビリティの定義と流通における取り組み

表1.7 平成15年度トレーサビリティシステム開発・実証試験への採択課題

消費・安全政策課

提出団体名	品　目	情報伝達媒体	課　題　名
財団法人日本冷凍食品検査協会	鳥肉，鳥肉加工品及びグラタン	識別コード，1次元バーコード	調理加工食品のトレーサビリティおよび情報一元化管理システムの開発
生活協同組合事業連合会首都圏コープ事業連合	鳥唐揚げ，冷凍野菜	RFID	加工食品の生産・加工・流通過程におけるID分化・統合に対応したトレーサビリティシステムの開発と実証試験
社団法人築地市場協会	一般鮮魚，養殖魚等	IDバーコード，2次元バーコード	水産物トレーサビリティ基本システムおよび水産物IDセンターの構築
青果物EDI協議会	野菜・惣菜	ICカード	ITを利用した生鮮及び加工食品のトレーサビリティ情報の個別開示システム
社団法人日本卵業協会	鶏卵	識別コード	鶏卵個々に識別コードを直接印字したトレーサビリティシステムの構築
T-Engine協議会フォーラム	青果物	RFID，インターネット	ユビキタスID技術を用いた，青果物のトレーサビリティシステムの構築
青果物流通研究会	卸売市場流通における青果物全般	RFID，1・2次元バーコード，ID番号等	仲卸業者ネットワーク"青果物流通研究所（GLS）"における流通履歴情報の共有システム構築と運用実験
社団法人日本フードサービス協会	青果物を原料とする漬け物など加工食品及び養殖水産物等	IDロット番号	外食産業の受発注システムと連動したトレーサビリティシステムの構築
静岡市農業協同組合	お茶	2次元コード，カメラ付携帯電話	2次元コード，SEICAデータベース及び農薬データ等を利用し，生産・流通・店舗までを一貫したお茶を対象品目とするトレーサビリティシステムの構築・実証
別海町酪農・乳製品トレーサビリティシステム協議会	牛乳・乳製品	識別コード	酪農・乳製品（チーズ，ヨーグルト，牛乳）におけるトレーサビリティシステムの開発実証試験
財団法人食品産業センター	ポテトチップス	RDFファイル	加工食品（スナック菓子）トレーサビリティシステムの開発と実証

(1) 管理帳票類の整理と再登録

　現在進めている取り組みについては，当面の対象範囲と優先順位を明確にしながら，トレーサビリティの基礎となる「記録類の抜本的充実」を骨子としたものとなっている．従来使用してきた管理帳票類の抜本的な見直し作業であり，具体的にはコンピューターシステムを介しての製造委託先との共同作業が中心である．作業は地道な手間仕事であり，今後も長期にわたりこうした地味な作業を継続していくことになる．また，実務作業の中で生じた新たな問題に対してもフレキシブルに対応していく必要がある．現在一番ホットに動いている部分でもあり，未だ確定した内容を紹介できる段階にはない．以下に紹介するのは，特に作業現場での検証作業との関連を重視しながら進めている，原材料や副原料の識別に関連するものである．

　商品スペックに関する数多い帳票類のうち，原材料や副原料に関する「原材料調査票」を，より正確に原材料の識別ができ製造現場で検証のできる内容のものへ変更している．2002年に起こった香料メーカーの事故からも分かるように，一部の副原料の中には使用者側が自社で使用している副原料に関して組成などを100％把握していない（できない）ものもあるし，そうしたものに限って「留め型」と称する専用規格品である場合が多い．その多くは，○○社製○○フレーバーのような識別不可能な呼称で現場でも通用しているのが実態である．何より重要なのは，個々の商品パッケージに記載してある商品管理用のコードナンバーや記号である．コード番号が1番違うと全然別の材料になってしまうのは当然であるが，スペック管理表にコードナンバーまで記載されていることは少ない．

　また，外国製の原料などの場合，物流上の中間に入っている商社などが便宜的に貼付したラベルと本来の製造元とが混同され，帳票からだけでは内容が判別できないこともある．

　こうした状況では，一旦商品事故などが生じると速やかなトレースバックが困難となる．日常からこうしたことに対処していくためには，製造者個々が自社で使用している全ての原材料や副原料に対して，供給先に規格書を提出させ，予めデータベースを作成しておくことが必要になる．一部の副原料などのように組成の一部が公開できないものについては，規格書中にその旨

第1章　トレーサビリティの定義と流通における取り組み　　39

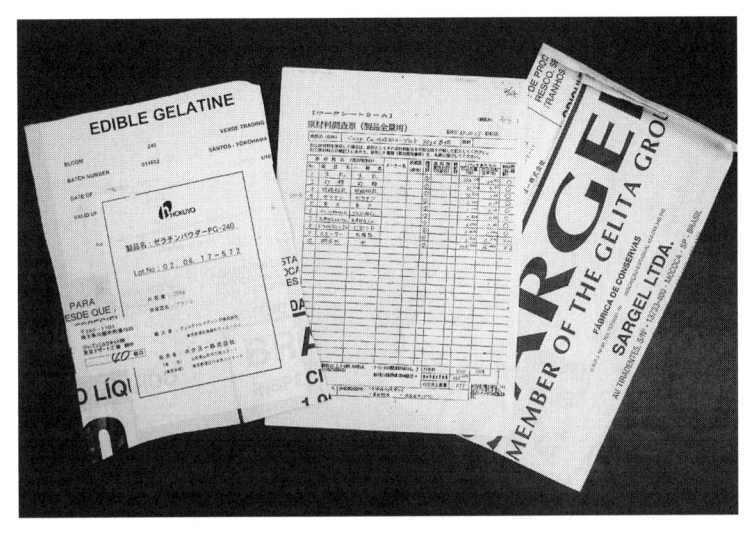

図1.10　原材料調査票と外国製原料のラベル
原料調査票の「メーカー名」欄には日本の販売者名が記載されている．

を明記し，公開していない部分が原因となり将来的な不適合が生じた場合においては責任の一切を供給先が負うなどの付帯事項を付記しておくようにすると良い．

製造委託先が管理するデータベースのフォーマットの参考として，日本生協連が提案している原材料調査票を利用し，ここに書き込むべき全ての情報を網羅するなら，多くの消費者が現在訴えている多くの不安に取りあえず対応できる基礎的な情報については担保できるものと考えている．

(2)　工場点検の見直し

帳票類の見直し作業と併行しながら，製造委託先との間で取り決めた商品スペックの検証を中心とした工場点検の視点についても見直しを行い日常的に実施している．

これまで日本生協連はコープ商品の製造に当たって，表1.8に掲げたようなHACCPシステムに準拠した管理票の作成を委託先へ要請し，原材料の受入れから最終製品の出荷に至る製造工程管理の全般を点検時に検証していた．ここでの点検ポイントは各製造工程における管理基準の遵守と記録の保管管理である．

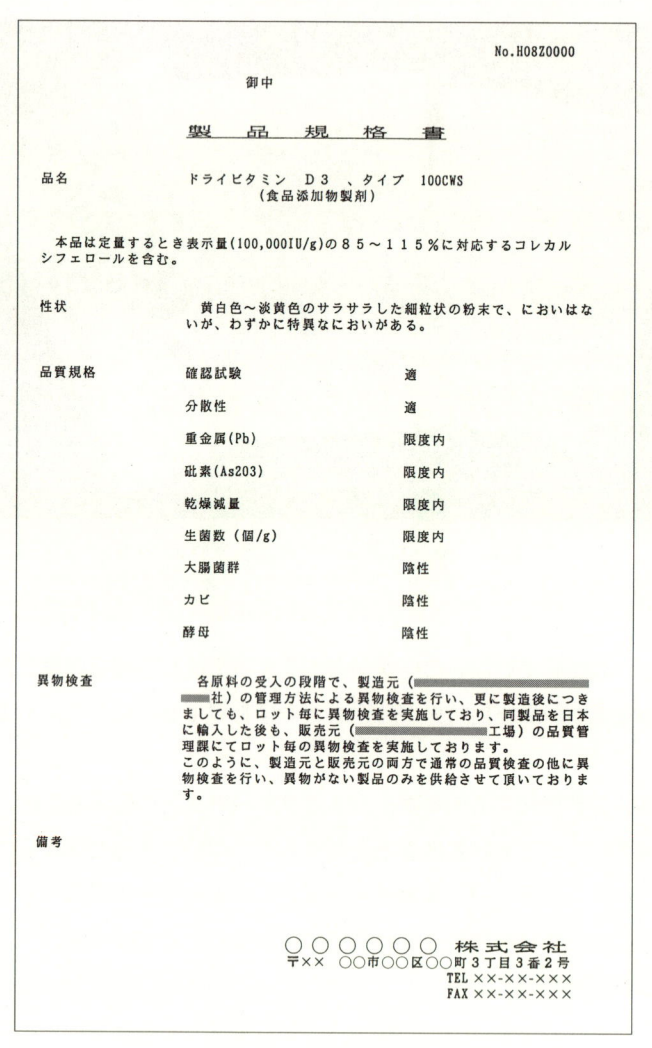

```
                                                    No.H08Z0000
                    御中

                  製 品 規 格 書

    品名         ドライビタミン D3 、タイプ 100CWS
                   (食品添加物製剤)

    本品は定量するとき表示量(100,000IU/g)の85～115％に対応するコレカル
    シフェロールを含む。

    性状         黄白色～淡黄色のサラサラした細粒状の粉末で、においはな
                 いが、わずかに特異なにおいがある。

    品質規格     確認試験              適
                 分散性                適
                 重金属(Pb)            限度内
                 砒素(As2O3)           限度内
                 乾燥減量              限度内
                 生菌数（個/g）        限度内
                 大腸菌群              陰性
                 カビ                  陰性
                 酵母                  陰性

    異物検査     各原料の受入の段階で、製造元（■■■■■■
                 ■■社）の管理方法による異物検査を行い、更に製造後につき
                 ましても、ロット毎に異物検査を実施しており、同製品を日本
                 に輸入した後も、販売元（■■■■■■■工場）の品質管
                 理課にてロット毎の異物検査を実施しております。
                 このように、製造元と販売元の両方で通常の品質検査の他に異
                 物検査を行い、異物がない製品のみを供給させて頂いておりま
                 す。

    備考

                              ○○○○○○ 株 式 会 社
                              〒××  ○○市○○区○○町3丁目3番2号
                                          TEL ××-××-×××
                                          FAX ××-××-×××
```

図1.11 製品規格書例

しかし一方で，HACCPシステム全体を通して考えると，製造工程以前に原材料の受入れと保管に関連する厖大な管理システムがある．総合衛生管理製造過程（通称：丸総）の申請時には，当然のことながらこの部分も製造管理と同様の管理票にしてプランとして行政機関に提出される．こうした点まで含めて初めて総合衛生管理製造過程は認証されるのだが，認証の取得以降，現在までこうした部分の検証については，個々の製造者の管理に任されてき

た感がある．日本生協連の製造委託先においても事情は同様であることに変わりはない．また，委託先製造者自身の現場でも，原料管理の問題は原料会社の自己管理にある程度依存してきた傾向がある．

　この間，生起した多くの事例は正にこうした点の甘さを衝かれたものが多い．因みに，ロースハムのスライスパックにおける管理表（表1.9）の例をみると，原材料の受入れと保管部分のプランに原料肉の銘柄や品質が当初予定されていたものと違っていた場合がCCPとして位置付けられている．そうした場合の対応措置についても明確に記載されている．原材料受入れ時のチェック体制（検証も含めて）をきちんとしておけば，この間生起した原料肉の偽装はある程度防げた事例も多いと考えられる．

　これらの点を考慮し，日本生協連は工場点検の手法を改善補強した．従来の製造工程チェックを中心とした手法に加え，製造状況のチェックを付け加えた．そのためのガイドラインを作成し実施している．このチェックでは，従来製造者の管理すべき課題として委託先の管理に任せてきた，原材料の管理保管，受入れなどの状況や，原料メーカーへの受発注も含めて記録と在庫や使用状況について詳細なチェック項目を加え点検をしている．商品スペック上に記載されている原材料や副原料が正しく使われ管理されているかを調べるもので内容的に目新しいものではないが，この作業を実施していく中で幾つかの貴重な経験をしている．スペック表に表記されている識別用の商品名や管理記号と，原材料倉庫などに保管されている原材料自体の容器やパックなどに使用されている表記が一致していないと点検ができないわけであるが，それまでの我々が使用してきた原材料調査票では，この基本的な要求に応えられないレベルであることが判明し，急遽記載事項の精査見直し，再登録の作業を実施するに至っている．

　実際の工場点検では，管理表との照合により製造委託先で使用されている原材料や副原料が開発時に取り決めたものかどうかのチェックと併行して，その原材料が正しく使われているのかどうかのチェックも行われる．配合表通りの仕様で使われるかどうかはこれまでの点検時でも調査してきたが，個々の原材料や副原料が先入れ先出しの原則の下で管理されつつ使用されているかどうかの確認を主体に実施している．多くの工場では，ほとんどの原

表 1.8 ロースハム製造工程における製造標準例

ロースハム（スライス）						No.1
製造工程	管理事項	基準値	担当部署	頻度	記録（必要日報）	備考
（豚ロース肉）原料受入	仕入原料肉の温度チェック（チルド）	□℃以下	原料受入担当	入庫ごと	原料受入日報	
	原料肉衛生状態の確認（チルド）	目視	原料受入担当	入庫ごと	原料受入日報	
	異物，脂肪，肉質チェック（チルド）	目視	原料受入担当	入庫ごと	原料受入日報	
	凍結原料の肉温チェック	□℃以下	原料受入担当	入庫ごと	原料受入日報	
	保管冷凍庫内の温度確認	−□℃以下	原料受入担当	1日3回	原料受入日報	
解凍	解凍室温度設定の確認		肉処理担当	1回ごと	解凍日報	
	流水解凍時の水温確認		肉処理担当	1回ごと	解凍日報	
	解凍庫の洗浄，殺菌		肉処理担当	毎朝		
	保管冷蔵庫の温度確認	□℃〜□℃	肉処理担当	1日3回	整形日報	
	保管冷蔵庫内の洗浄，殺菌		肉処理担当	週2回	整形日報	
一次整形	肉温チェック	□℃以下	肉処理担当	ロットごと	整形日報	
	肉質検査（PSE，DFD，血合い等）	目視	肉処理担当	ロットごと	整形日報	
	残骨除去，脂肪の厚み調整		肉処理担当	ロットごと	整形日報	
インジェクション	香辛料調合		調味料担当		香辛料日報	
	ピックル液温度チェック	□℃以下	インジェクション担当	ロットごと	熟成日報	
	ピックル注入量，加水率確認	△%〜▲%	インジェクション担当	ロットごと		
	インジェクション前の肉温チェック	□℃以下	インジェクション担当	ロットごと	熟成日報	
	インジェクター及び，デンダーライザーの洗浄		インジェクション担当	作業前の水洗い作業後洗剤洗浄		
熟成（塩漬）	マッサージワゴン運転時間の確認	正転□分 逆転□分 停止□分	インジェクション担当	ロットごと	熟成日報	肉質により変動あり
	熟成前の肉温チェック	□℃〜□℃	インジェクション担当	ロットごと	熟成日報	
	冷蔵庫内の温度確認	□℃〜□℃	インジェクション担当	1日3回	整形日報	
	マッサージワゴンの洗浄，殺菌		インジェクション担当	毎朝1回		
	冷蔵庫内の洗浄，殺菌		インジェクション担当	週2回	整形日報	
	熟成後の肉温チェック	□℃以下	インジェクション担当	ロットごと	熟成日報	
充填	充填時のエアー抜き	圧力□k〜□k	充填担当	ロットごと	充填日報	
	ケーシング類の使用量の確認		充填担当	ロットごと	充填日報	
台車吊り	台車の清潔度チェック	目視	ボイル担当			
乾燥薫煙	乾燥温度時間の確認	□℃，□分 □℃，□分	ボイル担当	ロットごと	スモークボイル日報	
	薫煙温度時間の確認	目視	ボイル担当	ロットごと	スモークボイル日報	
次頁No.2へ	スモーク色の確認	目視	ボイル担当	ロットごと	スモークボイル日報	

第1章 トレーサビリティの定義と流通における取り組み

ロースハム（スライス）　　　　　　　　　　　　　　　　No.2

製造工程	管理事項	基準値	担当部署	頻度	記録(必要日報)	備考
前頁No.1より						
乾燥薫煙	チャート紙の確認	目視	ボイル担当	ロットごと		研究室にて保存
蒸　煮	蒸煮温度時間の記録	□℃, □分	ボイル担当	ロットごと	スモークボイル日報	
	中心温度□℃　確保後□分	最終中心温度□℃	ボイル担当		スモークボイル日報	
	中心温度計の性能チェック	目視	ボイル担当	月一度		
冷　却	シャワーリングの時間を確認	□分以上	ボイル担当	ロットごと	スモークボイル日報	原木用カゴの細菌検査
冷蔵庫保管	半製品冷蔵庫の温度チェック	□℃～□℃	ボイル担当	1日3回	スモークボイル日報	半製品冷蔵庫取手細菌検査
	半製品冷蔵庫内の洗浄		ボイル担当	週2回	スモークボイル日報	
殺　菌	殺菌前，中心温度の確認	□℃以下	殺菌担当	ロットごと	二次殺菌日報	
	熱湯殺菌	□℃以上，□分	殺菌担当	1回ごと	二次殺菌日報	殺菌槽の細菌検査
冷　却	流水冷却	□分	殺菌担当	1回ごと	二次殺菌日報	冷却槽の細菌検査
	冷却水の塩素濃度チェック	□ppm	殺菌担当	1日4回	二次殺菌日報	
冷蔵庫保管	半製品冷蔵庫の温度確認	□℃～□℃	ボイル担当	1日3回	スモークボイル日報	
	半製品冷蔵庫内の洗浄		ボイル担当	週2回	スモークボイル日報	
原木表面殺菌	保管後の品温確認	□℃以下	スライス担当	ロットごと	スライス真空日報	
スライス,計量	アルコールでの表面殺菌	□秒下	スライス担当	1本ごと	スライス真空日報	作業員手指の細菌検査
	アルコール交換の確認		スライス担当	1日5回	スライス真空日報	
	スライサーの洗浄，殺菌		スライス担当	1日5回	スライス真空日報	
	器具類の殺菌		スライス担当	1日5回	スライス真空日報	
真空包装	真空もれ，異物混入など不良品チェック	目視	真空担当	1パックごと	スライス真空日報	
	金属検出機によるチェック		真空担当	1パックごと	金属検出機日報	
	金検，テストピースでの感度チェック		担当者	1日4回	金属検出機日報	
ダンボール詰	品温チェック	□℃以下	出荷担当	週1回	出荷日報	肉質により変動あり
	不良品チェック	目視	出荷担当	1パックごと	出荷日報	
	所定入数の確認	目視	出荷担当	箱詰ごと	出荷日報	
冷蔵庫保管	保管冷蔵庫温度確認	□℃～□℃	出荷担当	1日3回	出荷日報	
	保管冷蔵庫内の洗浄		出荷担当	週1回	出荷日報	
出　荷	納品先ごとの出荷チェック		出荷担当		出荷日報	

表1.9 HACCP 総括表例

総合衛生管理製造過程総括表

製品の名称：加熱食肉製品（加熱後包装）：ロースハム

段階/工程	危害	危害の要因	防止措置	CCP	管理基準	モニタリング方法（頻度，担当者を含む）	改善措置（担当者を含む）	検証方法	記録文書名
原料受入れ及び保管									
1 食肉（受入れ）	腐敗微生物による汚染	・食肉取引業者の部分肉輸送時のダンボール破損による汚染 ・食肉輸送時の温度管理不良 ・食肉処理場での枝肉及び部分肉の汚染 ・食肉処理場での食肉温度管理不良	・受入れ検査の実施 ①ダンボールの目視チェック ②凍結状況の確認 ・蒸煮，冷却及び保管工程で措置	PP	・ダンボールの外観が破損していないこと ・凍結されていること	・ダンボールの外観目視チェックの実施 頻度：受入れ都度 担当者：原料担当 ・凍結状況の目視チェック 頻度：受入れ都度 担当者：原料担当	・汚染箇所の修正及び汚染の程度を確認し，不良品は選別して使用 担当者：原料相当 ・官能的に明らかに異常なものは返品的に廃棄し，官能的に良否判断が困難な場合は凍結保存し細菌検査を行い判断 担当者：原料担当	・ダンボール外観目視チェック記録（返品，廃棄，選別使用記録含む）の確認 ・凍結状況記録（返品，廃棄，選別使用記録含む）の確認	・食肉受入れ検査記録簿（ダンボールチェック） ・食肉受入れ検査記録簿（凍結状況）
	Salmonella属菌	・腐敗微生物による汚染	・同上の項と同じ	PP	・腐敗微生物による汚染	・同上の項と同じ			
	Staphylococcus aureus	・腐敗微生物による汚染	・同上の項と同じ	PP	・腐敗微生物による汚染	・同上の項と同じ			
	病原大腸菌	・腐敗微生物による汚染	・同上の項と同じ	PP	・腐敗微生物による汚染	・同上の項と同じ			
	Campylobacter jejuni/coli	・腐敗微生物による汚染	・同上の項と同じ	PP	・腐敗微生物による汚染	・同上の項と同じ			
	Clostridium属菌	・腐敗微生物による汚染	・同上の項と同じ	PP	・腐敗微生物による汚染	・蒸煮工程で措置			
	旋毛虫	・飼育場での感染 感染食肉の仕入れ	・蒸煮工程で措置	PP					
	抗生物質，合成抗菌剤の残留（担し基準のあるものは基準値以下）	・生産者の生体取扱い不適	・社内外残留検査データに基づく食肉取引業者，ブランドの指定 ・食肉取引業者との保証契約及び食肉検収書等による食肉取引業者及びブランドの確認	CCP1	・指定した購入先及びブランドであること ・検出されないこと（残留基準値のある場合は，基準値以下であること）	・指定した購入先及びブランドでのチェック 頻度：受入れ都度 担当者：原料担当	・返品，廃棄を行い，使用の可否を判断 担当者：原料担当	・食肉購入残留検査データチェック記録（返品，廃棄，選別使用記録含む）の確認 ・定期的残留検査 頻度：○回/年 ・仕入れ先検査結果及び保証契約書確認 頻度：○回/年 ・検査データの解析及び対策の実施 頻度：○回/年 ・検査精度チェック 頻度：○回/年	・食肉受入れ検査記録簿（食肉購入先，ブランドチェック） ・残留検査記録簿 ・仕入れ先残留検査結果記録簿 ・保証契約記録簿 ・検査データの解析，対策記録簿 ・検査精度チェック記録簿

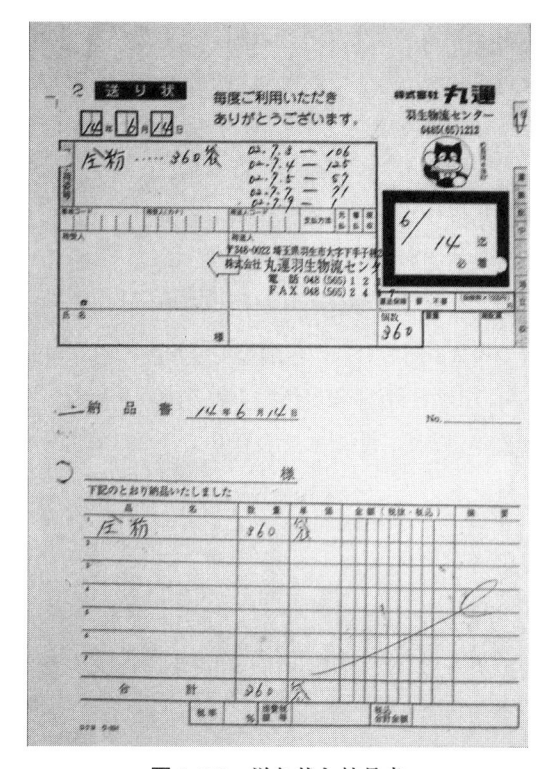

第1章　トレーサビリティの定義と流通における取り組み　　　45

図 1.12　送り状と納品書

料は，入庫ロット単位で管理されているのが普通である．

　例えば，先に問題となった全脂粉乳などは1回の搬入で複数の製造日のものがパレットに詰まれて入庫することは珍しくない（図1.12参照）．受入れ帳票からはそのことが確認できるが，現実の使用実態では製造日に合わせた先入れ先出しの使用管理は事実上不可能であるとの意見が強い．このことを実現しようと思えば，パレットに詰まれて入庫した原材料を一旦積みなおさなければならないことになる．日常的には，最も使用危険の厳しい材料に合わせて作業計画を組み，余裕のある製造計画を立てるということで対処していることが多い．そのこと自体に問題はないのだが，理屈の上では，先入れ先出しを励行するための方策を検討するほうが得策だと思われる．さらに違った例では，管理表自体に問題はなく規定書類も保管されデータベース化されているのだが，現場で作業に従事している作業者が原材料や副原料のパッ

ケージに記載されているロット記号や製造日（あるいは使用期限）などの管理記号を読めない場合がある．これでは，実際に商品事故が生じた際に速やかな検証ができるとは思えない．管理系の職場と現場とが離れてしまいがちな大企業にこうした例が多い．このように新たな視点を付加しながら，実際の点検活動を実施していくと，点検自体のボリュームがかなりかさんでしまうことが現在の最大の問題点ではある．

しかしながら，この間世間で起こった種々の事件を通して一旦失いつつある消費者（生協の場合は組合員）の信頼を取り戻すためには，いかに困難であっても愚直にこうした日常の検証活動の積み上げを実施していくほかはないとの認識を強めつつある．いままで整理してきた，製造管理状況の調査手法については一旦ガイドラインとして取りまとめ，会員生協や製造委託先の自主点検に利用していただくことで内容の改善に努めている．

1.2.5　地道な作業なくしてトレーサビリティはあり得ない

2001年から2002年にかけて発見された国産牛のBSEを契機にしてトレーサビリティが社会的課題として検討されてきた．行政による資金の援助を得ながら特定の商品を対象に色々なモデルが実験的に展開されている．一方，日本生協連のように暮らしに役立つ様々な商品を日常的に扱っている流通団体が利用できるようなシステムの開発については国も業界も余り熱が入っていないようである．

日本生協連の取り組みは，トレーサビリティを構成するための基本となる正確な情報の集約と集まった情報の日常的な検証に関する事柄である．筆者は，これらの地道な作業なくして消費者が求めているトレーサビリティはあり得ないと感じているが，読者が考えているトレーサビリティの概念とはいささか異質に感じ取られたのではなかろうか．

いずれにしても，トレーサビリティへの取り組み自体がまだ緒についたばかりであり，正にこれからの課題である．今の段階で堅苦しく枠にはめる必要はないのかもしれない．

これまで述べてきた日本生協連の取り組みは，「業」として商品を消費者に販売する流通の立場に立ってみれば当たり前のことばかりである．実際，

「言うは易く行うは難し」で地味な手間仕事の連続で，日常の作業現場における労苦は並大抵のものではない．しかし，今できることは，愚直なまでの真面目な努力と取り組みの継続，その一点である．現在の苦しみを乗り越えることなくして，一旦失われた食への安心は決して取り戻せないことだけは確かである．

（佐藤邦裕）

1.3 トレーサビリティ―自主基準から国際標準へ―
第三者認証システム「SQF 2000」の導入による「安全」の担保

2001年の9月に国内牛でBSEと判定された牛が発見されたことを契機に，2003年の7月，「食品安全基本法」と一緒に「牛肉のトレーサビリティ」という法律が成立しました．日本の流通ではいち早くこのシステムに取り組まれたイオン株式会社畜産商品部の戸田茂則さんにその取り組みの経過ならびに今後の方向をうかがいました．

■BSE以前はなじみのなかった「トレーサビリティ」，近づくBSEの足音

戸田　まず，「トレーサビリティ」という言葉は，BSE発生以前は日本ではあまりなじみがありませんでした．ただ，「トレーサビリティ」の持つ生産履歴をきちっと確認しましょうという思想は，農産物では「有機農産物」などではありました．そういう考えに沿って「トップバリュ グリーンアイ」*というブランドの育成，これは当社のブランドでございますけれども，青果物の分野で行っておりました．

ですから，「トレーサビリティ」という言葉は使ってはおりませんが，生産履歴をきちんと把握しなければならないという考えはずっと持っていたわけです．

＊トップバリュ グリーンアイ：1993年から「自然は美味しい，安心は美味しい」をコンセプトに土作りから始め，お客様の「安全・安心」健康だけでなく地域の自然やコミュニティとの共生を目指すイオンの取り組み．

畜産商品部でも畜産物に関して同様のスタンスで商品仕入れをしていました．しかし，BSE がイギリスだけにとどまらずヨーロッパ大陸に広まりだして大変な問題になっていた時期から，丁度，日本に BSE が上陸する1年くらい前ですけれども，私達は「ヨーロッパでこういうことが起こっていて，牛肉の消費というのがヨーロッパで激減している．そういう中で，日本にも BSE が上陸する恐れというのはないのか？ いや，可能性はゼロではない」という緊張が高まり，その対策をリサーチし始めたというのが「トレーサビリティ」に近づく一歩でした．

国内での BSE 発生の1年前，つまり 2000 年の9月頃からいろいろ勉強をして，2001 年の上期あたりから具体的に対策を検討していきました．

■3つの指針とヨーロッパの事例研究
―「トレーサビリティ」との出会いと2つの対策―

戸田　まず，その対策の基軸として置いたものは3つあります．1つは，「お客様本意」ということです．2つ目は「コンプライアンスの確立」ということです．3つ目は，当然 BSE 対策に関してはヨーロッパが先進国ですから，「ヨーロッパの成功事例に学びましょう」ということでした．

成功事例というのは，ヨーロッパでお客様に支持された手法です．お客様が安心して牛肉を買われるためのヨーロッパの企業がやった手法というものが，どんなものなのかということを勉強しました．

この3つの基軸で BSE 対策を立案していったわけです．そして，その3つ目のヨーロッパの成功事例という中に「トレーサビリティ」というものがあったわけです．

そこで，当然，私達もトレーサビリティという言葉，彼らがトレーサビリティでどんなことをしているのかということを勉強しました．その研究をもとに当時，私達は2つの対策を立てました．

●履歴を管理できるタスマニアビーフの積極的展開

戸田　1つは，当社の直営牧場（オーストラリア・タスマニア）でやっている「トップバリュ　グリーンアイ　タスマニアビーフ」です．これについては直営牧場で飼育をして，輸入商社も当社のグループの会社ですから，トレ

ーサビリティは確実にできる．これを積極的に売らないといけないだろう．お客様にその商品の認知度というかブランド力を上げることによって，お客様に「安心」を提供できるということでした．

●見えにくい流通スタイルを見えやすいように工夫

　戸田　もう1つが国内産牛肉についての対策です．牛肉の流通というのは複雑で，問屋さんも複雑に絡み合って，なかなか見えにくいものでした．それを何とか見えやすい形にできないか．私達に見えやすいということはお客様にも見えやすくできるということですからその方法を工夫しました．そこで考え出されたのがセット仕入れという方法です．1頭を丸ごとセットで私達が仕入れることができれば，ルートもすっきりし見えやすいということでした．このセット仕入れをなんとか実現し，PBブランドの「トップバリュ　グリーンアイ　タスマニアビーフ」とあわせてBSE対策として押し進めていったわけです．

　──そうすると，国内については牛肉の流通そのものをトレースしやすいような1つのモデルを作られたということでしょうか．

　戸田　そういうことですね．まだ日本ではトレーサビリティつまり生産履歴をきちっと確認するということが，一般的に認知をされていなかった時ですから，セット仕入れを進めていく上で，肉骨粉がBSEの原因ではないか疑われておりましたので，各農家さんに「肉骨粉を飼料に使っていないですか？」とかという確認は当然入れましたが，理解して頂くには時間が掛かりました．

■ついにBSEの上陸が発覚─牛肉販売量7割ダウンのBSEショック

　戸田　2001年9月に不幸にしてBSEに感染した牛が国内で1頭出ました．その時に，イオンの店頭の牛肉の販売量は30％にまで落ち込みました．つまり7割ダウンです．

　7割のお客様が牛肉をもう買わない．当然牛肉の売り場も縮小し，最悪時には牛肉の売り場はタスマニアビーフだけにしました．

　タスマニアビーフについては肉骨粉や成長ホルモン剤，抗生物質などはいっさい使っていません．そうした飼育履歴については，タスマニア州政府の

証明もいただいておりましたので，「トップバリュ グリーンアイ タスマニアビーフ」に関しては，自信を持って売れるということで，それだけに絞りました．テレビCMも打ち反響も大きかったのですが，一部では「輸入牛肉のCMを流すと国内牛肉が売れないじゃないか」というご批判もいただきました．

●BSE対策の始動と情報開示

戸田　その後に国から，全頭検査と，と畜場の整備というものが打ち出されて，BSE対策が本格的にスタートしました．私達は，検査結果が陰性で，生まれてからと畜場までの生産履歴が確認できるものに絞って国産牛肉の販売を再開しました．その時にお客様に安心を提供するために，全店でBSEの証明書を売り場に掲示して情報開示をまず始めました．その後の情報開示は，端末やホームページなどのいろいろな技術を使って進めていったのがこれまでの経緯です．

■イオンの考える「トレーサビリティ」

——やはりBSEショックといっていいくらい，かなり商品の仕入れに与えた影響というのは大きいわけですが，イオンさんの考えておられるトレーサビリティとはどういうものでしょうか．

戸田　日本のトレーサビリティは，生産履歴を確認することに重点が置かれています．ですから，今回の牛肉のトレーサビリティ法でも個体識別をもとに，どこで生まれて，どこにいて，どこでと殺されて，どこで販売されたか，という流れを追うというのがトレーサビリティということになっています．

確かに第一には生産履歴を把握することです．これがわからないとトレーサビリティはできません．しかし，私達はこれを狭義のトレーサビリティと呼んでいます．なぜならそれだけでは安全を担保することはできないからです．私達の考えるトレーサビリティシステムは4つのステップがあります．それができてはじめてお客様に食品の安全，安心を提供できると考えています．

もちろん第一のステップは，生産履歴の把握です．

第1章　トレーサビリティの定義と流通における取り組み　　51

　第二のステップは，第三者認証監査制度です．生産履歴がわかっただけでは，安全というものの担保にはなりません．どこで育ったかとわかっても，それが安全であるかどうかということとは別問題です．ここでいう安全というのは，100％の安全ということではなく，でき得る限りの安全ということですけれども，それを担保するために第三者認証監査制度の導入が不可欠なのです．

　第三のステップとして，情報を正確に伝えるためのコード体系を整備しないと絶対にいけない．それは今，農水省が進められているEAN 128というものを使って，間違いなく情報がローコストでどの業者も使えて伝達できるような形にしないといけないということです．

　第四のステップがDNA鑑定というものです．この4つが出来上がって真のトレーサビリティシステムというものが構築できるのだろうというふうに思っています．

　ヨーロッパではこの4つの内，3つ目くらいまでは出来上がっています．早く日本もそのレベルにまで行かないと食品安全，食品安心について遅れてしまうということです．

■日本における第三者認証監査制度─新JASの動きとSQF 2000

　戸田　そこで国のほうでも工程履歴・新JASという法案制定の動きも出てきて2番目のステップに入ろうとしています．2階建といわれていますが，1階はトレーサビリティ法，2階は工程履歴・新JASということです．

　実際私達も今，牛肉や農作物で行っている情報開示は第1のステップなのです．イオンは進んでいると皆さんおっしゃいますけれども，ヨーロッパと比べると1番目の段階です．国際基準からはまだまだ遅れているということです．

　2番目の第三者認証監査制度ですが，現在，実際にはどんなものなのか，どういうメリットがあり，またデメリットがあるのか．実現にはどういう苦労が待っているのかということを理解しようとしているところです．

　先ほど申しました私どもの直営牧場で育てている「トップバリュ　グリーンアイ　タスマニアビーフ」を，ヨーロッパで行われている第三者認証監査

制度「SQF 2000」*というシステムでやろうということで進めてきています（2003年6月にはタスマニアフィードロットで，同年8月にはフードサプライジャスコ兵庫センターで取得いたしました）．

まったくヨーロッパのやり方をそのまま，「日本では無理だ」ということではなしに，「トップバリュ グリーンアイ タスマニアビーフ」は日本だけではなく，当然，オーストラリア，タスマニア島内も同一基準で動かさないといけないわけですから，どうしても国際的な基準じゃないと駄目なのです．それを「トップバリュ グリーンアイ タスマニアビーフ」でやってみようということで実際の監査を受けているというような段階です（2003年8月取得）．

──ヨーロッパでは，この第三者認証監査制度というのは政府あるいは業界から独立した組織なのでしょうか．

戸田 そうです．ヨーロッパのほうは，大手小売業のシェアが日本と比べて高いので大手小売業が主体となって基準作りをしています．その基準を満たしているかどうかというのを第三者の監査する機関に監査をしてもらって，その通りできていれば認証してもらうというような形になっていますね．

その監査の方法がSQF 2000です．監査基準というのは，ヨーロッパのほうではユーロGAP，これは農業生産者に対しての基準です．それとHACCPですね．そういう基準を作って，例えば農産物がその基準通り生産されているかどうかを，小売業ではなくて監査専門の第三者の方に監査してもらうことによって認証を受け，そして信頼性を高めるというような形です．だから，SQF 2000というのは認証するシステムで，SQF 2000を導入する前には当然，「トップバリュ グリーンアイ タスマニアビーフ」であれば「トップバリュ

---

*イオン㈱では，2003年6月1日より「トップバリュ グリーンアイタスマニアビーフ」のトレーサビリティシステムについて，第三者認証機関であるSGS（世界140か国以上の国々で事業を展開する世界最大級の民間調査，認証団体．1878年にスイスジュネーブで設立）にチェック・認証を受けるシステム「SQF 2000」を導入した．「SQF 2000（Safe Quality Food 2000は1994年に西オーストラリア農務省が全食品産業向けに開発し，食品の安全と品質を確保する事を目的としたシステム．オーストラリアだけでなく世界各国に広がっている）」とは，HACCPの管理ツールを適用し，あわせてISO 9000のシステムを取り入れたもので，危害分析・危害管理と原料供給（トレーサビリティ）マネジメント管理を両立させ，監査を行うシステム．

グリーンアイ タスマニアビーフ」の生産基準，販売基準というものが作られる．それをそのとおりされているかを監査するシステムがSQF 2000だということです．

──それぞれに基準があって，それがそのとおりにやられているかどうかをチェックするというのがSQF 2000ということですか．

戸田　そうです．

──かなり厳密ですね．

戸田　そうです．イオンが「トップバリュ グリーンアイ タスマニアビーフ」は抗生物質を使っていません，成長ホルモン剤は使っていません，肉骨粉は使っていません，遺伝子組換え飼料は使っていませんということを言っています．イオンが自分でチェックして言っているわけですね．

これだけでは，単なる広告宣伝と変わるところがありません．しかし，「トップバリュ グリーンアイ タスマニアビーフ」がそれよりも進んでいるのは，タスマニア州政府が年に数回チェックに入って，タスマニア州政府がそのことを認めてくれているわけです．だから，ある意味では第三者的な立場の人がチェックをして，そのとおりですよと認めてくれていますので，お客様から単なる宣伝以上の信頼を得ることが期待できます．ヨーロッパでは自分のところでやったチェックをアピールするのは，単なる広告宣伝だと思われて信頼されません．だから，安全を担保する第三者認証監査というものが絶対に必要になってきます．

国際的な基準で見ると，今の日本のレベルにとどまっていては，国際的には通用しないということになると思います．

簡単な話をしますと，例えば裏の山で野菜を採ってきます．裏の山だから見えている，育ったところも見えているし，それを持ってきました．それを食べました．しかしそれが安全かどうかということはわからないのです．顔が見えるからとか，育ったところがわかるだけでは，安全の担保にはなりません．やはり安全・安心を訴えるためには安全を担保する基準が必要です．HACCPだと危害を管理する基準，重要管理点というものがあります．そして，そこをきちっと管理することによって，安全を担保するわけです．そういうものがないと，裏山から持ってきただけで安全・安心ですよということ

は言えないのです．

　——その第三者による認証があるかないかで，このトレーサビリティが単なるお題目になるかどうかという非常に分かれ目になりますね．

　戸田　そうです．だから，今は第1ステップとして生産履歴をきちっと管理しましょうというステップになっていますけれども，それが出来上がった後には，当然第2ステップの監査制度，第三者によるチェック機能というものが絶対に必要になってくるだろうと思います．

■偽装問題とトレーサビリティ
　戸田　また，偽装の問題がありましたけれども，トレーサビリティシステムは，偽装は防げないと思っています．

　——防げませんか？

　戸田　防げません．偽装とトレーサビリティとはまったく別物です．偽装というのは何が原因で起こるかというと，人の倫理観の低下によって引き起こされる問題です．

　トレーサビリティシステムによって偽装が防げるかというとそうではなくて，偽装する人はすると思います．だから，その点を理解しておかないと変な方向にトレーサビリティシステムが向かう可能性があると思います．

　私達のトレーサビリティの目的というのは，あくまでもリスク管理がメインです．もう1つが，お客様に安心を提供するために情報開示のベースにするということです．この2つ以外には導入の目的はありません．その目的を達成するためにトレーサビリティシステムを考えています．

■リスク管理はブランド管理——トレーサビリティの本来の意味
　戸田　リスク管理と申しましたけれども，トレーサビリティをやる上でのリスク管理ができなければブランドが崩れる可能性が大きいと思います．リスク管理ができるということは，結果的にブランド管理に繋がります．トレーサビリティシステムを今，ホームページでも見て頂くということをやっていますけれども，ホームページで見せているというのは先ほど言いました，お客様に情報開示をして安心を提供しましょうということでやっているわけ

第1章 トレーサビリティの定義と流通における取り組み　　55

です．

　しかし，本来の意味はリスク管理で，何か個体識別で問題が起こった時に，何番の牛に問題がありましたということが恐らく出てくると思います．

　その時に，イオン，ジャスコのお店，マックスバリュの店で，その牛を売っていたのかどうかということを，すぐにわからないといけない．また，その牛を使った商品というものがどこの店でいつ，どんな商品になって販売されたかということも瞬時にわからないといけない．お客様に対して，例えば売っていなければ売っていない．安心してください．売っていれば，私どものいついつどこの店で何という商品の何パックが該当商品としてあります．そしてそうした商品があればリコールですね．

　そういう時にシステムとか履歴を追っていなければわからないわけですから，「何月何日から何月何日までのすべての商品を全品回収」，というようにかなり広範囲で回収することになるわけです．そうなると，やはりイオンのブランドというのは崩れてしまうわけですね．なおかつ，回収コストというものが莫大なものになってしまう．

■販売者責任の全うのために

　戸田　トレーサビリティシステムを導入すると，それが狭い範囲でわかります．お客様に対して瞬時に素早くアナウンスできることによって，お客様も「あっ，私は買ってないんだわ」とかということがすぐにわかります．ということは，安心できるわけですね．そういうことで，私達の販売者としての責任というものを全うできるのではないかと考えております．

　――よくわかりました．リスク管理というのはブランド管理であり，販売者責任を全うするということですね．

　戸田　そうです．販売者責任というのは，絶対につきまといます．日本ではまだそういうことが通用しますけれども，「全品回収」というのはヨーロッパでは「履歴を把握していない」ということで小売店が信頼をなくすくらいになっています．つまり小売店は何を確認しているの？　ということです．

　そういう意味で販売者の責任としては，きちっと生産履歴がわかっていて，お客様に責任をもって販売をできるということ，それがストアブランド力に

つながっていくというふうに考えています．

　──販売者として，商品に対して責任をとっていく．あるいは，そういう責任をとっていくシステムをしっかり構築していること．これがブランド力を維持するものだということですね．

● PB商品とNB商品

　戸田　そうです．ですから，特に私どものPB商品であるトップバリュというのは，最初にそういうことをやっていかないといけない．

　──では，メーカーさんのNB商品についてはどうでしょうか．

　戸田　はい．当然，各メーカーさんも香料の事件やいろいろな問題が発生していますので，かなり取り組まれてきていると思います．しかし，全体としてみるとまだ緒についたばかりではないでしょうか．そういう意味でも，まず私どもはプライベートブランドからというので，畜産物でいえば「トップバリュ　グリーンアイ　タスマニアビーフ」，それから純輝鶏というような鶏を持ってますので，そういうものに関して自分でできることからやっていくということになると思います．お取引先様にお願いするには自分でもできなければなりません．

● トレーサビリティシステム完成の時期的目処は？

　──先ほど第2ステップに足がかかっているといわれたわけですけれども，だいたい会社の方針としては，第4ステップまではいつ頃実現しようと考えていらっしゃるのでしょうか．

　戸田　実現のメドは第4ステップというか，つまりDNA鑑定なのですが，まだまだヨーロッパのほうでも懐疑的なところがあります．アイルランドなどでは，もう店頭で「DNA検査をしています」と宣伝しているところもありますが，コスト面からも実現にはいくつものハードルがあると思います．

　しかし，「トップバリュ　グリーンアイ　タスマニアビーフ」に関しては，第2ステップの第三者認証監査までは，今期中（2003年中）に何とか認証までこぎつけたいと思います．

　第3ステップのコード体系については，国のほうでも基準を作成されていますので，それに則った形で進めます．トレーサビリティシステムは，すべて「EAN 128」のコード体系で管理をしています．

各お取引先様も,トレーサビリティ法ができましたから,データを管理しないといけないので,システム設計というのをどんどん進められています.イオンだけが「コード体系,コード体系」と言ってもできない話です.お取引先様も産地も皆でそう思ってやらないと進んでいかない話です.お互いお金のかかる話ですから,お取引先様とその目的を共通認識としながら,進めていくというような形でと思っています.

——今お伺いして,ずいぶん慎重に一歩一歩を築かれているのがよくわかりました.

● トレーサビリティ・表示などについての社員教育はどのように?

——今お伺いした,イオン本社の姿勢というのは,末端の販売員の方にどういう形で伝わっていくのでしょうか.

戸田　それはここでこういうバイヤーがいて,地区にもそういう商品部員というものがいます.月1回会議をやっていまして,トレーサビリティというのはどういうものなのかという教育は行っています.あと,2002年の3月に食品品質管理部というのを設けて,そこも中心になって,畜産だけではなく,その他の食品に関する表示であったり,トレーサビリティについての教育をしています.

——トレーサビリティが入ってきて,表示に何か工夫されているということもあるのでしょうか?

戸田　表示については正しい表示ということで,法律に則ったものにしていくというのがもう当然の話です.牛肉とか食肉に関していうと,国の基準よりももっと詳しい表示をしている部分もあります.例えば国の基準として食肉では,加工品に関しては産地表示をしなくていいですよというふうになっているんですけれども,私どもの店頭では,加工品についてもそれに使っているお肉というのは,どこの産地ですよということは表示をしています.

なぜそれをするかというと,やはりお客様から聞かれます.だから,聞かれて分らないということは大きな問題なので,表示をするようにしています.

また,分かりやすい表示ということでは,例えば二重売価はわかりにくいのでしていません.値引きとかで二重価格にすると,価格の信頼性というものが失われます.お客様には,ストレートに価格を表示していくのが一番わ

かりやすいだろうということで，そうしています．

牛肉については，やはり履歴が大きな考え方で，産地表示についてはいま県産表示とかいろいろされていますけれども，私どもの進めているトレーサビリティシステムによって県産よりももっと小さな農家まで見えるようになったわけです．だから県産表示というのはやっていません．

■社会インフラとしてのトレーサビリティシステムとコスト削減

　——少し視点を変えて，将来的に情報の伝達手段を考えてみます．いま，ICタグという非常に沢山の情報を盛り込めるチップが開発されていますが，次のステップになっていくんでしょうか？　将来的にトレーサビリティの発展というのは，それはもうトレーサビリティという範疇を超える，ちょっと違った消費者の方とのコンタクトになっていくのかなと思いますが，そこのところのお考えはいかがでしょうか？

　戸田　まず，ICタグとか2次元バーコードとか，いろいろ出てきていますけれども，すべてその目的というものがトレーサビリティで正確な情報をローコストに伝達をする手法として開発されています．いろいろな情報を入れて，人を介さずに間違いなくローコストに伝えていこうということだと思うのです．そういう意味では，私どもも今，EAN 128コードでバーコード体系を整備していこうとしていますけれども，これからどんどんそういうシステムが進んでいくにつれて，トレーサビリティに関わるコストを下げないといけない．

●コスト削減の意味—インフラの整備，価格転嫁はしない

　戸田　では，なぜコストを下げなければならないかというと，トレーサビリティというのはインフラという位置づけなんです．基盤整備と当社では位置づけてます．つまりそれはコスト転嫁，価格転嫁はしないということです．だから，販売価格とは関係なくトレーサビリティという基盤構築のために，間違いが起こらないようにする技術やコスト削減に繋がる技術を積極的に取り入れて行きたいと思います．

　ただ，今のレベルでは，まだEAN 128の統一のコード体系，それもまだ出来上がっていません．だから，ICタグと2次元バーコードを進めているに

第1章　トレーサビリティの定義と流通における取り組み　　　　59

しても，統一のコード体系というのをまず作り上げないと，次のステップに行けないので，まずはEAN 128，ヨーロッパの基準までいこうということです．

　——わかりました．コスト，インフラというとらえ方，これもやはり販売者の責任だということでしょうか？

　戸田　そういうことです．だから，それが差別化に繋がるものではないと思っています．今は一時的に先行者で差別化になるけれども，国際的に見ると，もっと進んでいる．ヨーロッパの企業はもっと進んでいるわけですから，ヨーロッパの企業が日本に来たらどうなるのという気がします．彼らが本格的に日本に入ってきて，彼らのやっていることを日本でやれば，日本の遅れている部分が……．

　——駆逐される可能性がある．

　戸田　そうです，日本企業が駆逐される可能性があります．そういう意味からも，できて当然のものだという認識で進めていかないと，差別化戦略ということで考えると間違ってしまうということです．

　——今の日本の現状はそういう段階にはほど遠いわけですか？

　戸田　いえ，BSEが発生してから，ステップを置いて，ヨーロッパでも10何年かかっているわけです．そういう意味では日本のスピードはものすごく速いと思います．

　これからが大切だと思います．

　——よくわかりました．どうもありがとうございました．

　　　　　　　　　　　　　　（聞き手：幸書房出版部，2003年7月31日）
　　　　　　　　　　　　　　（発刊の時期に合わせて一部加筆しました）

第2章　トレーサビリティが生み出す食生活と食品表示

2.1　食品ナビゲーター（ICタグ）

2.1.1　201X年の主婦の家庭での生活

　夕方，買い物に行こうとしている主婦が自宅の冷蔵庫のドアに取り付けられたディスプレイにタッチした．すると一瞬のうちに冷蔵庫のドアに埋め込まれたディスプレイには冷蔵庫の中に入っている食品のリストが表示された．それぞれの食品の賞味期限も一緒に表示されるので，夕食の献立は賞味期限が近いものを組み合わせて考えることにする．

　これは食品1つ1つに「ICタグ」が取り付けられていて，冷蔵庫が庫内のICタグを全て読み取り，ディスプレイにその情報を表示することで実現している．2010年過ぎにはこんな世界が実現する．そしてこの「ICタグ」こそが，将来の食品包装において生活者に様々な新しい利便性を提供する基幹技術として現在注目されているのである．

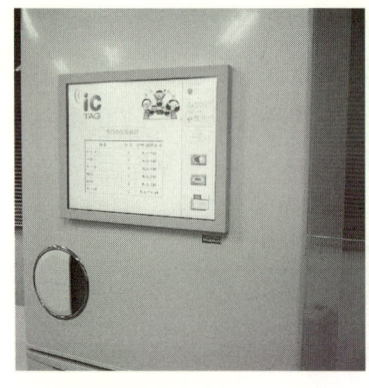

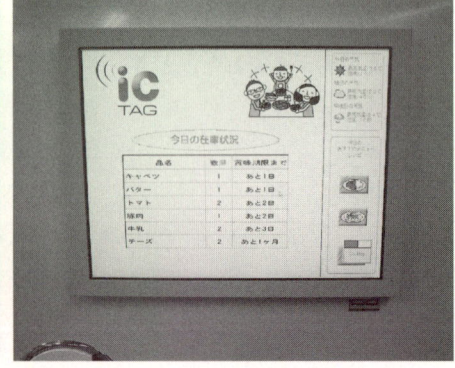

図2.1　スマート・フリッジ（冷蔵庫）とディスプレイ表示

第2章 トレーサビリティが生み出す食生活と食品表示　　61

2.1.2　201X年のスーパーの店頭

　主婦が売り場で野菜を選んでいる．店頭に置いてあるICタグのリーダー（読み取り機）にダイコンをかざすと，リーダー脇にある画面には産地，生産者，使用した農薬の種類・回数，などの情報が表示される．

　これもダイコン1本1本に「ICタグ」が取り付けられ，その中に入っている様々な情報の中から，商品を選ぶ際に必要な情報を取り出し表示しているのである．

　これまでも食品に付けられたバーコード（JANコード）の中には国名，製造者，品名が情報として入っていたが，多くの情報が入れられるICタグからは産地，消費期限，流通ルートなどさらに詳細な情報を得ることが可能になるのである．

　最近新聞誌面などでICタグの記事が多く取り上げられているのは，我々生活者の利便性，食品の安全性を向上させる道具として早期の普及が期待されているからに外ならない．

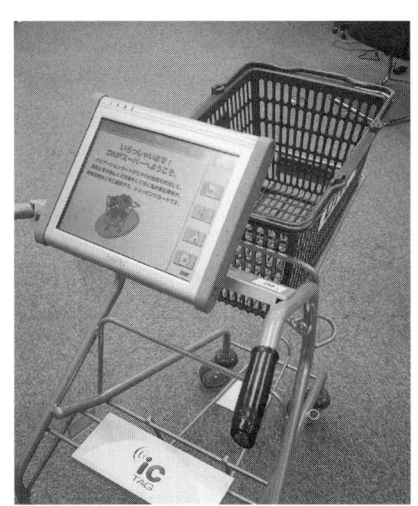

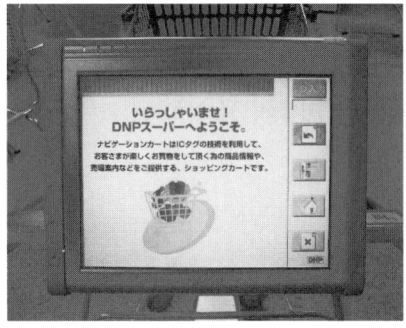

図2.2　スマート・カートとディスプレイ表示

2.1.3 最新の技術「ICタグ」*

JR東日本の首都圏の駅では数年前から定期券（スイカ）に「非接触ICカード」を使い始めた．実際に使ってみると，従来の磁気カードを狭い穴に狙いを定めて入れていたことが非常に煩わしく，非接触で改札機にタッチするだけで通過できることがどれほど快適かが理解できる．

改札機の定期券をタッチする部分（R/W：リーダー／ライター）からは電波が放射されていて，定期券の中に入ったICと電波を使って交信を行い，必要な情報をやりとりしている．同じように食品のパッケージ1つ1つに「ICタグ」が付けば，食品の製造ラインや途中の流通段階，小売店の店頭などに設置したR/Wを介して，その食品に関する情報を誰もが好きな時に非接触で簡単に取り出すことが可能になる．

図2.3にICタグの構造を示す．アンテナコイルとICチップから構成されている．

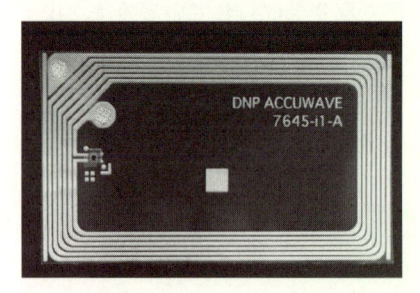

図2.3　ICタグの構造

（1）　動作原理

ICタグは一般的に電池を搭載しておらず，R/Wからの電波を使って発電（電磁誘導の原理）しICチップに電気が供給され，IC内部のデータを読み出したり／書き込んだりすることができる．電池を搭載していないことから寿命は約10年と長く，惣菜を運ぶ通い箱のような繰り返し長期間使用される用途にも対応できる．

格納できる情報量は使用するICチップによって様々だが，一般的には数百ビットから数キロビットの容量（数十文字～数百文字）を持つ．現在では色々なメーカーから数十種のICチップが発売されていて，用途に応じて使い分けることが可能である．

（2）　特徴

電波を使って読み取りを行うことから，光を使って読みとっていたバーコ

＊ICタグは日本独特の呼称で，海外ではRFID（radio frequency identification）と呼ばれている．

表2.1 自動認識システムの特性比較

項 目	非接触ICタグ	バーコード	2次元バーコード	共振タグ
最大情報量	数千桁*	数十桁*	1000桁程度*	14パターン
書き換え	可 能*	不 可*	不 可*	不 可
大 き さ	比較的大きい*	小さい	極めて小さい*	小さい
耐環境性（汚れ）	強 い（封止材を選択）	極めて弱い	極めて弱い	強 い（封止材を選択）
複数同時認識	可 能	不 可	不 可	不 可

＊（社）日本自動認識システム協会．

ードと比べていくつかの長所を持つ（表2.1）．大容量なことも特徴だが，同時にたくさんのタグを読み取れたり，汚れに強いことも電波を使っているから実現できた機能である．

(3) 形　　態

図2.3は最も基本的な形態を示しているが，求められる用途に応じてラベルやカードなど様々な形態に加工される．ヨーロッパの一部では放牧中の牛の管理を行うためにICタグを牛に飲み込ませているが，これはガラス管にタグが入れられている．

2.1.4 トレーサビリティとICタグ

トレーサビリティを確立するためには，各段階での正確な情報の記録がまず必要となるが，記録された情報と目の前にある食品がきちんと対応していなければ全く意味をなさなくなってしまう．すなわち，データベースにある情報と現実の物（食品）を結びつける手段が必ず必要だということである．従来この手段としてはバーコードや製造ロットの印字などが使われてきたが，より正確に情報と商品を結び付けようとすると，同じ商品名の商品でも1つ1つを識別する必要が生じてくる．例えばPETボトル入りの同じ「○○茶」という商品名の商品でも，一体何番目に作られた物か？という具合に個別にユニークに識別するということが必要になる．バーコード（JAN）で

はアイテム名までしか識別できず，ロット印字ではロット単位でしか識別ができないという限界が存在する．もっともバーコードが発明された1970年代にはトレーサビリティなどという管理手法も存在しなかったのだから，バーコードにあまり色々なことをさせようとしても，無理が生じてくるのは致し方ないことである．そこで今日の社会的な要請に合わせて「ICタグ」のような新しい自動認識技術が出現し，パッケージに商品の情報を必要なだけ入れられるような状況が生まれつつあるのである．

ICタグは大容量であることと，人手を介さずに自動的に読み取れる特徴から注目されていたが，従来は価格が高くパッケージ1つ1つに取り付けるには値段が合わなかった．しかし，ここへ来てタグ自体の製造方法が変化したことと，大量に製造されるようになったことで劇的に価格が低下している．数年前数百円だったものが数十円へと一気に価格が下がった．今後も世界中で使用されるICタグの数量は相当な勢いで増加し，2010年頃には食品のパッケージ1個にまでICタグが付くと言われている．

2.1.5　ICタグの広い応用範囲

ここまではパッケージにより多くの情報を載せられる道具としてICタグについて述べてきたが，これ以外にもICタグが活躍を期待されている用途がある．

(1) SCM（サプライチェーン・マネジメント）

トレーサビリティシステムが原料生産から生活者の手に渡るまでの食品の氏素性／安全性を確保する役割を果たすとすれば，SCMは同じように原料から小売店の店頭まで（サプライチェーン）の間，欲しい商品を欲しい時に欲しいだけ，無駄なく効率よく動かすことができるようにするシステムである．ここにICタグを用いると，例えば店頭の棚から商品が売れたことをスマート・シェルフ（棚）（図2.4）が検知して，食品の製造メーカーにリアルタイムに知らせることが可能になる．これにより無駄な中間の在庫を省いたり，メーカーは作りすぎやその逆を防止できるのである．

(2) 家庭での利用

冒頭に述べたが，R/Wを冷蔵庫など家電製品に内蔵することで，冷蔵庫

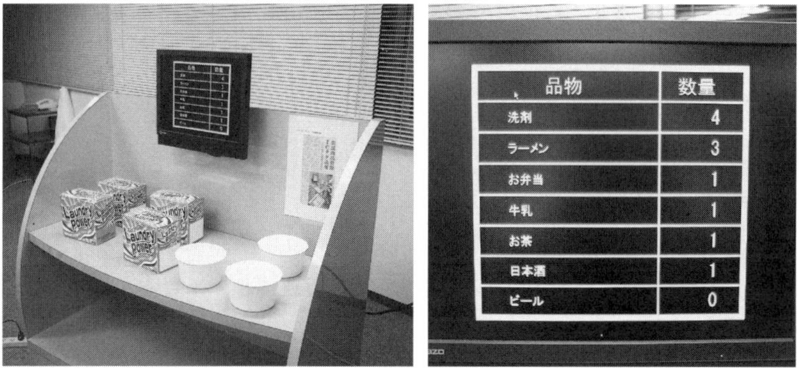

図 2.4 スマート・シェルフ（棚）とディスプレイ表示

が消費期限管理を行ったり，電子レンジはスタートボタンだけを押せば自動的にパッケージから加熱時間を読み取り調理できるようになる．他にも家に帰ってからでも食品の原料原産地，農薬使用の有無，アレルギー物質の種類などを知ることができる．これ以外にも，ゴミの自動分別や気に入った商品の自動発注などにも用途は広がる．

このようにパッケージに情報を載せるだけでなく，様々な用途に色々な段階で利用でき，商品の製造から生活者まで皆が恩恵を受けられることもICタグの大きな特徴であり，世界各国の人々が注目している所以である．

2.1.6　ICタグ利用が開く可能性

ここまで述べてきただけでも，ICタグが我々の生活を一変させる可能性を秘めた技術であることは理解していただけたのではないかと思う．しかしながら世界中の生産者，食品メーカー，小売業，生活者が同じ決まりで情報をやり取りできたなら，その利便性は大幅に向上することも簡単に想像できるのではないか．今や食品の原材料は海を越え世界各地からやって来る．受け入れた荷物にせっかく詳しい栽培情報が入っていても，各国勝手な書き方でICタグに情報を書いていたのでは読み取ることができない．ICタグはこの情報の入れ方に関して地球上でただ1つのルールを持って皆が使えるやり方に統一する好機と捉えられている．このただ1つのルールを決める作業を標準化と言い，「EPCglobal」という組織が中心になって進められている．

ここには世界中の食品や日用品のメーカー，小売業が参加して議論が行われていて，2004年末には最初の標準化案が出される予定である．この規格が出来上がると食品を世界中どこへ持っていっても，またどこから持ってきても同じように情報を読み取ることが可能になるわけである．

また，ICタグ自体も進化して行く．現在開発が進められている物の中に「温度センサー」を搭載したICタグがある．これが製品化されると，食品の製造工場から小売店まで商品がいったい何℃で運ばれて来たのかがタグを読むだけでわかるようになる．もし夏場の炎天下に放置されていたような場合，責任の所在は誰にあるのか？ タグの中には温度と時刻の証拠が残るので，今まであまり知ることができなかった輸送中の製品の状態を把握できるようになり，トレーサビリティ情報を補完する役割を担うことになる．

2.1.7 ま と め

一見，何でも実現できてしまうように見えるICタグも実用化が始まったばかりである．現在産業界では様々な実証実験を通じてその有用性の検証を行うとともに，ICタグの信頼性検討やさらに使いやすくするための改良が施されようとしている．今後数年間の間にはまずパレットや通い箱（大きな単位）から実用化が始まる．次にDVDや化粧品，医薬品といった単価の高い商品で1個1個の商品へのタグ実装が開始され，食品個々への実装は2010年頃と言われている．随分先の長い話だと思われるかも知れないが，ICタグは確実に我々の生活インフラとしての役割を演じることになるであろう．

〈中野　茂〉

2.2　トレーサビリティのニューメディア

O157（腸管出血性大腸菌），脱脂粉乳の黄色ブドウ球菌による食中毒の発生，BSE（ウシ海綿状脳症いわゆる狂牛病）問題，産地偽装（偽装表示）問題，不当表示，食品の無許可添加物，野菜の残留農薬，環境汚染物質（環境ホルモン，ダイオキシン）の影響，遺伝子組換え食品，さらに食品流通の広域化，グローバル化，複雑化に加えて新たに鳥インフルエンザ（ニワトリ，

チャボ）が発生し，食品と農産物の安全性が問われ，食の安全を保証するためのトレーサビリティのニューメディアとして2次元バーコードおよびICタグが注目されている．

2.2.1 バーコード

バーコードの定義について，AIMI（国際自動認識工業会）では「情報を

図2.5 標準バージョン（JAN）

幅が変化する平行かつ長方形のバーと，スペースの配列にコード化する自動認識技術」と定義している．またANSI（アメリカ標準規格協会）では「長方形のバーまたはスペースの列で，あらかじめ決められたパターンになっているもの」と定義している．

バーコードは太さの異なるバーとスペースで構成され，それらの組合せで情報を表現している．つまりバーとスペースを横切る方向（水平方向）のみで，縦方向（垂直方向）の情報はないのである．

バーコードで代表されるJANコード（JIS X 0501）は約20文字で情報量が少なくカナ・漢字の情報が入らず，シンボルのサイズが情報量に比し印刷面積が大きく，情報の密度が非常に低く，読み取りが横方向のみで方向性が制限され，汚れ・埃・傷に弱く，バーが1つ欠けても読めない．これらの課題を解消した技術が2次元バーコードである．2次元バーコードは，1次元バーコードと異なり，横方向にも縦方向にも情報を持ち，1次元バーコードの数十倍から数百倍の情報を持ち，面積が小さいので，汚れや傷の影響を受けやすいが訂正機能によって復元が可能である．

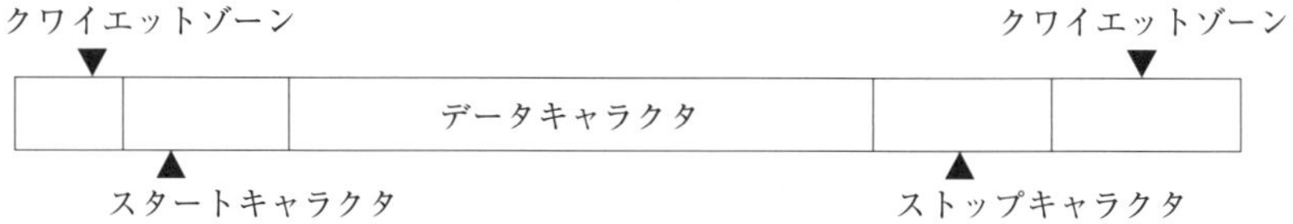

図2.6 バーコードシンボルの構成[1]

バーコードシンボルの定義

AIMIでは「特定のシンボル論で必要なスタート/ストップキャラクタ，クワイエットゾーン，データキャラクタおよびチェックデジットを含むキャラクタの組合せであり，様式通りでかつ走査可能な仕様である」と定義している．他方，ANSIでは「様々な幅の平行なバーまたはスペースにより構成されたバーコードの印刷または写真的に作られたもので，電子光学的技術により個別認識または他の情報を検知または自動的に処理するために使われるもの．バーコードシンボルは，前にあるクワイエットゾーン，スタートキャラクタ，チェックデジットを含むデータキャラクタ，ストップキャラクタ，そして後に続いているクワイエットゾーンで構成されている」と定義している．

2.2.2 2次元バーコード

バーコードは，バーコードシンボルキャラクタを直線的に並べて情報化しているので1次元コードとも呼ばれている．これに対してシンボルキャラクタまたはそれに相当する情報単位を縦横（垂直方向，水平方向）に配置したシンボルを2次元コードという．

2次元コードは，その表現方法によりスタック型とマトリックス型の2種類に分けられる．スタック型は，1次元コードを積み重ねて縦，横（垂直方向，水平方向）で情報を表示したバーコードで，マトリックス型は碁盤の上に石を並べたように表現したバーコードである．

〈1次元シンボル〉　　　　〈2次元シンボル〉

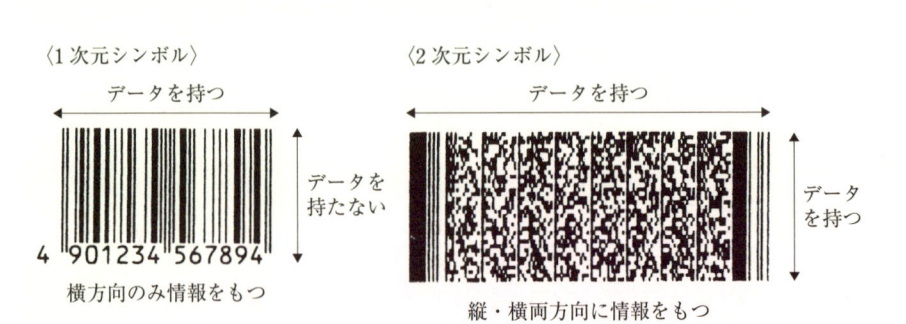

横方向のみ情報をもつ　　縦・横両方向に情報をもつ

図2.7　1次元シンボルと2次元シンボル[2]

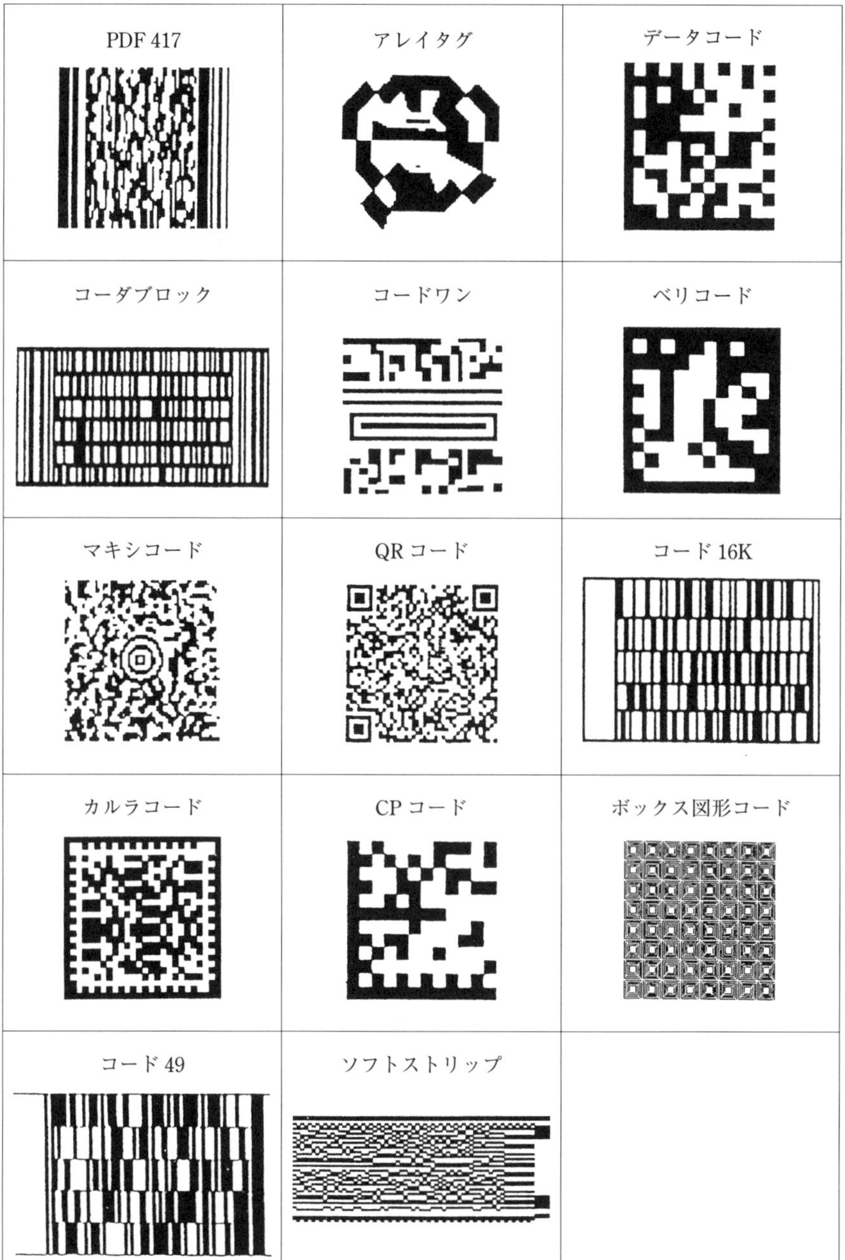

第2章　トレーサビリティが生み出す食生活と食品表示

PDF 417	アレイタグ	データコード
コーダブロック	コードワン	ベリコード
マキシコード	QRコード	コード16K
カルラコード	CPコード	ボックス図形コード
コード49	ソフトストリップ	

図2.8　今までに発表されている2次元シンボルの例[2)]

スタック型2次元コードの情報の基本単位はバーコードシンボルキャラクタ，またはコードワードと呼ばれるコードで，それが縦横に並んでいる．一般的に外形は長方形であり，情報はスタートコードで始まりストップコードで終了する．読み取りをする原理は1次元コードと同様に，バーの幅を認識するためのスキャニングによることから，従来のレーザースキャナやCCD（charge coupled device）スキャナで読み取ることができる．CODE 49（アメリカ）やPDF 417（アメリカ）が代表的である．

マトリックス型の情報の基本単位はセルと呼ばれる正方形または点で，それらが格子状に配列している．一般的に形状が正方形で，2次元コードを認識しやすくするため正方形の枠やL字のフレームで囲われているか，切り出しマークまたはビューファインダーと呼ばれる特徴的なマークがシンボルの中に配置されている．読み取りをする原理は，セルの配置パターンを画像処理によりデコードすることからデジタルカメラやビデオカメラを使用する．したがって，シンボルの方向に影響されることなく，全方向を読み取ることができる．DATA CODE（アメリカ），QR（日本），VERICODE（アメリカ）などが代表的なものである．

スタック型とマトリックス型は，それぞれ一長一短があるため，使用用途や使用環境などを考慮して使い分けられている．

2.2.3　2次元コードの特徴

（1）膨大なデータを収納

1次元コード（バーコード）の表現できる量（記憶容量）はせいぜい数文字から数十文字の情報量であったが，2次元コードは1次元コードの数十倍から数百倍のデータを表現できる情報量を収納でき，最大情報量は約1KBあり，英数字なら約2,000字，数字なら約3,000桁までエンコードすることができる．

（2）情報密度が高い

バーコードの10倍から100倍の情報化密度になる．スタック型シンボルは情報化密度を高くする工夫がなされており，マトリックス型シンボルにおいても，情報量が大きくなるほど，情報化密度は向上する．

(3) 漢字，カナ，バイナリーまで表現

バーコードは1シンボルキャラクタが1文字であり，主に英数字しかデータ表現ができなかったが，2次元コードでは，英数字，ひらがな，カタカナ，漢字，バイナリー（写真や絵など，デジタル化した画像）が表現できる．

(4) 誤りの訂正能力がある（データ復元機能）

バーコードは，バーが1本でも欠けたり，増えたりしたら読み取ることができない．したがってバーコードは信頼性が高く，誤読が発生しにくいことの証明だと言われてきた．しかし2次元コードでは，バーやセルが小さいため，バーコードに比べ損傷を受ける確率は非常に高い．そこで，2次元コードでは，損傷を受けたデータを演算により元に戻すために誤り訂正機能を持つことが一般的になっている．

2.2.4 QRコード

QRコード（Quick Response Code）は，1994年に日本の㈱デンソーによって開発された純国産のマトリックス型2次元バーコードで，その名前のとおり素早いレスポンスつまり「高速読み取り，高速処理」を主眼にした2次元バーコードシンボルである．シンボルの3か所のコーナーに大きなセルとそれを囲む正方形のファインダパターンを配置することにより，シンボルの切り出しと原点探知，シンボルサイズ探知，そして，傾き探知を高速で行えるようにしている．日本では1999年に2次元コードシンボル-QRコード-基本仕様として JIS X 0510 が制定された．

2.2.5 QRコードの特徴[3]

(1) 高速，全方向読み取り

QRコードは100桁程度までのデータであれば，1つのQRコードを約30ミリ秒で読み取ることが可能である．この速さはベルトコンベアー上を流れる製品のQRコードを読み取ることができるようにして

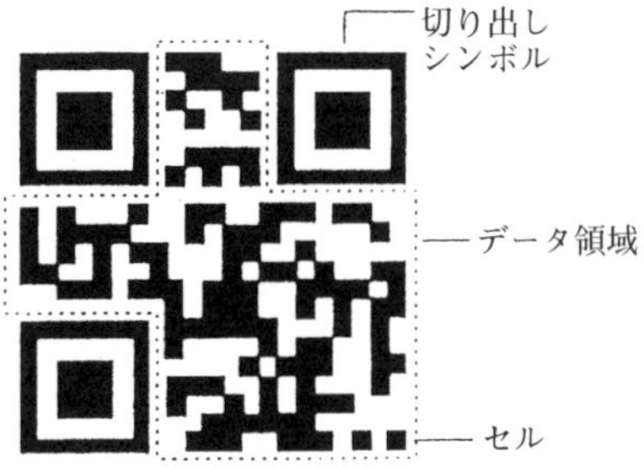

図2.9 QRコード

いる．またQRコードはどのように傾いても全方向から読み取ることができる．

(2) 多種類のデータを効率的に表現

英数字，漢字，カナ，バイナリーデータを表現することができる．さらに，これらのデータの混在も可能である．特に日本で開発されたこのコードは漢字，カナについてもより効率的にデータ表現することが可能である．

(3) 省スペースでのデータ表現

バーコードのように太いバー・細いバーという表現ではなく，単一の黒い点（セルもしくはドット）の有無という表現方法で2次元バーコードは構成されているから，現在のプリンターやラベラーの機能でも十分に高密度なデータ表現が可能であり，バーコードと同じデータであれば，コードの大きさは10分の1程度で表現でき，小さいスペースで済む．

(4) 誤り訂正機能（データ復元機能）

バーコードはコードの誤りを検出できるが，QRコードは検出された誤りを訂正する機能を持っている．これを誤り訂正機能（データ復元機能）と呼んでいる．コードが汚れていたり，破損していても読み取りが可能になるように設計されている．

(5) 読み取り機器の充実

QRコードの読み取り機（スキャナ）としては各種取りそろえられており，「ハンディタイプ」，「ペンタイプ」，「カメラタイプ」，「ハンディターミナルタイプ」などがあり，用途に応じそれぞれのタイプを選択することができる．

(6) 対応プリンターの充実

国内外のほとんどのプリンター，ラベルメーカーでQRコードの印字サポートをしている．バーコードが印字できるプリンターであればQRコードはほとんど印字が可能である．

2.2.6　ICタグとは

ICタグとはICチップとアンテナで構成される物体である．ICチップの多くはメモリであり，データを格納する仕組みと無線波を送受信する仕組みを持った物体である．

ICタグの狙いは，接触せずにデータをやり取りすることで，データを非接触でやり取りするためにデータを格納する領域と無線波を送受信する仕組みが必要となる．ICタグの情報を何らかに役立てるには，読み取るための機械，リーダが必要であるが，現在は読み書き可能なリーダライタが主流になっている．

2.2.7　ICタグの特徴[4]

（1）　汚れや埃に強い．

ICタグは無線で通信を行うので，ICタグが油，泥，埃などで汚れていても通信できるため，使用条件を考慮する必要がない．

（2）　非接触で通信できる．

リーダライタに近づけるだけで読み取りが可能で，遮蔽物があっても無線波の届く範囲で通信ができる．ICタグ付き製品が段ボール箱に入っていても開梱しないで読める．

（3）　データの書き換えが可能である．

読み書き可能なメモリが搭載されているICタグはデータの書き換えができる．

（4）　メンテナンスが容易である．

ICタグのリーダライタには機械的な動作部分が少ないため，故障が少なくかつ振動，衝撃，摩耗に強く，さらに電源を内蔵しないタグには電源の供給が不要であり，したがって保守，メンテナンスが容易である．

（5）　通信速度が高速で作業効率が向上する．

通信速度が高速であるため，高速読み取り，書き込みが可能でレジなどでは作業効率が向上する．

（6）　リーダによるICタグの同時読み取りが可能である．

ICタグは無線波で通信するため，同時に複数のICタグが読み取り可能であり，業務の効率化が図れる．

（7）　様々な形状の加工が可能である．

ICタグはICチップとアンテナで構成される．アンテナの大きさは通信距離に依存するが，アンテナの大きさとメモリの大きさが決定されれば，その

他の部分の形状は柔軟に加工可能である．
- (8) データ量が多い．
- (9) 移動している物体にも適用可能である．
- (10) 通信距離が長い．
- (11) セキュリティが高い．
- (12) 使用用途の範囲が広い．

2.2.8 製品管理および情報管理の新しい動き

2000年代に入って製品管理の重要性が問われる時代になった．狂牛病の発生で日本では牛肉に対する不安感が蔓延し，風評被害が拡大し，国産牛の需要が減退し，生産，流通，小売り，飲食店に至るまで深い禍根を残している．さらに続々発覚する産地表示の偽装問題，不正表示，不当表示が日常化し，生活者は食品の情報に不安を感じ始め，食品に関する正確な情報を要求している．

他方，高度な技術を活用して情報化社会へ変貌した現在では，その技術を逆手に利用し，磁気カードや紙幣の偽造をしたり，識別技術の改ざんをしたり，犯罪は高度化するとともに，多様化の一途をたどっている．このような環境の中で，セキュリティが重視され，偽造したり，改ざんされないような技術が要求されている．このような観点からICタグが注目されている．

今，半導体技術の進展に伴い，ICチップの製造コストは劇的に低下し，さらに性能が向上し，極小化の技術の進歩が著しい．そのためICタグのコストが大幅に下がるとともに，ICタグの製造技術が進展し，新しいデバイスの1つとしてICタグは脚光を浴びている．

加えて，1999年にアメリカに設立されたオートIDセンターと2003年に日本に設立されたユビキタスIDセンターは，それぞれ「RFID技術」(radio frequency identification＝無線を用いて非接触でものを識別する技術の総称)，「モノの自動認識技術」の仕様標準化を目的とした団体である．この両団体ともRFID技術の標準化で目的は共通しており，両団体の想定するデバイスの中心となるものはICタグである．この標準化団体の行動と総務省の肝入りでICタグ利用の社会的基盤づくりが推進されるだろう．

2.2.9 食品トレーサビリティのねらい[5]

食品のトレーサビリティは食品に由来するさまざまなリスク要因(狂牛病,鳥インフルエンザ,不正表示…)に対してリスクヘッジを行い,食品,農産物に対する生活者の不信感や不安感を払拭し,信頼性を回復することである.

(1) 情報の信頼性

① 生産(産地),加工,流通,食卓に至るまでのすべての経路の透明性を確保する.

② 生活者・取引先および関係先へ迅速かつ正確に情報を提供する.

③ 識別管理された製品とラベルの照合を的確に行い,表示の立証性を高める.

④ 表示の不正や情報の誤認を防止し,取引の公正を期す.

(2) 食品の安全性

① 食品の安全性など事故を生じた場合はただちに原因を究明する.

② 事故が発生した製品は正確にスピーディに完全回収を行うとともに撤去する.

③ 事業者(提供者)の責任を明確にする.

(3) 業務の効率性

製品に対し個体識別番号を導入することにより,在庫管理,品質管理を効率的に行うことができる.

2.2.10 食品トレーサビリティにおけるニューメディア

食品のトレーサビリティは生活者が食品や農産物の履歴情報を確認するだけでなく,生産者(メーカー)が食品や農産物がどのような流通を経由し,どこで加工され,どこで売られたかを追跡することが可能になる.さらに誰に,どこで,いくらで売られたかというマーケティング情報が生産者にも得られ,情報が共有でき,相互にメリットを享受できる.

農産物を例に取ると,生産者,生産地,生産月日,使用した農薬,肥料など農産物に付加された情報がICタグに記録される.食品が加工された場合は,加工工場,原材料,添加物,加工品名,加工方法,賞味期限などが付加される.流通過程では,農産物,加工食品の保管,輸送時における温度,湿

表 2.2　情報認識技術の特性比較[4]

項　目	バーコード	2次元コード	ICタグ
情報量	小	大	極めて大
コスト	○	○	×
耐環境性（汚れ，損傷）	×	△	○
障害物あっても読み取り	×	×	○
書き換え	×	×	○
非接触自動認識	△	△	○
複数同時読み取り	×	×	○

度の情報がICタグに書き込まれる．

　コンビニ・スーパー・小売店では農産物や加工食品の情報を2次元コードやICタグを活用して，生活者に伝達できる．また，生活者は生産情報，加工情報などの履歴を知ることによって，安全な食品の選択ができるようになる．この製品は，「私がいつ，どこの畑で無農薬で栽培した野菜で新鮮です」と具体的に言ってくれるようになり，売り手も買い手も安心して取引ができるようになる．

　このように情報管理を有効に活用するには，従来のバーコードでは情報量としては限界があり，幸い2次元バーコードやICタグなどのような新しい媒体が誕生し注目されている．これらの情報識別技術には表2.2に示すようにそれぞれに特性があるので，使用目的，使用用途に応じて利用すれば，今後新しい展開が大いに期待される．

参考文献

1) 平本純也：バーコード・二次元コードの知識，日本工業出版（2001）
2) 二次元シンボルガイド，(財)流通システム開発センター（1999）
3) 標準化研究学会編：QRコードのおはなし，(財)日本規格協会（2002）
4) 日本ユニシスICタグ研究会監修：ICタグの仕組みとそのインパクト，(株)ソフト・リサーチ・センター（2004）
5) 「飲・食店」新聞フードリンクニュース編著：図解 食品トレーサビリティのすべて，日本能率協会マネジメントセンター（2003）

　　　　　　　　　　　　　　　　　　　　　　　　　　　　（新田茂夫）

2.3 食品の表示とトレーサビリティ

食品を手に取り購買を決定する決め手は何だろう．価格，ブランド，賞味期限，安全性，健康・美容，パッケージデザイン，ユニバーサルデザイン，環境への配慮等々さまざまな基準で私達は食品を選んでいる．

食品の流通構造の複雑化，海外からの輸入食品の増大，遺伝子組換え食品の参入など多様化，国際化，法規制化，高度化する市場環境にどのような対応が必要なのであろうか．

BSE（ウシ海綿状脳症・狂牛病），食品の原産地偽装表示，不正表示などを契機として関心が高まった「消費者の求める食品の安全とは何か」を，表示とトレーサビリティ（食品の生産履歴情報の開示）の側面から追ってみたい．

2.3.1 食品の表示に関する法規制

食品の表示について安全性，品質，栄養価などの面から，また誇大表示の禁止の意味から幾つかの法律によって規制がなされている．図2.10に食品の表示に関する法律を示した．食品衛生法，JAS法（日本農林規格），容器包装リサイクル法などからなる[1]．

近年，法規制の新しい指針が打ち出されており，消費者に分かりやすい表示への転換がなされている．その例として，

① 2003年7月31日の告示により2年間の猶予期間をもち，品質保持期限を賞味期限に一本化することが決まった．

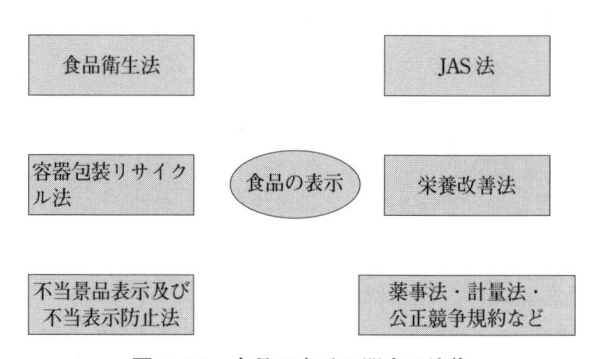

図2.10　食品の表示に関する法律

表 2.3　魚介類の名称を統一する指針

魚種名（標準和名）	使用の可否	これまで使われてきた名称
スルメイカ	○	マイカ（北海道，三陸のみ）
キダイ	○	ハナダイ（神奈川のみ）
メロ，マジェランアイナメ ←	×	ギンムツ
キングクリップ ←	×	アマダイ
シルバー，シルバーワレフー ←	×	オキブリ
マサバ	○	関サバ（マサバと併記）
ズワイガニ	○	越前ガニ（ズワイガニと併記）
ブリ	○	ワカシ，イナダ，ワラサ，ハマチ
サケ	○	アキアジ，ケイジ

表 2.4　表示の対象となる食品

1　マーガリン	食品	を除く）であって生食用のもの（凍結されたものを除く）及びゆでがに
2　酒精飲料	10　鶏の卵	
3　清涼飲料水	11　容器包装に入れられた食品のうち次に掲げるもの	
4　食肉製品		ロ　加工食品で上記イ以外のもの
5　魚肉ハム，魚肉ソーセージ等	イ　食肉，生がき，生めん類，即席めん類，弁当，調理パン，そう菜，魚肉ねり製品，生菓子類，切身又はむき身にした鮮魚介類（生がき	ハ　かんきつ類，バナナ
6　シアン化合物を含有する豆類		12　遺伝子組換え食品
7　冷凍食品		13　保健機能食品
8　放射線照射食品		14　添加物
9　容器包装詰加圧加熱殺菌		

② 漬物，干物，ウナギなど8品目に原料・原産地表示が義務づけられていたが，主な原材料が50％以上の加工食品（緑茶，納豆，豆腐など）を対象に2005年度中に品目，表示方法などの新しい基準が実施される．

③ 魚介類の名称を統一する指針が2003年4月から適用され，輸入魚，地域名称の異なるものなどを対象に魚種名（標準和名）を使うことになった（表2.3）．

(1) 食品衛生法に基づく品質表示基準

喫食に起因する衛生上の危害を防止し，公衆衛生の向上と増進に寄与することを目的として制定された．表示の対象となる食品を表2.4に示した．容

器包装食品，食品添加物のほか，シアン化合物を含有する豆類，放射線照射食品，遺伝子組換え食品，保健機能食品がリストアップされている．以下に食品に表示すべき項目を示した．表示の基本は明瞭で読みやすく，単純で理解しやすいことである．

① 食品の名称
② 原材料名
③ 使用された添加物
④ 賞味期限
⑤ 製造業者の氏名と所在地
⑥ お客様相談窓口
⑦ 食品の保存方法
⑧ 使用方法
⑨ 使用上の注意
⑩ 内容量
⑪ 商品の効能書
⑫ 調理方法
⑬ 包装材料
⑭ 関連情報
・切り口，開封の表示
・遺伝子組換え食品の表示（大豆，ナタネ，トウモロコシ，バレイショ，綿実など）
・アレルギー物質を含む食品の表示（表2.5にその例を示す）

図2.11にレトルトパウチ食品（容器包装詰加圧加熱殺菌食品）「食品名・カレー」の表示例を示した[2]．

（2） JAS法に基づく品質表示基準

農林物質の品質の改善，生産の合理化，取引の単純公正化および使用または消費の合理化を図るために，農林水産大臣が制定し，農林水産食品の規格，品質，成分，性能などの品質に関する基準や生産方法に関する基準を，90品目について325規格が定められている．

JAS法に基づく表示規格としては次の2種類がある．

表2.5 アレルギー物質を含む食品の表示

表示が義務化されたもの（5品目）	小麦, そば, 卵, 乳, 落花生
表示が推奨されたもの（19品目）	アワビ, イカ, イクラ, エビ, オレンジ, カニ, キウイフルーツ, 牛肉, クルミ, サケ, サバ, 大豆, 鶏肉, 豚肉, マツタケ, モモ, ヤマイモ, リンゴ, ゼラチン

品　名　　カレー	── 品名(内容物を明確に表示)[*1]
原材料名　野菜, 果実（ジャガイモ, 玉ネギ, 人参, リンゴ, バナナ）, 牛肉, 食用油脂, 小麦粉, カレー粉, 砂糖, 食塩, ビーフエキス, グレービーソース, カラメル色素, 調味料（アミノ酸等）, レシチン, パプリカ色素, 酸味料	── 原材料名[*1] 　　食品添加物[*2]
ご注意●封を切り容器に移す際は, やけどをしないようにご注意下さい. ●電子レンジで温めた後, ラップをとる際は, 熱くなった具やソースがはねることがありますのでご注意下さい. あけにくいときはハサミで切ってください. ●開封後は保存できませんので, 必ず使い切って下さい.	── 使用上の注意 ── 保存方法[*1*2]
お問い合わせ先 　〇〇〇〇食品（株）お客様相談センター	── 事故品取替えに関する表示
殺菌方法　機密性容器に, 密封して, 加圧加熱殺菌	── 殺菌方法[*1*2]
内容量　　220g	── 内容量[*1*3]
賞味期限　99.3.30	── 賞味期限[*1*2]
販売者　　〇〇〇〇食品株式会社 　　　　　〒103　東京都〇〇区〇〇111	── 製造者・販売者[*1*2]
1食分（220g）当たりの栄養成分（当社分析） エネルギー　蛋白質　脂質　糖質　ナトリウム □□kcal　　□□g　□□g　□□g　□□g	── 栄養成分表示[*4]
レトルトパウチ食品（1人前）	── レトルト食品[*1]

*1　JAS法(品質表示基準)　*2　食品衛生法
*3　計量法　*4　栄養改善法

図2.11　レトルトパウチ食品の表示例[2)]

第2章　トレーサビリティが生み出す食生活と食品表示　　　81

(a)　日本農林規格
　　・一般JAS規格
　　・特定JAS規格（有機栽培食品など）
(b)　品質表示基準
　　・生鮮食品
　　・加工食品
　　・個別食品
　　・遺伝子組換え食品

2.3.2　食品の表示への行政の取り組み

2000年1月以降，食品の原産地を偽るなどの不正表示事件が相次ぎ，消費者の食品表示に対する信頼が著しく揺らいだ．食品表示への信頼性を回復し，消費者の食に対する安心を確保するために，

(1)　生産者の表示適正化への取り組み
(2)　行政による監視体制の強化
(3)　分かりやすい表示制度の実現

などの活動が始まっている．

図2.12に食品表示への行政の取り組みを示した．具体的には，

①　JAS改正法（2002年7月4日施行）による立入検査の実施，違反の摘発，公表などの迅速かつ厳重な対応をする．

②　行政の組織を見直し監視部門を強化する．

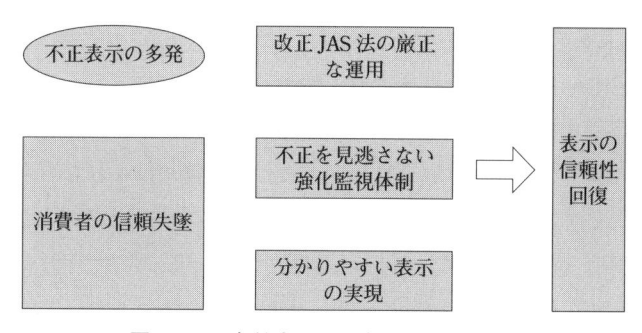

図 2.12　食品表示への行政の取り組み

③ DNA分析などを活用した食品表示の科学的検証を行う．

④ 消費者の協力を得た食品表示に対する監視体制を強化する．

アメリカでは100万人を超える監視員がスーパーの店頭やレストランなどで食品表示に目を光らせ，抜き打ちで表示の正確さを調べ，万一不正が見つかれば厳しく処罰するシステムをとっている．農林水産省は2003年7月に消費・安全局を新設し，食品表示に携る食品を100人から2 000人に増やし食品安全行政を強化した．

⑤ 行政，生産者，流通業者，消費者による食品表示に関する議論の場を設け，意見交換を積極的に行う（食品安全委員会の設置）[3]．

2.3.3 食品の表示をめぐる内外の動き

表 2.6 主要食品の自給率の推移

品　目　名	1960年	1999年
小　　　麦	39％	9％
豆　　　類	44	6
野　　　菜	100	83
果　　　実	100	49
肉　　　類	93	54
牛乳・乳製品	89	70
魚　介　類	100	65

表2.6に1960年と1999年の主要食品の自給率推移を示した．それによると果物が100％から49％，肉類が93％から54％，魚介類が100％から65％と，ここ40年で自給率が半減しているという大きな変化が見られる．この数字は食品の海外依存率の大きさを如実に示したもので，海の向こうで生産された食品の安全性がどのように保証され，輸入され，販売されて私達の口に入るのか疑問が残る．ここに表示の重要性とトレーサビリティによる情報の共有化が重要な意味を持つことになる．

（1）輸入食品の安全基準

ウルグアイ・ラウンド合意をうけ，関税及び貿易に関する一般協定（ガット）に代わり，1995年1月WTO（世界貿易機関）が発足し，食品添加物や農薬などの基準を国際的に整合性を図ることが義務づけられた．本部はスイス・ジュネーブにあり149か国・地域が加盟（2003年3月現在）している．

また，国連食糧農業機関（FAO）と世界保健機関（WHO）の合同委員会Codex（本部・イタリア，1962年設置）が，複数の部会において国際的な立場で残留農薬や食品表示の基準づくりを進めており，食品の輸出入を国際的

な基準によって規制してゆく試みが進みつつある．しかし，開発途上国を含む多くの国々で私達の健康を害するかも知れない食品が生産され流通しているのが実情である．

(2) 農薬の安全基準

農作物の農薬残留量の基準値は，ヒトが一生にわたって農薬を毎日摂取しても健康に何ら影響を及ぼさない量を考えて設定されている．1日摂取許容量をADI（mg/kg体重/日）で表し，作物ごとの残留試験や，1日当たりの摂取量などをもとに決められる．毒性，代謝，残留，環境の4つの面から安全性が評価される．図2.13に農薬の安全性評価に関する流れを示した．将来，食品表示に農薬などの残留量と基準値を明記し，消費者がその安全性を判断して食品を購入する時代が到来することであろう．

(3) 食品の表示，安全性をめぐる近年の事故

表2.7に2002年に起きた食品の不正表示に関する内容をまとめた．食肉，精米，加工食品などの原産地偽り，不正表示などが目につく．そして2002年5月に内閣府が実施した「食品表示に関する消費者の意識調査」によると，消費者の食品表示に対する信頼性は8割の人々がない（信用できなくなった）と答えている（図2.14）．

食品表示に関して近年発生した事故例として，次のようなものがある．

① 九州のある産地をブランドとしているお茶に，別の県のものを10〜30％混入していたことが発覚して，JAS規格違反として農林水産省から改善命令が出された．

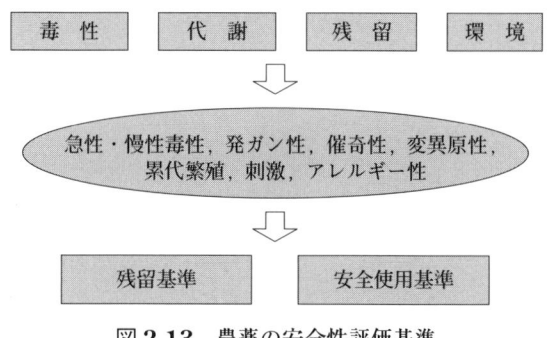

図2.13 農薬の安全性評価基準

表2.7 食品の不正表示に関する統計（2002年）

主な品目	主な違反内容	公表数
食　　肉	原産地の偽り	12
	名称・原産地の偽り	1
	原産地無表示	1
米　　穀	産地・品種・産年の不正表示	1
	他品種の混入	2
レトルト食品	原料の原産地の偽り	1
そうめん	製めん地表示の欠落	4
食肉加工品	原材料の未表示等	3
	原料の原産地の偽り	7
しょうゆ	「特選」表示の偽り	1
水産物加工品	原料の原産地の偽り	3
	原材料表示の欠落等	1
茶　製　品	原料の原産地の偽り	1
調理冷凍食品	原料の原産地の偽り	1
合　　　計		39

資料：農林水産省調べ．

② 委託販売をしていたベーコンに原料表示にない卵白を使用し，アレルギー表示に関する義務に違反したとして，委託元はスーパーから取引停止通告をうけた．

③ 牛肉の偽装事件と親会社の二度にわたる集団食中毒事件の不祥事で，子会社は「会社解体」に追い込まれた．

④ 中国産冷凍ホウレンソウ，マツタケ，枝豆から基準を超える残留農薬が検出された．また，国内の農産物にも無登録農薬が使われていたことが発覚した．

⑤ 中国産ダイエット食品の服用者に死者が出た．また，800人以上の人々に肝臓障害などの健康被害が起きた．

(4) 生鮮食品と食の安全性

私達が毎日口にしている生鮮食品の安全性はどうなのだろうか．以下に代表的な例を挙げ，安全性向上のためにどのような対策が必要なのかを考えてみたい．

① 豚肉：養豚に使用されている医薬品には病気の予防以外に成長促進剤

第2章　トレーサビリティが生み出す食生活と食品表示　　　　**85**

が使われている．一般的には，と畜前の一定期間を定めてその使用が禁止されている．

　豚肉内臓レバーにE型肝炎ウイルスが検出されている．豚の大半が飼育中に感染するが，出荷時には血中からはウイルスはいなくなる．しかし，肝臓はウイルスの増殖の場所であり出荷時まで残る可能性がある．通常の豚肉は心配ないが，レバーを不十分な加熱で喫食すると感染の恐れがある．

　② 鶏肉：ブロイラーとよばれる短期肥育鶏鳥に抗生物質や合成抗菌剤が使われ，タイ，ブラジル，フランス産の鶏肉からその耐性菌が検出されている．

　中国，香港，オランダなどから輸入される冷凍鳥肉に鳥インフルエンザウイルスが検出されている．感染者の死亡率がかなり高く，動物検疫所の抽出検査で判別される（輸入食肉の検査体制の重要性）．

　③ 牛肉：飼料として成長ホルモン，抗生物質が使われ，BSEの原因とされる肉骨粉が過去に使われていた．現在では，国内約450万頭の飼育牛の両耳に10桁の個体識別番号標を付け，データベース化することより飼育から処理，加工，流通，消費，喫食までの情報が一貫してつかめるトレーサビリティシステムの構築に自治体，生産者，スーパーなどが取り組み始めている．

　④ 魚介類：ブリ，マダイ，トラフグ，ヒラメ，ギンザケ，アジなどの養殖魚は漁業生産量の約20％を占める．飼料には抗生物質，合成抗菌剤が使われる．インド，インドネシア産のエビからは大腸菌，漂白剤，ホルマリン，抗生物質，合成抗菌剤の残留が報告され，中国産ウナギからは大腸菌，有機塩素系農薬，合成抗菌剤の残留が，マグロはアスコルビン酸，一酸化炭素の

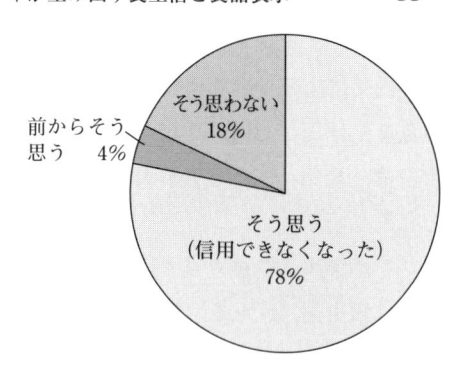

図2.14　食品の表示に関する消費者の意識
資料：内閣府「食品表示に関する消費者の意識調査」（平成14年5月調査）
注1）　全国の生協組合員等に対してインターネットを通して行った調査である．
　2）「1年前と比べて表示されていることが信用できなくなった」という問いに対する回答である．

（そう思わない 18％／前からそう思う 4％／そう思う（信用できなくなった）78％）

残留，ダイオキシン汚染が確認されている．

　国内では，ブリの養殖にトレーサビリティの導入が進んでいる．捕獲した稚魚を生け簀ごとにコンピューター管理し，水揚げ，加工，出荷を一貫して手掛け，スーパーなどに納入するすべてのブリにロット番号を付ける方式がとられている．

　⑤　野菜類：ジャガイモには農薬，除草剤，放射線照射，トマト，キュウリには殺虫剤，ホルモン剤，エノキ，シメジなどのキノコ類にはカビ防止剤，農薬が使われ，中国産シイタケからは重金属，ホルムアルデヒドが，アスパラガスはアメリカ，オーストラリア，メキシコ，フィリピン産から除草剤，殺菌剤が，セロリ，パセリ，シソからは有機塩素系殺菌剤が検出されている．

　スーパーでは，農薬や化学肥料の使用量が少ない特別栽培野菜の価格を高く設定しているにもかかわらず，対前年比120％と高い売上げの伸び率を示している．消費者の自己防衛の姿が垣間見られる．

　⑥　果物類：オレンジ，グレープフルーツにはカビ防止剤，レモンには農薬，カビ防止剤が，ミカンには除草剤，殺菌剤が使われ，バナナは台湾，フィリピン，南米産から殺虫剤，ミョウバンが，イチゴはアメリカ産から農薬，殺虫剤が検出されている．

　国内の青果物流通にトレーサビリティを導入した例として，農家で生産地，農薬・肥料の使用状況，出荷時期などの情報を登録，データベース化したものを消費者が店頭の端末や自宅のパソコン，携帯電話で閲覧できるシステムが稼働している．

(5)　加工食品と食の安全性

　①　加工肉（ハム・ソーセージ）：結着剤，保水剤，発色剤，合成保存料，着色料などの食品添加物が使われている．

　②　豆腐，食用油：大豆，ナタネなどを主な原料とする加工食品に2001年4月から「遺伝子組換え作物」を使用しているかどうかの表示が義務づけられた．「遺伝子組換え作物」は環境や人体への影響が懸念される一方で食糧問題解決への期待もある．除草剤耐性を作物にもたせたものが主流だが，将来は，遺伝子組換え微生物を使用したワイン，ヨーグルトなどの食品，花粉症緩和米などが考えられている．

③ 有機JASマーク認定食品：お茶，めん類などの加工食品には2001年4月から有機JASマーク（図2.15参照）が付いており，認証機関が記載されている．有機JASマークは化学合成農薬，肥料を2年以上（果樹，お茶などの多年生作物は最初の収穫前の3年以上）使用していない土壌で栽培された農産物と，それを使用してつくられた商品に表示できる．

④ 健康食品：2001年4月から「特定保健用食品」，「栄養機能食品」と「健康食品」に大別された．

- 特定保健用食品：脂肪がつきにくい，骨を丈夫にするなどその食品の持つ機能表示が認められる．
- 栄養機能食品：ビタミン12種類と，ミネラル2種類が対象で，メーカーの責任で「ビタミンCは抗酸化作用をもつ」，「カルシウムは骨や歯を丈夫にする」などの表示ができる．
- 健康食品：商品に含まれる栄養成分の表示が可能であり，JHFA認定マーク付「健康補助食品」も含まれる．

(6) 個別食品に関する品質表示基準

2002年6月，JASが改正され，従来，青果物9品目に義務づけられていた原産地表示が，すべての生鮮食品が対象となった（表2.8）．一般消費者向けの加工食品（容器に入れ包装されているもの）は表2.9に示す基準に従って，表示が義務づけられた．例として，次のようなものがある．

① 生鮮野菜，果物，魚などの生鮮食品は原産地表示が義務づけられている．

表2.8 生鮮食品の表示

品　目　例	共通表示事項	個別品目	表　示　事　項
農産物 　野菜，果実，米穀， 　豆類等 水産物 　魚類，貝類，水産動 　物類，海藻類等 畜産物 　肉類，食用鳥卵	名称 原産地 内容量 販売業者等の氏名 または名称，住所	水産物	解凍物，養殖物にあってはその旨の表示
		玄米および精米	産地（輸入品の場合は原産国），原料玄米，精米年月日，販売業者の住所，電話番号

表 2.9 加工食品の表示

品 目 例	共通表示事項	個別品目	表 示 事 項
野菜・果実加工品 穀類加工品 めん・パン類 豆類の調整品 食肉製品 酪農製品 加工魚介類 飲料，菓子類，食用油脂，調味料 砂糖類 調理食品等	名称 原材料名 内容量 賞味期限（品質保持期限） 保存方法 輸入品にあっては原産国名 製造業者等の氏名または名称，住所	塩蔵・塩干 さば うなぎ蒲焼 塩蔵・乾燥 わかめ	原料の原産地
		削り節	節の原産地
		農産物漬物	原料の原産地

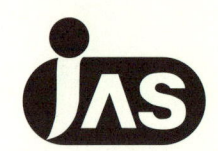

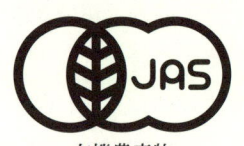

図 2.15 特定JASマーク

（熟成ハム・ソーセージ等）　（有機農産物）

② ハム・ソーセージ，缶詰などの加工食品は原産地表示は必要ないが，輸入品の場合は原産国表示が必要である．

③ 加工食品の場合，漬物，ウナギ加工品，ワカメ（塩蔵，乾燥），アジ（塩干），サバ（塩蔵，塩干），削り節は原料の原産国表示が必要である．

④ 加工食品の表示に必要な原材料名は含有量の多い順に表示する．

⑤ 食肉類で牛肉はと畜前3か月，豚肉は2か月，それ以外は1か月以上飼育された場所が原産国となる．

⑥ 地鶏，熟成ハム，ソーセージ，ベーコン類には特定JASマークを付けられる．このマークの付いている加工肉は食品添加物の使用が制限されている[4]．

図2.15に特定JASマークを示した[5]．

2.3.4 トレーサビリティの導入と表示

(1) トレーサビリティと表示

　食品がどこで生産され，どういう経路で消費者のもとに届くかをつかめるようにする仕組み（追跡の可能性）をトレーサビリティと言い，食中毒や食品事故が起こったり，商品に欠陥が見つかったときに即座に原因を突き止めることができる仕組みであり，表示の中にこのシステムが組み込まれている．

　トレーサビリティは実施主体によって追跡可能な情報がまちまちであり，生産履歴証明書などの記載に不正が入り込む余地があるので第三者認証が必要である．しかしながら，消費者が監視の目を光らせやすく，生産者のモラルハザード（倫理の欠如）に関して一定の抑止力を持つという特徴がある．

(2) トレーサビリティの実際

　トレーサビリティは，1次元，2次元バーコード，ICタグなどを表示に貼付または組み込み，商品としての情報機能を持ちながら，問題が起きた時に迅速な対応を可能にすると共に，消費者に商品を購入する際の情報を広く，深く提供するコミュニケーターの役割を果たす．

　スーパー店頭でのトレーサビリティ（生産履歴情報の追跡）の運用状況については本章2.1節で述べられているが，このシステムは，BSEや相次ぐ食肉偽装事件などをきっかけにスーパーなどにその導入が広がりつつある[6],[7]．

　食品の生産から消費までを川の流れに例えると，河川上流にある生産地から河口の消費地までの水を澄んだきれいな状態に維持するために，河川上流では自然を守るルールの認識と実行，河川途中では川を汚さないマナーの遵守，そして河口では水の汚れをチェックし，安全性を確認し，結果を上流までフィードバック（還元）する作業が必要である．そして問題があれば，それらを改善・改良する手段として「トレーサビリティ」は使われる．つまり産地から処理，加工，包装，流通，消費までを統合管理して，問題が起きた場合には速やかな対応が取れるシステムを構築する．これが「食の安心」を保証するトレーサビリティの役割であるといえる．

　表2.10に各種食品の特性に応じたトレーサビリティの必要性を，図2.16にその狙いを示した．産地のなすべき作業，それを実現するための支援策，そして最終目的である「農場から食卓までの食品の安全性・安心の確保」を確

表 2.10　トレーサビリティとその必要性

○トレーサビリティとは
　生産，加工，流通などのフードチェーンの各段階でその情報を追跡できるシステム
○必要性
　・食品由来の危害要因の多様化
　・食品流通の高度化，広域化により事故原因の究明が困難になる
　・消費者のもつ疑問への対応

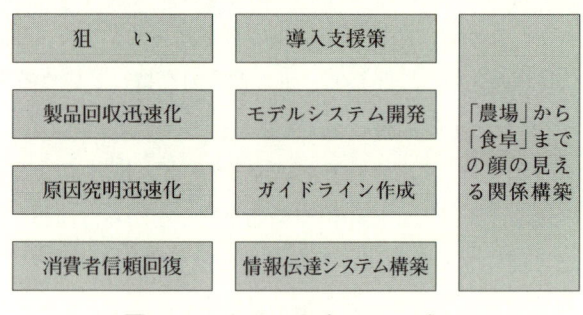

狙い	導入支援策	
製品回収迅速化	モデルシステム開発	「農場」から「食卓」までの顔の見える関係構築
原因究明迅速化	ガイドライン作成	
消費者信頼回復	情報伝達システム構築	

図 2.16　トレーサビリティの狙い

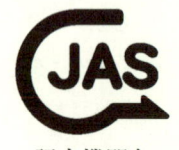

認定機関名

図 2.17　生産情報公表 JAS マーク

実にするための施策．このような複雑多岐にわたった挑戦が今，行政，生産者，流通業者，消費者の協力で始まっている[8]．

(3)　生産情報公表 JAS

　農林水産省では，2003年10月31日に「生産情報公表牛肉の日本農林規格」を告示し，2004年6月25日に「生産情報公表豚肉の日本農林規格」を告示した．農産物についても JAS 調査会で生産情報公表 JAS が検討されており，今後順次，対象品目が拡大される予定である．

　生産情報公表 JAS の一番の特徴は，決められた生産履歴の情報を，消費

者に正確に伝えていることを第三者機関に認証してもらうことである．認証された商品は，図2.17に示した「生産情報公表JASマーク」で表示されることになる．

公表される情報は，牛肉は「牛肉トレーサビリティ法」により牛の個体を識別する情報が提供される．生産情報公表JASでの牛肉は，これに加えて，給餌情報，動物用医薬品の投与情報なども公表の対象となっている．豚肉についてもこれに準じた内容となっており，ただ「個体識別番号」と「豚群識別番号（30頭以内の群で当該群に属さない豚が混入しないように管理された＜以下「豚群」という＞ものを識別するために必要な番号又は記号で生産工程管理者が豚群ごとに定めるものをいう—告示より）」との2つの識別番号となる．

参 考 文 献

1) 薩埵真二：包装技術，**40**(12)，4（2002）
2) 暮らしの包装，p.34，（社）日本包装技術協会（1997）
3) 図解 食料・農業・農村白書，p.26，農林統計協会（2002）
4) 食べるな危険，p.27，日本子孫基金（2002）
5) 包装Q＆A 容器包装規制・基準の手引，p.380，（社）日本包装技術協会（2002）
6) 食の安心をつくる，読売新聞，6月24日（2003）
7) 「食の安全」参入に条件あり，日経産業新聞，3月9日（2003）
8) 図解 食料・農業・農村白書，p.14，農林統計協会（2002）

（田中好雄）

第3章　食品のブランド化と
　　　　　トレーサビリティ

3.1　生鮮食品での取り組みの開始とトレーサビリティ実証試験の効果

　2003年4月1日に，全国40の有力農業法人（40法人の年商の単純合計は200億円とのこと）が集まり，農産物のブランド化を目指す「日本ブランド農業事業共同組合」（略称JBAC）が設立された．少し長くなるが，設立趣意書の冒頭を紹介する．

　「わが国の農業はまったく新しい時代に突入しました．BSE発生問題，虚偽表示問題など，『どれが安全な食料』で，『何が本物なのか』が厳しく問われ，これからの消費者ニーズは，明確な情報を基本とした『生産者の顔が見えるブランド化』の時代であり，明確な『生産情報の開示』によって，『最終消費者（生活者）の信頼・支援』を得つつ，国産農畜産物の『価値創造』と『需要拡大』を進める，新たな『ビジネスチャンス』が到来しました．」

　この組合では，独自に品質，栽培法についての統一基準を持ち，マーク付けすることでブランド化を押し進め，食品加工業者，食品販売業者，サービス業者と連携し「安全・安定・安心」を提供しようとしている．こうした情報公開と高品質を打ち出した食肉や青果物のブランド化の動きは各地に広まりつつある．

　しかし，消費者への効果はどうかという問題はこれからである．産地偽装問題で需要が急減した「宮城県産生かき」について，平成15年にトレーサビリティの実証試験が行われたので，公表されている内容で検討してみよう．

　取り組もうとした背景には，一部の加工業者が，韓国産のカキをパックして「宮城県海域産」と偽装あるいは無表示にして販売したことがきっかけとなっている．当然，商品に対する不信から流通からも消費者からも敬遠された．こうした不信の払拭にJFみやぎ漁連はトレーサビリティの実証試験を

第3章 食品のブランド化とトレーサビリティ

開始した．

実施主体は(社)食品需給研究センターで，期間は平成15年1月14日から1か月である．みやぎ生協の参加を得て，そのホームページから，商品に記載された「パック番号」と「消費期限日」を入力すると「生産者名」と「水揚げ海域」がわかり，生産，加工段階，出荷，衛生検査結果，重量の整合性確認の結果までの情報が開示されている．生産者のプロフィールも顔写真入りで載っている．まさに「顔の見えるブランド化」である．結果，実証試験協力者のカキの売上げが前年よりやや増加した．

その他のプラス要因としては，産地漁協の品質に対する責任感が向上し，パック加工業者はデータを活用した荷受確認，在庫管理，製造指示が可能となり生産性の向上に繋がっている．そして何より深夜労働を回避できるようになった．「宮城県産生かき」のブランドは確実に上向いたようである．

実証実験を基にした消費者アンケートも「カキを購入した場合，このシステムを利用するか」という質問に「たまに利用すると思う：70％」，「毎回利用すると思う：26％」を合わせて96％が利用すると答えている．次に「カキのトレーサビリティシステムを来年以降も続けてほしいか」という質問に91％が「続けてほしい」と回答している．

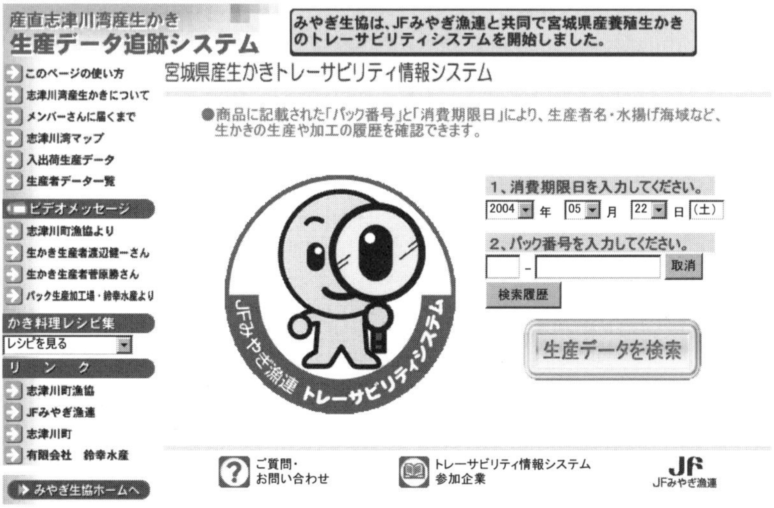

図 3.1 みやぎ生協ホームページ：消費者向け検索条件入力画面

産直志津川湾産生かき 生産データ追跡システム

≫みやぎ生協ホームへ
≫生産データ追跡システムトップへ

「産直志津川湾産生かき」がメンバー（組合員）の皆さんに届くまで
● 殻むき日の翌日にお店に並ぶから鮮度が違います！●

かき集荷前

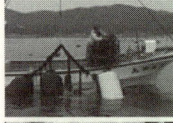

水揚げ作業
生産者が各々の漁場で丹精込めて育てたカキを引き上げます。

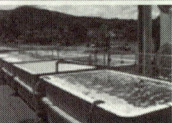

滅菌海水槽へ投入
滅菌海水槽にて一定時間保管しカキの体内不純物の浄化を行います。

管理で安心
みやぎ生協への出荷処理場には全て滅菌海水浄化設備が設置されています。

1日目

AM

志津川町漁協作業所

かきの殻むきスタート
生産者約120名が早朝5時からむき身を開始。かき本来の風味を守るため真水を一切使用せず、冷却滅菌海水で洗浄し、10g以下とそれ以上のものとに粗選別をかけます。

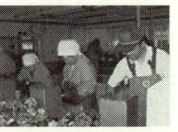

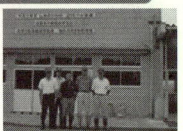

志津川湾
生産者は休みのローテーションを組み、毎日かきの殻をむいています。年末年始（12/31～元旦）しか休みません。

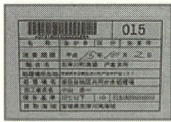

管理で安心
当日の生産者名、殻むき日、生産量を明記し、バーコードで生産情報を管理しています。

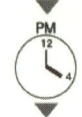

PM

発送
鮮度も良好
10kg箱に氷を入れて配送します。4℃以下の管理を守るためです。

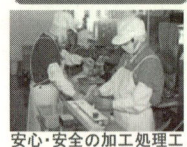

パック生産加工場
管理で安心
製造時間は他の商品が終了した午後6時から。

管理で安心
パック生産加工場では「宮城県産生かき適正表示協会」ルールの遵守、原料保管場所の区分、かき管理責任者の配置等を徹底します。みやぎ生協では管理者の配置をします。

安心・安全の加工処理工

図3.2 みやぎ生協ホームページ：産直志津川湾産生かきデータ追跡システム（メンバーの手元に届くまで）（次ページに続く）

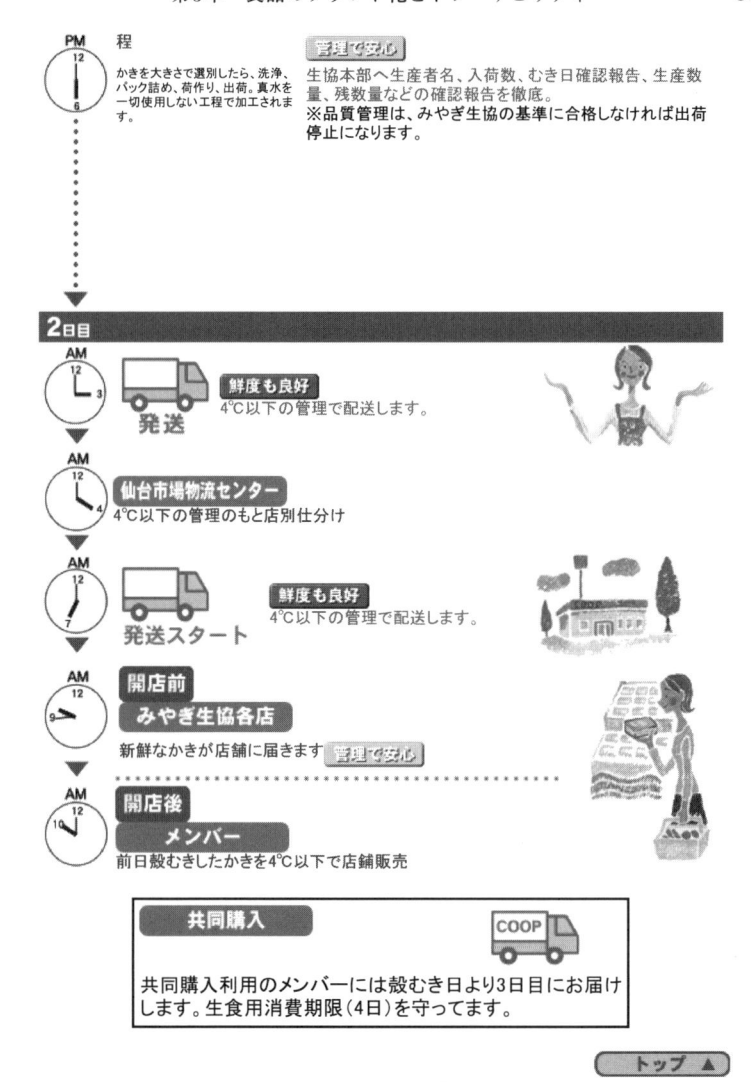

第3章　食品のブランド化とトレーサビリティ

PM 12 / 6　程
かきを大きさで選別したら、洗浄、パック詰め、荷作り、出荷。真水を一切使用しない工程で加工されます。

管理で安心
生協本部へ生産者名、入荷数、むき日確認報告、生産数量、残数量などの確認報告を徹底。
※品質管理は、みやぎ生協の基準に合格しなければ出荷停止になります。

2日目

AM 12 / 3　発送
鮮度も良好　4℃以下の管理で配送します。

AM 12 / 5　仙台市場物流センター
4℃以下の管理のもと店別仕分け

AM 12 / 7　発送スタート
鮮度も良好　4℃以下の管理で配送します。

AM 9　開店前　みやぎ生協各店
新鮮なかきが店舗に届きます　**管理で安心**

AM 10　開店後　メンバー
前日殻むきしたかきを4℃以下で店舗販売

共同購入　COOP
共同購入利用のメンバーには殻むき日より3日目にお届けします。生食用消費期限(4日)を守ってます。

トップ ▲

閉じる

図3.2　(つづき)

　もう1つ大切なことは,「価格が高くなるとしても,トレーサビリティシステムを導入したカキを選択するか」との質問に65％がYesと答えている.デフレ下にあっても「トレーサビリティ」という情報公開の姿勢が商品のブランド力と一体になって,「安心」という消費者の心理をとらえているよ

3.2 産地限定化とブランド力

トレーサビリティの浸透の効果として，生鮮食品については産地が限定されて「○○産コシヒカリ」が生産量の何十倍も流通するということは，影を潜めることになるだろう．「どこそこに出荷すれば，ブランド品として高く取引される」という時代は，一昔前のものとなり，生産者にとっては「品質」「安全」に対する責任と商品の競争力が直接問われる時代が到来したと言える．

農林水産省は，これを後押しするように食品分野での「ブランド・ニッポン」戦略を打ち出し，日本ならではの食文化や地産地消の取り組みなど，産地の特色を活かした新鮮で美味しい食品を「ブランド・ニッポン」食品と位置づけ盛り立てると共に，産地生鮮食品のブランド化にトレーサビリティシステムを積極的にツールとして利用するよう働きかけている．

さらに，こうした農産物を使った加工食品についても平成15年から19年

食品のトレーサビリティと「ブランド・ニッポン」食品の提供

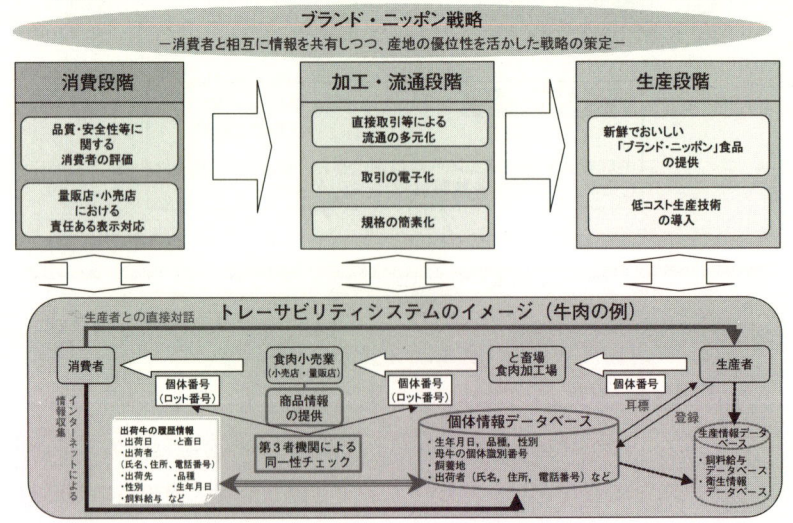

図3.3　「ブランド・ニッポン」戦略（農林水産省ホームページより）

第3章　食品のブランド化とトレーサビリティ

```
┌─────────────────────────────────────────┐
│         共通基盤技術開発                  │
│ ○加工適性の向上，原料農産物評価技術等の   │
│   共通基盤的技術の開発                    │
│ （課題例）                                │
│ ・国産小麦に外国産並の製麺性を付与する    │
│   高電圧加工技術の開発                    │
└─────────────────────────────────────────┘
               ↓ 活用
┌─────────────────────────────────────────┐
│         地域農産物利用技術開発            │
│ ○消費者ニーズを踏まえた，地域農産物を     │
│   活用した高品質食品を製造する技術の開発  │
│ （課題例）                                │
│ ・豆腐製造工程残さを利用したパン，麺類    │
│   生産技術の開発                          │
│ ・イソフラボンの吸収率を高め，機能性を    │
│   高めた納豆生産技術の開発                │
└─────────────────────────────────────────┘
               ↓ 活用
┌─────────────────────────────────────────┐
│       国産農産物機能性解明技術開発        │
│ ○国産農産物の利用促進に資する，農林水産物 │
│   の機能性を解明する技術の開発            │
│ （課題例）                                │
│ ・穀類の抗酸化作用の評価と加工工程に      │
│   おける変動の解析                        │
│ ・紫いも機能性成分検索と特性解析          │
└─────────────────────────────────────────┘
```

　　→「ブランド・ニッポン」加工食品の供給の促進　→　食料自給率の向上と地域の活性化

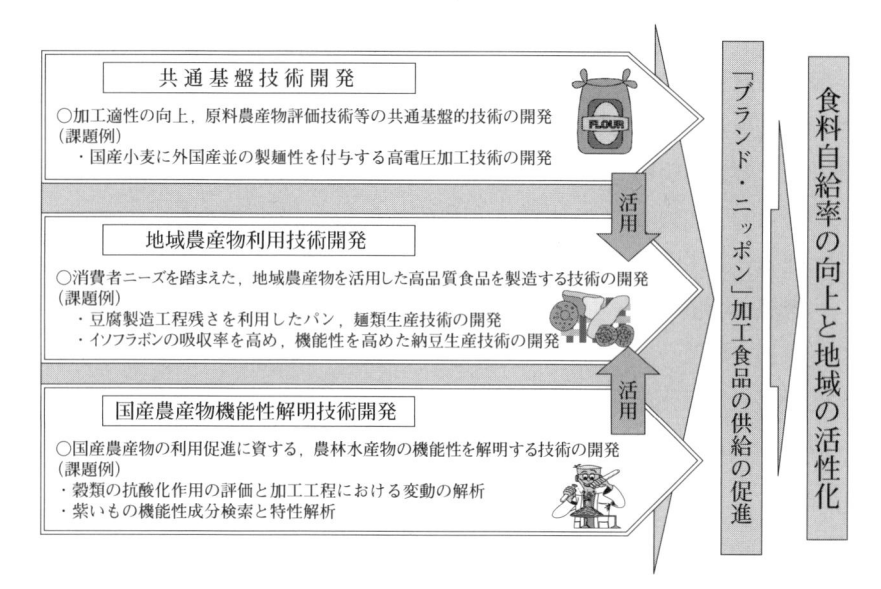

図3.4　食品加工技術の開発による「ブランド・ニッポン」食品の展開
　　　　（農林水産省ホームページより）

の5か年計画で「ブランド・ニッポン」加工食品供給促進技術開発をスタートさせ，加工食品へもこの流れを繋げていこうとしている．

3.3　加工食品とトレーサビリティ

　その加工食品の現状をみると，加工食品と一口にいってもその種類が多く，使用している原材料も多地域，他種類にわたっており，全てにトレーサビリティシステムの導入，そしてブランド化という単純な図式は当てはまらない．
　しかし，輸入食品からの残留動物薬品，残留農薬が基準値を超えて検出されたり，日本では使用を認められていないものが検出されたりで，たびたび輸入差止めがメディアを賑わすことになっている．また，アレルギー表示が義務づけられたことも関係して，原料，調味料などの副資材についてのチェックは厳しくなっており，仕様書などで細かく指示がなされている．その点は他の項目に譲り，ここでは，身近な惣菜を例にして，消費者の商品へのニーズに対してトレーサビリティがどのように貢献できるのか検討してみる．

3.3.1 「価格」,「美味しさ」と「安全」とのバランス

顧客の惣菜購買にもっとも大きな影響を与えるのは製品と価格である．顧客にしてみれば，この製品がこの価格ならば安い，この製品はこの価格では高い，この製品ならば価格はマアマアである，と判断する．この顧客の判断の基準となっているのは，顧客の価値観である．この三者を算式化すれば，次のようになる．

・価格＜価値→安い

・価格＞価値→高い

・価格＝価値→普通・マアマア

惣菜企業にとって必要なことは，その企業の製品が顧客にとって「価格＜価値」すなわち「お値打ち」と思わせる製品提供と価格設定を行うことである．

惣菜に関して価格が重要であることは，日本惣菜協会の調査結果からも明らかである．惣菜の購入時の選択基準を尋ねたところ，その回答の第1位は「価格」であり，「美味しさ」を上回っていた．

第 1 位	価格	74.3％
第 2 位	美味しさ	70.5
第 3 位	消費期限	49.7
第 4 位	メニュー	40.7
第 5 位	栄養バランス	39.0
第 6 位	素材	36.8
第 7 位	原産地	17.2
第 8 位	ヘルシー感	16.8
第 9 位	カロリー	14.0
第10位	盛り付け	9.3

この調査の質問項目には「安全」「安心」といった安全性に関する直接的回答項目はないものの，「価格」「美味しさ」の次に多いのが「消費期限」であり，これは「安全」を意味している．また，「素材」や「原産地」などの安全・安心に関わる質問への回答率も高い．

惣菜の購入時の選択基準としては，価格が第1位であり，「美味しさ」を

若干ではあるが超えているが,「価格」と「美味しさ」をプラスしたポイントは,他の選択基準を大きく離している.

惣菜のマーケティングの基本は「価格」と「美味しさ」にある.しかし,今後「安全」「安心」といった要素が無視できない購買動機,あるいはブランド化の必須アイテムとなることは十分予想される.

2003年7月に中国産ウナギの白焼きから日本ではウナギへの使用が認められていない抗菌剤が検出され,不安が広まったことを見ても「安全性」がいつ何時浮上してくるか分からない.原材料の信頼性,製造の安全性が確保されてはじめての「価格」,「美味しさ」の勝負である.

日本惣菜協会の「人気の惣菜 伸びる惣菜」(平成15年3月)では,安全に関する消費者調査結果を発表しているので,その中の消費者が関心を持っている事項について紹介しておく.

① 食品添加物の表示
② アレルギー表示
③ 賞味期限の確認
④ 衛生に関する信頼
⑤ オーガニック惣菜の購入経験
⑥ オーガニック惣菜のイメージ
⑦ 遺伝子組換え食品
⑧ ラベル表示

3.3.2 加工食品企業のトレーサビリティ導入とブランド化

惣菜業界に限らず加工食品分野では,青果物などを直接仕入れる場合もあるし,カット野菜など加工した形で仕入れる場合もある.最終製造業者が全てを把握する場合もあるが,中小企業の多いこの業界では現実的ではない.それぞれの段階で安全性を保証しながら繋げていくことで最終製品の安全性を保証するシステムが現実的である.

モデルとして「食品トレーサビリティ研究会(事務局NTTデータ)」の共同トレーサビリティセンタのイメージ図と,キユーピー(株)のトレーサビリティ範囲図を揚げる.

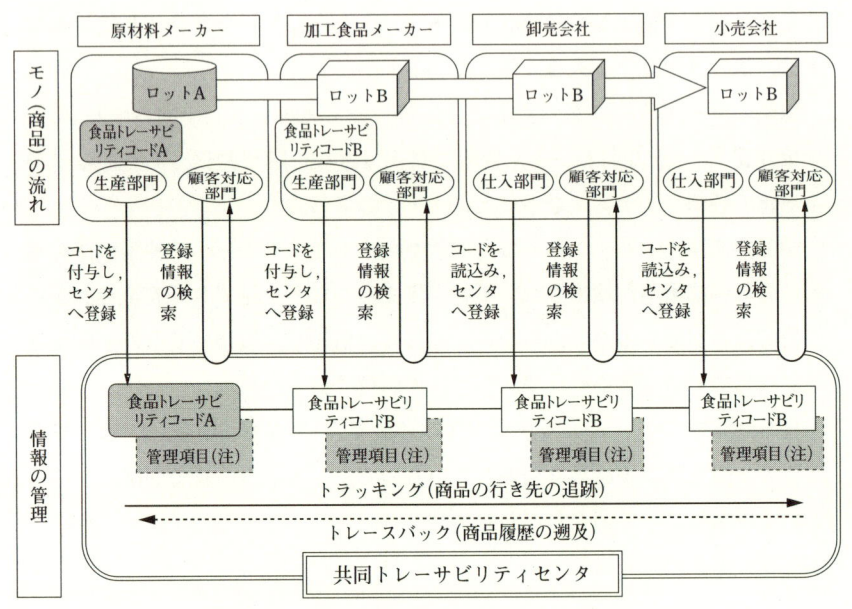

図3.5 共同トレーサビリティセンタのイメージ
(村岡元司：明日の食品産業, No.3, 12 (2004) より)

　加工食品履歴ルールはすでにNTTデータ・キユーピー・菱食など23社(2003年12月)が集まり，トレーサビリティシステムに使う商品の識別番号体系などの統一を図り，原料調達から小売りまでの履歴を一元管理する共同トレーサビリティセンタに向けて動き出している．

　コードの互換性という意味で，使用されるコードは国際EAN協会の国際標準コード体系「UCC/EAN 128」に基づき作成されており，輸入食品への対応も考慮されている．

　業界ごと，あるいは全体でこうした社会的基盤の整備に取り組むのがベストであるが，競争社会では，一部先行組が，「安全」「安心」をブランド化するのはやむを得ないことである．

　トレーサビリティシステム自体の導入による商品の差別化，ブランド化が進むことには，賛否あると思われるが，加工食品分野においても確実に浸透していくものと思われる．

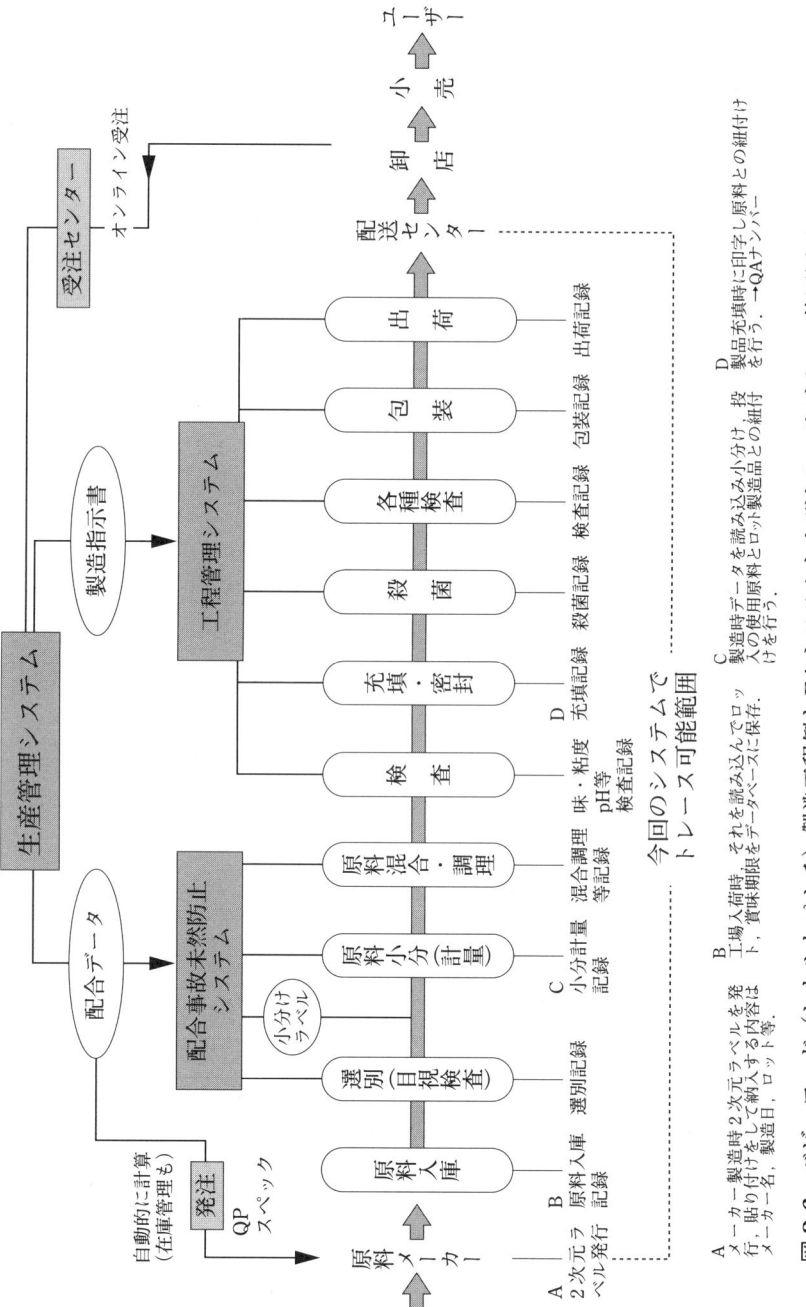

第3章　食品のブランド化とトレーサビリティ

図 3.6 ベビーフード（レトルトパウチ）製造工程例とFAシステムおよびトレーサビリティ範囲図（キユーピー（株））

A 2次元ラベル発行記録
B 原料入庫記録
C 小分計量記録
D 充填記録　殺菌記録　検査記録　包装記録　出荷記録
　　混合調理等記録
　　味・粘度 pH等検査記録
　　選別記録

A メーカー製造時2次元ラベルを発行、貼り付けをして納入する。内容はメーカー名、製造日、ロット等。
B 工場入荷時それを読み込んでロット、賞味期限をデータベースに保存。
C 製造時データを読み込み小分け、投入の使用原料とロット製造品との紐付けを行う。
D 製品充填時に印字し原料との紐付けを行う。→QAナンバー

今回のシステムでトレース可能範囲

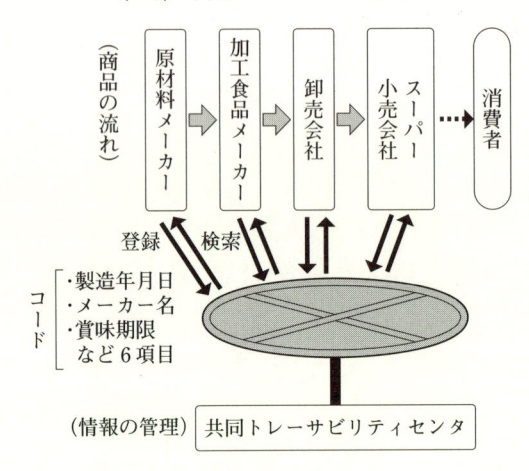

図3.7 統一コードによるトレーサビリティの概念図
（日本経済新聞，12月20日（2003）より）

3.4 トレーサビリティの可能性とブランド化

　トレーサビリティシステムの導入は，「安全」「安心」にとどまらず大容量の情報ツールを利用して，生産者や食品メーカーからの消費者への食の楽しみ方の提案（レシピ，健康），食に関する知識（食育，機能性）を伝えるツールとして考えられる．食品に対するプラスαの楽しみは，「おまけ」商品，「キャラクター」商品として定着している．

　また，平成12年に文部科学省（当時は文部省），厚生労働省（当時は厚生省）と農林水産省で食の知識，健康についての「食生活指針」を取りまとめた．今度の食の「安全」「安心」の啓蒙と併せて「食育」の取り組みが開始されている．こうしたこととも連動させ，食品企業としてのブランド作りも，これからの消費者とのコミュニケーションという意味では欠かせないものだろう．

　食品の「安全」「安心」のブランドの次の価値創造にトレーサビリティは大きく寄与する可能性を秘めている．しかし，その時は「トレーサビリティ」という名称は変わっているかも知れないが．

（小林憲一郎）

第2部

育て方，作り方が問われる食品の安全管理

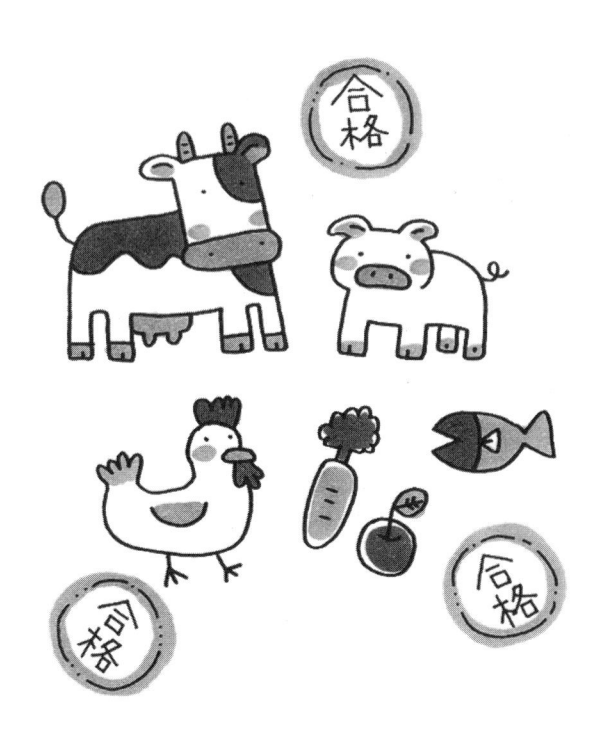

第1章　食肉の流通と安全・衛生

1.1　食肉産業をめぐる安全・安心確保の必要性

　2001年9月，国内初のBSE（ウシ海綿状脳症・狂牛病）の牛が発見され，2003年11月現在9頭の感染牛が確認されている．BSE感染牛の発覚当初は，行政の対応の悪さが厳しく批判され，牛肉の売上げ激減や価格の暴落を招いた．生産者の中には，BSE対策として打ち出された国の国産牛肉買取り制度を悪用し，輸入牛肉を国産と偽る詐欺行為を働くものや，豚肉や輸入鶏肉の原産地偽りなどの偽装表示も明るみに出るなど，食肉に対する信頼が大きく揺らいだ．

　食肉におけるこうした問題は，「食品安全基本法」ならびにトレーサビリティのモデルとなる「牛の個体識別のための情報の管理及び伝達に関する特別措置法（牛肉トレーサビリティ法）」制定の契機となっただけに，とりわけその「安全」「安心」への取り組みが求められる．

　2004年7月現在，BSEについては国産牛の全頭検査が行われており，BSE感染牛が市場に出回ることはないが，食品安全委員会は全頭検査の限界を認め，代替策を検討している．ここでは，腐敗変敗や微生物由来の食中毒を防ぎ食肉および食肉製品の安全を担保するためにHACCP手法をいかに導入するかという点に焦点を絞りまとめてみる．

　また，食肉の生産から流通に至る各段階の取り組みとして，家畜伝染病に対する監視・監督や検疫体制を強化すると共に，HACCP手法を用いた家畜の衛生的な飼育管理技術の導入，生産ガイドラインの策定・推進，出生，肥育，処理，加工，包装，流通のフードチェーンの各段階で食肉の生産履歴とその情報の追跡が可能となるように，各畜種ごとのトレーサビリティシステムを導入するために必要な体制整備が進められており，この進展はこれからの大きな課題である．

第1章 食肉の流通と安全・衛生

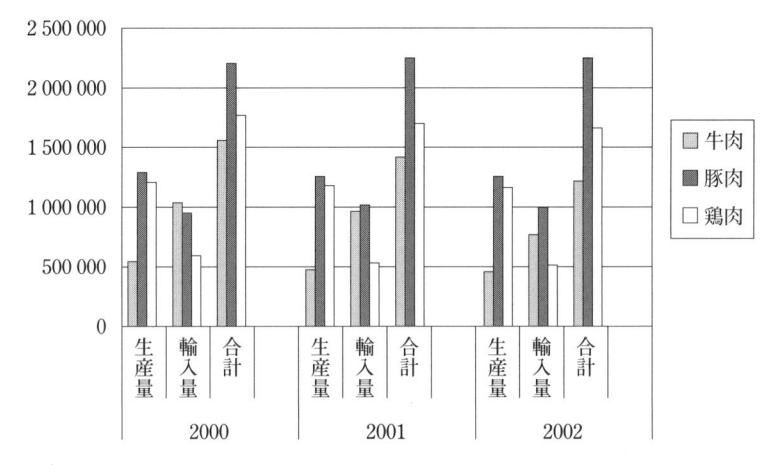

図1.1 主要食肉の暦年の生産統計（単位：トン）

さらに，食料輸入大国の日本の食肉需給を見ると輸入食肉の安全にも十分配慮しなければならない．

2000～2002年3年間の牛肉，豚肉，鶏肉の生産・輸入量の推移を図1.1に示した．食肉の自給率は牛肉が40％を切り，豚肉が50～60％，鶏肉が70％弱と海外からの輸入が需給の主導的役割を果たしつつある[1]．

2001年の牛，豚，鶏肉の主要国別輸入量（正肉ベース換算）を見ると，牛肉はオーストラリアが48％，アメリカが46％を占める．豚肉はアメリカが35％，デンマーク30％，カナダ22％，メキシコ6％と続く．鶏肉などの家きん類は中国が36％，タイ28％，ブラジル21％，アメリカ15％である．また，輸入形態を見ると牛肉は冷凍（フローズン）が51％，チルド（冷蔵）が49％，豚肉は冷凍72％，チルド28％という割合になっている[2]．

1.2 食肉の安全性へのアプローチ

鶏卵に賞味期限を設定する動きにみられるように，消費者の鮮度に対する要求や，食中毒はもとより生体の肥育に関与する抗菌剤，ホルモン剤，農薬，抗生物質などによる影響を危惧する声は大きい．特に抗生物質の使用は薬剤耐性菌が広がる可能性もあり，農林水産省は，飼料添加物として認めていた抗生物質29成分について，その指定の見直しを行っている．

このように食肉を見る消費者の目は鮮度，品質，安全性に向けられており，鮮度の良い食肉を，より安全に，しっかりした品質で商品化することが競争を勝ち抜く重要なポイントとなっている．

食肉の安全性を確保するための基本は，多くの技術をシステマチックに組み合わせ，総合的な観点から管理してゆくことである．

1.2.1　食肉と危害微生物

(1)　微生物の発育と温度

表 1.1　食肉の種類と微生物の発育限界

食肉の種類	微生物の種類	最低発育温度 (℃)
羊　肉	カビ	－1
牛　肉	カビ，酵母，細菌	－1.6
豚　肉	細菌	－5
食肉全般	カビ，酵母	－5
食肉全般	カビ	－8
食肉全般	細菌	－7

食肉の変敗と食中毒は，動物の死後における微生物の感染で起きる．食肉に由来する微生物の最低発育温度を表1.1に示した．食肉の冷蔵保管中に発育する低温細菌（好冷菌）は－5〜5℃でも発育する．また，カビ，酵母なども－5℃で発育する．増殖する最低温度が0℃またはそれ以下の微生物を好冷菌と呼ぶ．好冷菌の多くは－10℃以下では増殖しない[3]．

(2)　食肉に繁殖する微生物の由来

食肉はと畜後，

① と体の皮膚，ツメ，糞便
② 作業者の手，衣服，長靴
③ フック，ナイフ，皮剥機（かわはぎ），ノコギリ，作業台など
④ その他と畜場の設備
⑤ 用水，外気，昆虫，ネズミ

などから汚染を受ける．

と体に付着する菌数が商品の賞味期限を左右し，腐敗，食中毒との関連性があるので生体の搬入から製品の出荷までを総合的に衛生管理する必要がある[4]．

1.2.2 食肉の品質を左右する4つの管理技術

　食肉工場の総合的衛生管理（トータルサニテーション）の基本は生体の入荷から処理，加工，包装，流通，喫食までを総合的に鮮度，衛生，温度，包装管理するところにある．食肉は生ものであるがゆえに，と畜後，生物的，物理的，化学的変化を経て腐敗，変敗してゆくが，この過程をできるだけ遅らせるための4つの管理技術について述べる．

(1) 鮮度管理

　日本の一般的なと畜場併設の食肉工場で処理，加工，包装されるチルドビーフ（冷蔵真空包装部分牛肉）の初発菌数（食肉に最初に付着している菌数）は4.5×10^4個/gである．これを少し分かりやすく説明すると，肉表面の筋肉組織1g中に45000個の細菌が付着しているということである．したがって，いかに低温で処理，加工し，バリアー性包材（酸素・水蒸気を通しにくいプラスチック包装材料．後述）で真空包装された条件下といえども食肉に付着した細菌は一定の勾配で増殖してゆき，$10^7 \sim 10^8$個/gのレベルになると代謝産物によるガスの発生，変色，異臭，組織の軟化などの異常が認められ，その商品価値失う．すなわち，いかに初発菌数を低く抑えるかが商品のシェルフライフ（棚寿命）を左右するカギとなる．

(2) 温度管理

　食肉は環境温度の変化に応じて表面，肉芯温度が変化する．特にと畜，枝肉の運搬，カット，包装工程，流通過程にその傾向が顕著である．したがって，と畜時の硬直熱による品温の上昇は別にしても，その後工程（あとこうてい）での温度管理が重要である．枝肉の運搬は極力避け，短時間のうちに衛生的で速やかな処理・加工作業を心掛け最終製品に仕上げ，低温流通に載せることが必要である．

(3) 衛生管理

　肉の腐敗，変敗は微生物，酵素，酸素，光線，温度，湿度などの要因によって引き起こされる．したがって工場の作業環境の改善，機械器具類の衛生管理，作業員の衛生教育の徹底，微生物制御技術といった点が重要である．食肉工場で使用され，衛生管理に使用される洗浄・殺菌剤の選択条件として，

　① 食品衛生上許可されている

② 設備，機械器具を腐食させない

③ 廃水処理に悪影響を与えない

④ 毎日使うものであるから安価であること

などが挙げられる．一般的には次亜塩素酸ナトリウム（有効塩素濃度200 ppm希釈水溶液—原液の1000倍希釈水溶液）や80％エタノールなどが使われる．

(4) 包装管理

食肉の最終的な品質を左右する技術で，包装される食肉が適切な品質であり，軟骨，脂肪屑，毛髪などが付着していないこと．包装作業者は包装材料の性質をよく知っており，責任を持った作業をし，機械器具類の点検，商品の取扱い，梱包技術，表示の確認，迅速な作業などの励行が必須である．また，安全，確実な作業方法の工夫，作業マニュアルの確認，問題意識をもった作業への取り組みがより良い商品を生産するための基本である[5]．

図1.2に食肉の品質を左右する4つの要因をチルドビーフの例で示した．

1.2.3 食肉工場の基本

食肉工場の基本を考えてみよう．微生物による食肉の汚染経路は汚染度の高い環境，設備・機械・器具類，食肉自体，作業員，外来者の着衣・履物などから汚染度の低いレベルへと進んでゆく．そこで食肉工場の各セクション

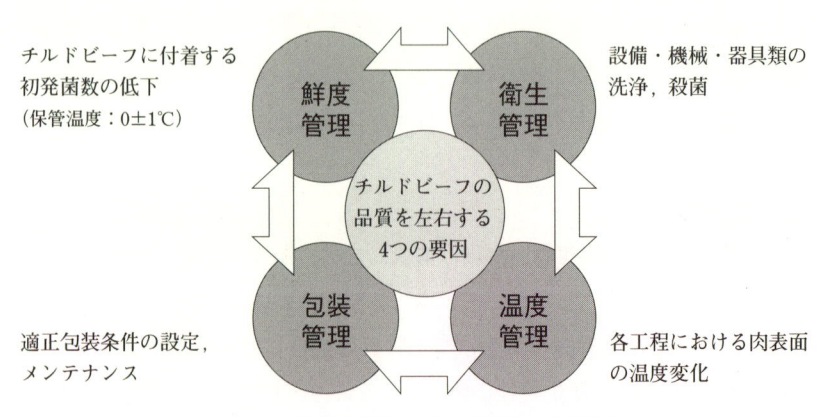

図 **1.2** 食品の品質を左右する4つの要因

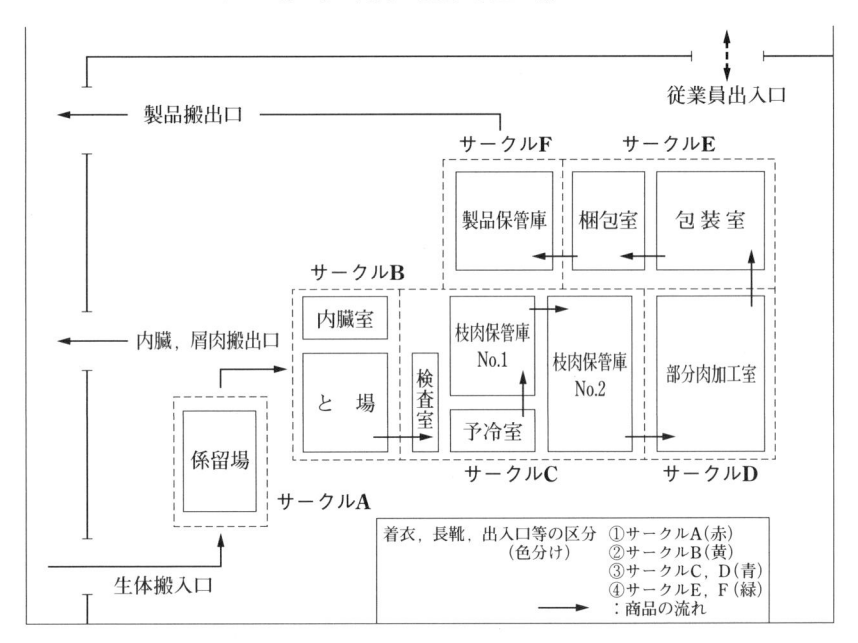

第1章 食肉の流通と安全・衛生 109

図1.3 食肉処理・加工・包装工場の一例

が独立した管理体制のもとで機能しながら，全体としてそれぞれの連携プレーで運営されることが望ましく，個々の場所で働く人々が品質管理の意識をもち，より良い商品をつくるためのサークル活動を展開してゆくことが必要である．図1.3に食肉処理，加工，包装工場の一例を示した．

順を追って説明すると，係留場から製品保管庫までをA～Fのサークルに分ける．汚染度の高いAから低いFまでを一見して分かるようにヘルメットなどで色分けする．作業員の出入口は色分けした前室を設け，サークルごとに着衣，防具，長靴などの管理を義務づける．そして問題点，改善点の発見や提案制度によって働きやすい職場づくりに取り組むことが重要である．また，生体の搬入経路，作業員の出入口，製品の搬出口，内臓，骨，屑肉などの搬出口を色分けした分かりやすい標識で区分，標示し，汚染路の遮断，作業効率の向上に努める[5]．

1.2.4 トータルサニテーション（総合的衛生管理）の考え方

完備した設備，機械器具，衛生的な作業環境，そして鮮度の良い原料枝肉

第2部 育て方，作り方が問われる食品の安全管理

食品工場の環境衛生管理
原材料の管理・施設・製造機器・排水経路
洗浄・殺菌・防鼠・防虫・防カビ
整理整頓
適切な殺菌剤の使用
作業従事者の衛生管理
健康管理・衛生教育
衛生慣行管理

農林水産省
食品製造・流通基準
製造に関する事項
1　施設　2　原材料
3　容器　4　作業者衛生
5　製造工程　6　公害防止
品質管理組織
実施方法・結果の解析
管理条件

トータルサニテーション（食品の品質保持と安全性）

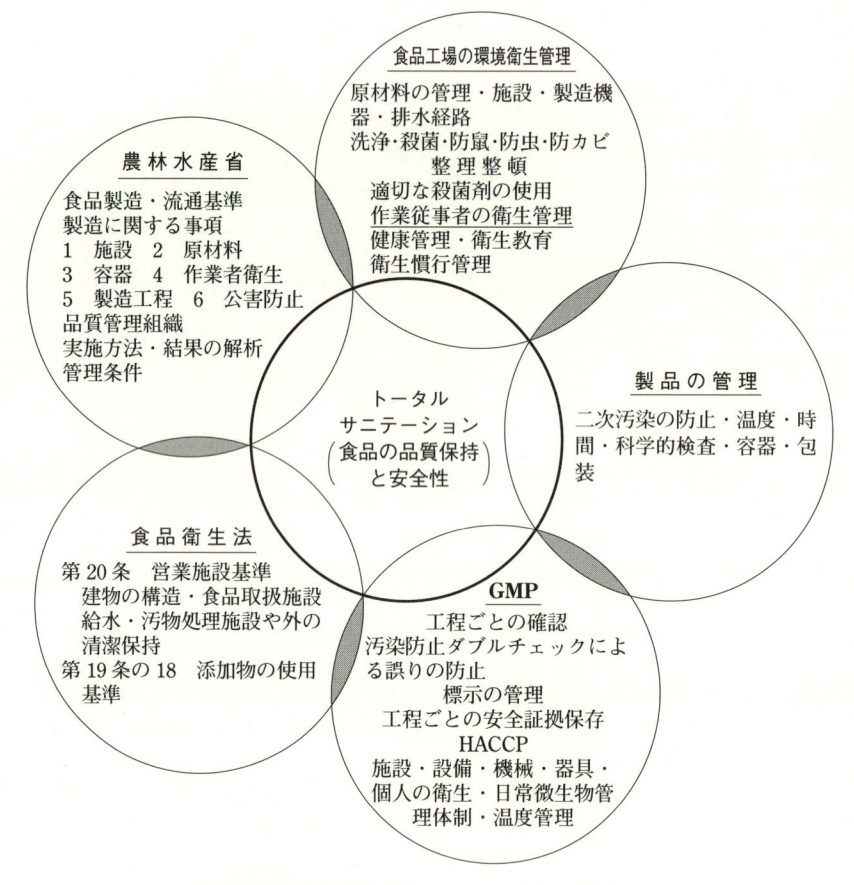

製品の管理
二次汚染の防止・温度・時間・科学的検査・容器・包装

食品衛生法
第20条　営業施設基準
　建物の構造・食品取扱施設
　給水・汚物処理施設や外の
　清潔保持
第19条の18　添加物の使用
　基準

GMP
工程ごとの確認
汚染防止ダブルチェックによる誤りの防止
標示の管理
工程ごとの安全証拠保存
HACCP
施設・設備・機械・器具・個人の衛生・日常微生物管理体制・温度管理

図 1.4　トータルサニテーションの概念

の供給，厳密な温度管理，熟練したスタッフによる食肉の処理，加工，包装と恵まれた条件が整った中で，最後に商品の優劣を決定付けるのはそこに働く人々の自覚と，環境，設備，機械器具を衛生的で安全な状態に維持するトータルサニテーションの手法である．

トータルサニテーションは食肉工場における日常の衛生管理として，洗浄，殺菌，防カビ，防鼠，防虫，防臭を総合的，組織的に行う衛生管理の手法をいう．

トータルサニテーションの最終目的は有害微生物を制御し，品質，保存性，安全性において優れた食肉を生産するところにある．食肉の生産，流通，販

売の過程において必要と思われるトータルサニテーションの概念を図1.4に示した．

1.2.5 生体，枝肉，部分肉，精肉加工の流れと安全性の確保
(1) 牛　　肉
(a) 肉用牛のライフサイクル

国産牛は乳用牛と肉用牛に分かれ，その飼育頭数は1998年を例に取ると前者が184万頭，後者が286万頭となっている．乳用牛は搾乳を目的としているが，その後は雄牛と同様食肉用に処理される．そのライフサイクルを図1.5に示した．出産後子牛を260kg（乳用雄牛），285kg（和牛雄牛）まで飼育し，乳用牛は13か月，肉用牛は19か月肥育してそれぞれ680kg，650kgの平均体重になった時点でと畜される．乳用牛は北海道，肉用牛は鹿児島，宮崎県などが主な産地である[6]．牛枝肉は約200kgの重量があり，これを切断，脱骨，整形する作業は困難を極める．従来は人手でこの作業をこなしていたが，海外からの技術導入により，枝肉がオンライン化された幾つかのセクションを通過する際に，ロボットの支援を受けて労力を軽減させ作業スピードを上げる牛肉脱骨ロボットシステムが使われている．

(b) 牛肉の流通
① 国　産　牛

生体は各都道府県にある食肉処理場でと畜されて枝肉になり，料理の用途に分けて部分肉処理施設でヒレ，ロース，もも，うでなどに分割，加工，真空パックされて冷蔵（チルドビーフ）の商品形態で卸売業者，食肉加工業者

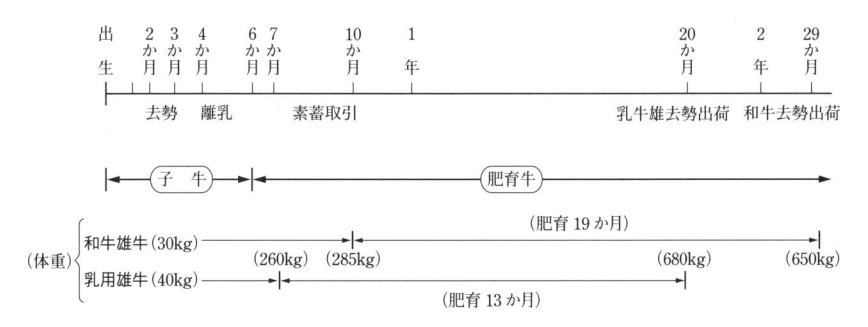

図 1.5　肉用牛のライフサイクル

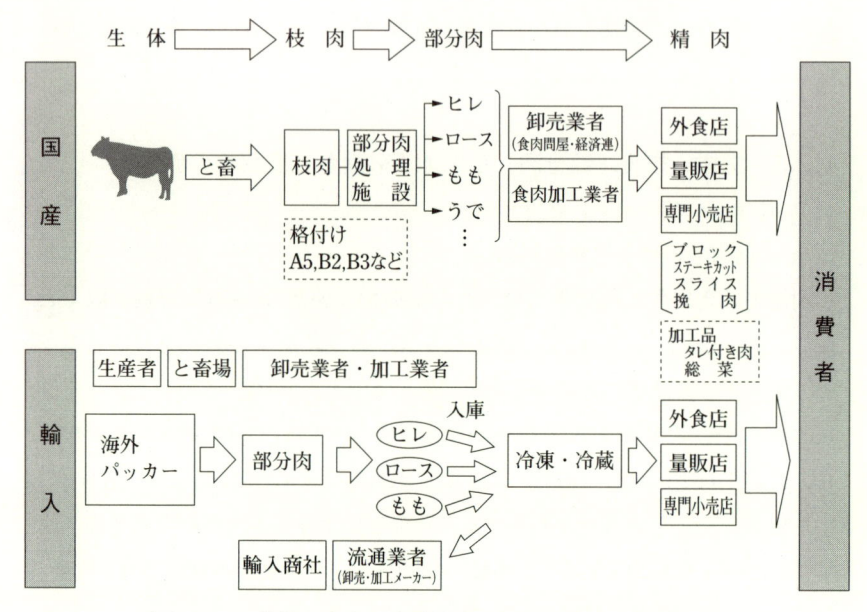

図 1.6　一般的な牛肉の流通経路（資料：農林水産省畜産局）

を経由して外食産業，スーパー，専門店で消費者に販売される．

② 輸　入　牛

海外で肥育され，と畜場で処理，ミートパッカーでチルドビーフや冷凍肉に加工，輸入商社を通じて国内へ搬入，卸売業者，食肉加工業者を経由して国産牛同様，流通，消費，喫食される[7]．

一般的な牛肉の流通経路を図1.6に示した．

③ 冷蔵真空包装牛肉（チルドビーフ）の特徴

1971年オーストラリアから入荷したチルドビーフは，わが国の従来の枝肉流通を大きく変えた．衛生管理の整ったと畜場併設の部分肉工場が産地にお目見えし，日本の食肉産業も欧米並みの品質と安全性を保証することができるようになった．その特徴としては[8]，

　（イ）流通コストの節約ができる（枝肉よりスペースをとらない）．
　（ロ）微生物制御ができる（冷蔵・真空包装による）．
　（ハ）品質の保持ができる（肉色の変化，脂肪の酸化，乾燥が少ない）．
　（ニ）取扱いが容易である（段ボール梱包のためパレット物流が可能）．

(ホ) 廃棄物処理・環境問題への対応ができる（骨，脂肪，屑肉などの不要物の発生が少ない）．

(ヘ) 保存性の向上が期待できる（0±1℃で45日の保存が可能）．

④ チルドビーフの処理，加工，包装，流通過程

牛肉の処理，加工，包装，流通過程を図1.7に示した．この過程を順に説明すると，次のとおりである．

生体：適切な血統の牛を，種付けし，分娩後，一定の肥育期間を経て格付けし，病気のないことが確認された生体を絶食状態で出荷し，これを受入検査後，係留場で休息をあたえる．この間も絶食状態を保ち生体の洗浄，ストレスの緩和に努める．生体の搬入はと畜前日の午後4時までとする．

と畜：翌朝，検査を終えた生体は衛生状態の完備したと畜場で懸垂方式に従って速やかにと畜，放血，剥皮，内臓摘出，背割り，枝肉洗浄，検肉，計量の後，18℃・3時間枝肉表面の水切り，予冷を行う．

冷却：−2℃の冷蔵庫で12時間枝肉を冷却，乾燥し，その後＋2℃の冷蔵庫で12時間冷却して肉芯温度を4.5℃以下に下げる．

部分肉化：クラス10万の簡易クリーンルーム（室温15℃・湿度55%RH）内で大割り，骨抜き，カット，トリミングを迅速に行い部分肉を得る．

包装，冷却，計量，箱詰め：部分肉の大きさに適合した熱水収縮性・気体遮断性（バリアー性）包装材料に部分肉を充填して，80℃・3秒の熱水をシャワーした後，水道水で冷却する．その後2℃の冷水を1分間シャワーして肉表面の温度を5℃以下とする．その後，圧縮空気で製品表面の水分を吹き

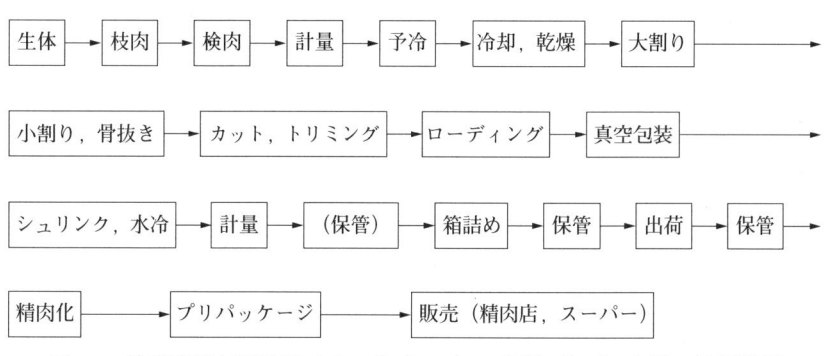

生体 → 枝肉 → 検肉 → 計量 → 予冷 → 冷却，乾燥 → 大割り →

小割り，骨抜き → カット，トリミング → ローディング → 真空包装 →

シュリンク，水冷 → 計量 → （保管）→ 箱詰め → 保管 → 出荷 → 保管 →

精肉化 → プリパッケージ → 販売（精肉店，スーパー）

図 **1.7** 冷蔵真空包装牛肉（チルドビーフ）の処理，加工，包装，流通過程

飛ばし，計量，ラベリング，箱詰め，バンド掛けしてロットごとにパレタイジングする．

　保管，出荷，開封，精肉化：製品は一時製品保管庫に保管，保冷コンテナ付トラックで消費地に近いストックポイントへ運ばれ，その後精肉店，スーパー，レストランなどで開封，スライス，精肉化，ストレッチパックされ店頭に並び喫食される[9],[10]．

⑤　チルドビーフ用包装材料の基本物性

　食肉の包装に必要な包装材料の諸物性は，対象物，性状，形態，要求される賞味期限などによって変わってくる．食肉を包装してその鮮度を維持するためには，酸素・水蒸気透過度，耐衝撃性，耐寒性，耐ピンホール性，耐熱性，耐油性，シール適性，熱水収縮性，自己粘着性，透明性，光沢などが要求される．表1.2は食肉とその加工品に使用されている包装材料の構成を示した．食肉と加工肉（表面殺菌）に用いられる収縮，非収縮包装のバック（袋），パウチ（小袋）である．一般的には収縮包装が多く使われており，非収縮包装は加工品の一部のものに用いられる．この種の包装形態の内容物は不定形のものが多いので，真空包装後，二次殺菌あるいは瞬間的な表面加熱（シュリンク，80℃・3秒）により包装材料が収縮して肉表面にぴったりと密着することにより，肉自身からのドリップの拡散を防ぎ，耐寒性，耐衝撃性の向上と安定した密着性を商品に与える．また，包装材料の耐熱性および耐油性が二次殺菌，シュリンク（熱収縮）をするために必要な物性として挙げられる[11]．

⑥　チルドビーフ加工の低温空調システム

　作業中，食肉の変化，微生物の増殖を抑えるためには作業室の温度管理が重要である．作業員に負担をかけずに室温を15℃以下にコントロールするシステムが使われている．ポリプロピレンの布製円筒形ダクトを作業室天井に配置し，緩やかな低温の気流を流すことにより従来の空調設備と比べて格段に体感温度を高めることができ，作業員の健康管理と微生物制御の両面で威力を発揮している．

⑦　チルドビーフの強力紫外線照射減菌システム

　冷蔵牛肉を真空包装した後も，部分肉表面には 4.5×10^4（1gの肉塊に

第1章　食肉の流通と安全・衛生

表 1.2　食肉とその加工品に使用されている包装材料の構成

区　分	収縮・非収縮	包材の構成
畜　肉 （生鮮肉）	収　縮	EVA/PVDC/架橋EVA/架橋VL 架橋VL/PVDC/IONOMER 架橋PE/EVA/PVDC/EVA/PE EVA/EVOH/NY/EVA PE/PVDC/IONOMER
	非収縮	PE/NY/EVA PE/EVOH/NY/PE NY/IONOMER/PE
加工品 （ハム・ ソーセー ジなど）	収　縮	LDPE/NY/EVOH/PE LDPE/PVDC/LDPE NY/EVOH/PE
	非収縮	PE/NY/PE K-NY/PE NY/PE/EVA NY/PE/LLDPE PE/NY/PE/LLDPE NY/PE

注）エチレン・酢酸ビニル共重合体（EVA），ポリ塩化ビニリデン（PVDC），架橋VL, PE（電子線照射），線状低密度ポリエチレン（VL, LLDPE），エチレンメタクリル酸共重合体・金属イオン架橋物（IONOMER），ナイロン（NY），エチレン・酢酸ビニル共重合けん化物（EVOH），PVDCコートナイロン（K-NY）

45000個）の微生物が付着している．これを減少させるために真空包装された部分肉の前後，上下，左右の表面に強力な紫外線を照射することにより，腐敗，食中毒菌を減少させるシステムが使われている．このシステムを使うと初発菌数の70～95％を減菌することができる．

（c）　畜産大国アメリカ，オーストラリアと日本の対比

畜産大国アメリカ，オーストラリアと日本の対比を表1.3に示した．土地面積を日本を1とするとアメリカが25倍，オーストラリアが20倍であり，人口はアメリカが2倍，オーストラリアが7分の1，牛の飼育頭数は日本が米国に対して5％，オーストラリアに対して18％，消費量は12, 21％，価格は3.4, 3.8倍と大きな開きがみられる．飼育牛の特徴は，日本は和牛，ホルスタインが主体であるのに対して，アメリカ，オーストラリアはヘレフォ

表 1.3　畜産大国アメリカ・オーストラリアと日本の比較（1996年）

項　目	日　本	アメリカ	オーストラリア
面　積（1000 km^2）	378	9 364	7 713
人　口（100万人）	126	265	18
国内総生産（GDP） （100万US＄）	4 595 155	7 367 700	377 256
国民1人当たりの GDP（US＄）	36 575	25 539	7 595
為替レート（対US＄）	—	110	87
日本への輸出量（t） 　牛　肉 　豚　肉	 — —	 308 049 141 756	 283 639 —
食肉の需給 　牛の飼育頭数 　（1 000頭） 　牛のと畜頭数 　（1 000頭）	 4 880 1 475	 103 487 38 576	 26 952 7 817
牛肉の消費量 （kg/年・精肉）	8	68	39
牛肉の消費価格 （円/100g）	380	110	100
肉用飼育牛の特徴	和牛（黒毛,褐色,短角：生産量の4割），乳用牛（生産量の6割）	飼育牛のほとんどは交雑種（親牛はヘレフォード，アンガスなど）	10数％がグレインフェッド（アンガス，ヘレフォードなど）
出荷月齢・体重	和　牛　25か月 　　　　　630 kg 乳用牛　18か月 　　　　　660 kg	17か月 500 kg	24か月 800 kg
豚肉生産量 （1 000 t・枝肉換算）	1 266	7 771	1 706

ード，アンガスなどの雑種であり，これを穀物で肥育している．肉質は，輸入牛は肥育期間が短く，若齢でと畜するために脂肪の交雑が少なく，赤身主体で柔らかくなっている．広大な土地と畜産大国の誇る大規模な垂直統合

（インテグレーション）方式による効率的な生産体制は，今後も日本市場をターゲットとした輸出攻勢が続くと思われるが，日本の大手パッカーも現地に合弁や独自の工場を建ててこれに対抗している．今後は経済性を考慮に入れた肉質の改良，と畜処理場，加工場の整理統合と品質，衛生管理を含む自動化，省力化，省人化が課題となる．

また国産同様，輸入牛肉の安全性確保が重大なテーマであり，残留農薬，抗菌剤，ホルモン剤，抗生物質，食中毒菌，BSE，異物混入，偽装表示等々への対応が残された課題である．

① アメリカの食肉事情

アメリカの食肉工場の特徴を一言で表現すると，規格基準のしっかりした商品を輸出するために，USDA（米国農務省）の検査員を食肉工場に常駐させ，行政の指導による安全性の確保を徹底させている．1日のと畜量が数千頭に達するところもある．飼料の配合や与える餌の量をコンピューターで管理している．飼料はコーンフレーク，アルファルファ，モラセスヘイなどで，生体の供給基地の近くに工場を建て，生産性の良い効率的な処理，加工法を目指している．

一例をあげると従業員が3000名，と畜量は4000頭／日（2交替稼動）で，枝肉搬入を合わせると7000頭／日にも上る大手パッカーがある．500 kgの肥育された生体を搬入し，休息を与えてと畜する．副産物を処理する工場をもち，血液は家畜，養殖魚の飼料，ゼラチンは食品添加物や医薬品に向けられる．毎時580頭が電気でと畜され放血後，機械による剥皮，内臓除去，背割り，枝肉加工が迅速に行われる．枝肉は2.8℃以下の肉芯温度に48時間かけて冷却され，特級，上級，普通にグレード分けされる．冷蔵庫は2段冷却方式（各24時間）により駆動レールを使って行われる．カット室では，かた，ロース，ももなどの大割りされた枝肉を懸垂しながら作業が進められる．フック類は60℃で洗浄，82℃の熱水で殺菌される．

部分肉はロータリーチャンバー式真空包装機で高速で包装され，エアブラストで表面の水分が吹き飛ばされ段ボールに箱詰めされる．食肉は上，中，下に3区分され輸出用，国内用，ミンチ肉用に分けられる．製品にはバーコードが打たれ，グレード，部位ごとに3段，6ケース，18カートン単位でパ

レタイジングされる．冷蔵庫は立体自動倉庫になっており，瞬時に必要な製品をピックアップできる．

アメリカの食肉産業の特徴はスケールの大きさと生産性，それをいとも簡単に操る人々のプロ意識，明確な商品区分，細かなスペックへの対応と輸出による畜産振興を国ぐるみで後押しする姿勢，多国籍人種による作業，商品に対する自信など日本の食肉産業にとって参考になる点が多々みられる．輸出先は日本，カナダ，メキシコ，韓国などである．

② オーストラリアの食肉事情

牛の飼育頭数では4分の1，と畜数量で5分の1とアメリカに一歩及ばないものの生産量は年々増加の傾向にあり，従来牧草を主体とした肥育方法（グラスフェド）であったものが穀物（グレインフェド）による方法へ変わりつつある．冷凍品から冷蔵品へのシフトも明確に打ち出しており，輸出量の増大も見込まれ，日本への輸出はアメリカと肩を並べる．日本向けが43％とアメリカ向けの29％を上回る．

オーストラリアでは輸出振興を基本として，政府と生産者，ミートパッカーが一体となって衛生管理，品質管理体制を整備しており，農場から最終製品までにHACCPシステムを導入している．食肉の安全・安心を確保するために，生産農家の肉牛の取扱いから使用される薬品の管理，牛の出荷時の健康状態，獣医による治療の過程，残留物質の汚染がないことの証明書を1頭ごとに提出している．そして問題発生時には生産された牧場までの経路がたどれるようになっている．

生体の輸送過程では移動時間，トラックの運転記録，肉牛自体の衛生的な取扱いマニュアルの励行といった物流システムの構築を進めている．生体取引ではと畜36時間前までの生体へのストレスを最小限にするためのセリ場の環境整備，肥育期間における飼料，飲水，日陰などの配慮，残留化学物質のチェックをしている．と畜作業では生体の取扱いを含む40項目のチェックリストを作成して，異物（獣毛，皮，昆虫，汚泥，金属，プラスチックなど），アタリ，シコリ，内臓の内容物の検査をすべての牛に3段階にわたって行っている．食道，直腸の緊縛，1頭ごとのナイフの消毒，内臓摘出作業員が1頭処理した後の作業衣のエアシャワー励行，微生物検査としては毎日

の検体採取，器具，作業衣，手袋，作業台などの拭き取り検査で迅速に結果を出し有事に備えている．1頭当たりのと畜から枝肉搬入冷蔵庫までの所要時間は45分，24時間冷却後，骨抜き作業に入る．

午前，午後，昼休みには一切食肉類は作業室になく，スピーディーな作業と10℃の室温管理，衛生的な骨抜き作業，ロータリーチャンバーによる高速真空包装，連続浸漬式・熱収縮冷却システムによる確実なフィルムの収縮と冷却がなされた部分肉は，自動製函された段ボールにポリシートを敷いて梱包され，ピンホール検査の後，品温を4.5℃以下に自動冷却して出荷される．一般的に商品の賞味期限は3か月といわれている．

(d) HACCP導入の実際

チルドビーフ，チルドクポークのHACCP導入の例について述べる[12]．

① 危害分析（HA）

生体の搬入から係留，と畜，処理，加工，包装，保管，流通，消費に至る工程をすべて総合的に管理するために，消費者に健康障害を引き起こす恐れのある許容できない生物，化学，物理的危害を事前にリストアップすると同時に，対象とする食肉が危害ランクのどのレベルに当たるかを認識する．表1.4に牛・豚肉の危害分析の例を示した．

表1.4 チルドビーフ・ポークの危害分析の例

危　　　害	管　理　目　標
微　生　物：腐敗菌	一般生菌数：10^5/g未満
：食中毒菌・サルモネラ	陰性
黄色ブドウ球菌	10^3/g以下
大腸菌群	10^2/g以下
病原大腸菌	陰性
カンピロバクター	陰性
クロストリジウム	10^3/g以下
セレウス	10^3/g以下
寄　生　虫：トリヒナ	死滅していること
抗生物質，抗菌剤	含有しないこと
動物用医薬品	基準値に合致すること
洗剤・殺菌剤	残留または混入していないこと
異　　　物	残留または混入していないこと

また，当該食品の危害を管理する管理目標は食品衛生法，各県の指導基準，自社の製造管理基準，納入先の受入基準などに則って決定し，これを遵守することを社内に徹底する．

② 重要管理点監視方式（CCP）

HACCPの12手順に従い作業を進める．製造工程の一覧表，危害の分析，重要管理点の設定，管理基準の設定，監視（モニタリング）方法の設定，改善措置の設定，検証方法の設定，記録の保管といった手順に添って工程ごとに起こりうる汚染，製品の安全性からの逸脱，異物の混入，不良品発生の可能性がチェックされる．温度管理，微生物検査記録などの製造に伴う工程別の記録が時系列的チャートにデータとしてファイルされ記録される．そして品質問題，細菌汚染，異物混入，包装の欠陥などが発見された場合には直ちにその原因を特定し，事故発生箇所と原因の特定が準備してあるデータをもとに検討され，修正措置がとられる．と畜・放血，枝肉の冷却，包装関連作業を重要管理点に指定し，これらの工程を重点的，集中的に監視することに努める．ファイルには工程ごとの全記録が監視の履歴として収録されているので，異常の発生原因までさかのぼって対策が講じられる．蓄積されたデータはHACCP本来の記録の他に，品質管理上の記録として品質向上と同時に新製品の開発にも役立つ．HACCPは食品の安全を確保すると同時に製造工程の改善，改良，作業をする人々の意識向上にも役立つ．表1.5に食肉のうち真空包装冷蔵流通される牛・豚肉（チルドビーフ・ポーク）の重要管理点監視方式を示した．

(e) トレーサビリティ（生産履歴の追跡）

BSE，偽装表示，O157汚染などの牛肉をめぐる安全・安心追求の手段として大手食肉会社からシステムの導入を進めている．2003年秋に国産牛肉の生産履歴情報を管理・公開する「牛肉トレーサビリティ法」が施行された．

すべての国産牛に出生段階で10桁の個体識別番号を付与する．2004年12月より生産者から加工，流通，小売り，外食産業までを番号により情報管理することが義務づけられる．消費者は店頭や包装にある表示番号を独立行政法人「家畜改良センター」のホームページ上で照会すれば，購入した食肉の生年月日，性別，肥育地・肥育者，と畜年月日など8項目の基本情報が閲覧

表 1.5 チルドビーフ・ポークの重要管理点監視方式の例

工程一覧表	危害	CCPの重要度	管理基準	監視／測定	基準外の措置
1 生体搬入	病畜，汚れ，疲労		受入基準書に準拠した管理	受入基準書による	廃棄，洗浄，休養
2 係留	品質の低下，クレームの発生		係留作業基準書に準拠した管理	係留作業基準書による	廃棄，洗浄，休養
3 と畜放血	食中毒菌の枝肉への付着，品質の低下，クレームの発生	CCP2	と畜場法施行規則の一部改正に準拠した作業，管理	十分な換気，肛門，食道の結紮，温度管理，手袋，手の洗浄	再作業，廃棄，洗浄作業
4 剥皮	食中毒菌の枝肉への汚染		同 上	ナイフの消毒 枝肉の汚染防止 機械，機具類の消毒	再作業 汚染部位の除去 再消毒
5 洗浄	異物，腐敗，食中毒菌の肉への付着，残存		同 上	獣毛，異物等の除去，十分な洗浄，十分な水切り	再作業
6 予冷，計量	異物の付着，格付けミス，枝番の付け間違い，計量ミス		予冷，計量マニュアルに基づく	枝肉の外観検査 室温，湿度，時間管理	再洗浄，異物の除去 再格付け
7 枝肉の冷却	冷却不足による鮮度の低下，気泡の発生，期限表示内の腐敗	CCP2	枝肉の冷却マニュアルに基づく	うちヒレ（もも）の肉芯温度5℃以下の確認	再冷却
8 部分肉化	作業台，作業者，機械器具，肉同士からの汚染		部分肉加工マニュアルに基づく，脱骨ロボット使用の場合はマニュアルに基づいた作業	ルミテスター等による洗浄，殺菌効果の迅速な確認，細菌数測定	再部分肉化，再洗浄，殺菌
9 包装，熱水処理，冷却，計量	脱気不良，シールミス，ピンホール，ドリップ，肉焼けの発生	CCP2	包装管理マニュアルに基づく 熱水処理，冷却管理マニュアルに基づく	真空度，整備状態，マッチング，熱水処理速度，時間の確認	再包装，真空ポンプオイルの交換，包装機の整備
10 箱詰め，出荷	規格，品質間違い，腐敗事故		箱詰め，出荷マニュアルによる	外観，枝番，部位確認	再包装，格外品処理

注）CCP2：1つの危害を減少することはできるが，確実に防除するまでには至らない方法，手段，措置．

できる．また，消費者が小売店やスーパーの店先で伝票にある個体識別番号を入力すれば，国が公開を義務づけている8項目以外に，生産者の顔写真，飼料，と畜場，加工場の情報が得られる．

牛肉のトレーサビリティの仕組み

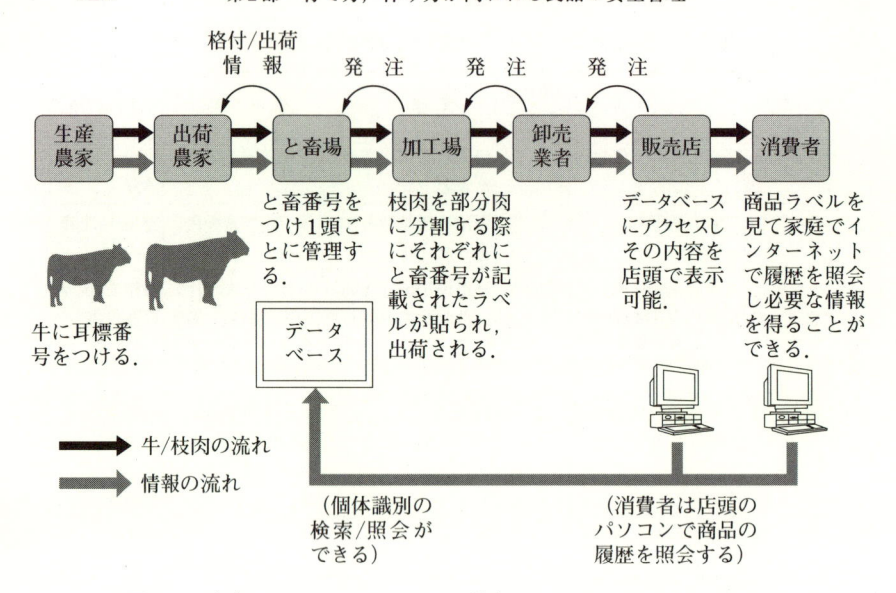

```
生産農家 → 出荷農家 → と畜場 → 加工場 → 卸売業者 → 販売店 → 消費者
         格付/出荷情報    発注    発注    発注
```

- 牛に耳標番号をつける．
- と畜番号をつけ1頭ごとに管理する．
- 枝肉を部分肉に分割する際にそれぞれにと畜番号が記載されたラベルが貼られ，出荷される．
- データベース（個体識別の検索/照会ができる）
- データベースにアクセスしその内容を店頭で表示可能．
- 商品ラベルを見て家庭でインターネットで履歴を照会し必要な情報を得ることができる．
- （消費者は店頭のパソコンで商品の履歴を照会する）

➡ 牛/枝肉の流れ
⇨ 情報の流れ

図 1.8　牛肉のトレーサビリティの仕組み（資料：農林水産省畜産局）

表 1.6　トレーサビリティの情報の内容例

基本バーコード（必須）			補助バーコード（任意）		
番号	項目	桁数	番号	項目	桁数
1	商品コード	14	1	ロット番号	最大 20
2	重量	6	2	枝肉番号（カット規格番号）	10
3	製造年月日	6	3	耳標番号（個体識別番号）	最大 30
4	カートン ID	最大 12	4	カット規格番号	最大 30

資料：食品流通構造改善促進機構．

　輸入牛肉については輸入年月日，品種，輸入業者の氏名，飼育施設などの届出をすることになっており，国産牛肉同様に制度化するにはまだ時間がかかる見通しである．しかしアメリカ，オーストラリアなどの畜産大国はすでに，独自に，農場識別番号，テール・イヤータグシステム（尾や耳に識別標をつける），出荷者証明書，個体識別制度，食肉加工場追跡システム，輸送管理システムなどを義務づけトレーサビリティをシステム化している．
　トレーサビリティは実施する対象物によって追跡可能な情報がまちまちで

あったり，生産履歴の証明に不正が入り込む余地があるなどの点で万能であるとは言えないが，消費者が監視の目を光らせやすくなり，生産者の倫理の欠如にも一定の抑止力を持つものとされる．図1.8に牛肉のトレーサビリティの仕組みを，表1.6にその情報の内容を示した．

(2) 豚　　肉

(a) 豚肉のライフサイクル

子豚として出生後1か月で離乳，3か月で体重37kgの肥育豚，8か月で107kgの成豚となり，食肉用としてと畜場に送られる．日本で肥育されている豚種は大ヨークシャー種，ランドレース，ハンプシャー種とハイブリット種（交雑種）が大部分を占め，飼料は輸入品が主でトウモロコシ，マイロなどを原料とした配合飼料である．豚特有の疾病をなくし生産性を高めようという目的で特定病原菌不在豚（SPF：Specific Pathogen Free）が飼育されている．SPF豚は妊娠した母豚から帝王切開で摘出した子豚をクリーンルームで育て肉豚として出荷するもので，と畜，処理，加工の段階で微生物などの汚染を受ける可能性があるが，清浄豚として需要が増えている．図1.9に肉用豚のライフサイクルを示した．

(b) 豚肉の流通

1955年代前半までは牛・豚肉の流通は家畜市場および枝肉市場が主体であった．その後1961年に農業基本法が制定され，各地に大規模食肉センターが新・増設され，と畜，処理，加工，包装，流通までを一貫して行う体制

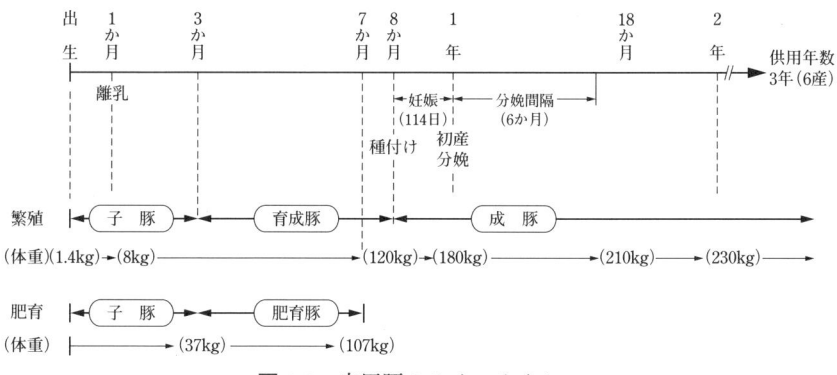

図 **1.9**　肉用豚のライフサイクル

が整備された．そして1970年以降，豚肉は部分肉（規格肉）の出荷がその大半を占めるに至った．前述の牛肉同様，部分肉の流通は枝肉のそれと比較して市場ニーズに適合しており，今日ではほとんどが部分肉流通になっている．また，輸入品や沖縄，九州などの遠隔地からの流通はチルドポーク（冷蔵真空包装部分肉）の技術が使われている．

枝肉を，かた，ロース，ばら，もも，ヒレに大割り，かたはかたロースとうで，ももはうちもも，しんたま，なかにく，すねと小割りした上でトリミングしてポリエチレンシートで包装（規格肉化）するか，バリアー性包装材料で真空包装（チルドポーク化）して段ボール梱包後，冷蔵あるいは冷凍流通される．その保存期間は規格肉で0～3℃の冷蔵（フレッシュ）流通が1週間，0±1℃のチルドポークは2～3週間，－20～－30℃の冷凍品（フローズン）は半年～1年といわれている．それぞれの用途はフレッシュ，チルドはテーブルミート用，フローズンはテーブルミート用とハム，ソーセージなどの加工肉原料用に向けられる[13]．

これら，食肉の輸送手段は冷凍・冷蔵車によるものが大半を占め，しっかりした温度管理がなされている．

(c) 輸入豚肉の検疫体制

輸入豚肉の検疫体制を図1.10に示した．輸入量の35％（2001年）を占めるアメリカでは，

① FDA（食品医薬品局）はホルモン剤，抗菌剤，抗生物質の安全性と有効性を評価して許可し，食肉中の残留基準値を設定する．

② EPA（環境保護局）は牧場や飼料の栽培に使われる殺虫剤，殺菌剤，殺鼠剤の登録と使用基準の設定を行い，飼料への残留基準を定めている．

③ FSIS（農務省食品安全検査局）は食肉処理，加工工場の微生物汚染を防止するための指導，監督を行い，国内，輸出相手国への証明書の発行を行う．

このような検査過程を経て輸入業者との契約に基づき入荷した食肉は，検疫所で書類審査され，税関で全ロット検査されて合格品は通関，不良品は相手国へ返送または廃棄される．

(d) 口蹄疫と台湾産チルドポークの輸入禁止措置

第1章 食肉の流通と安全・衛生

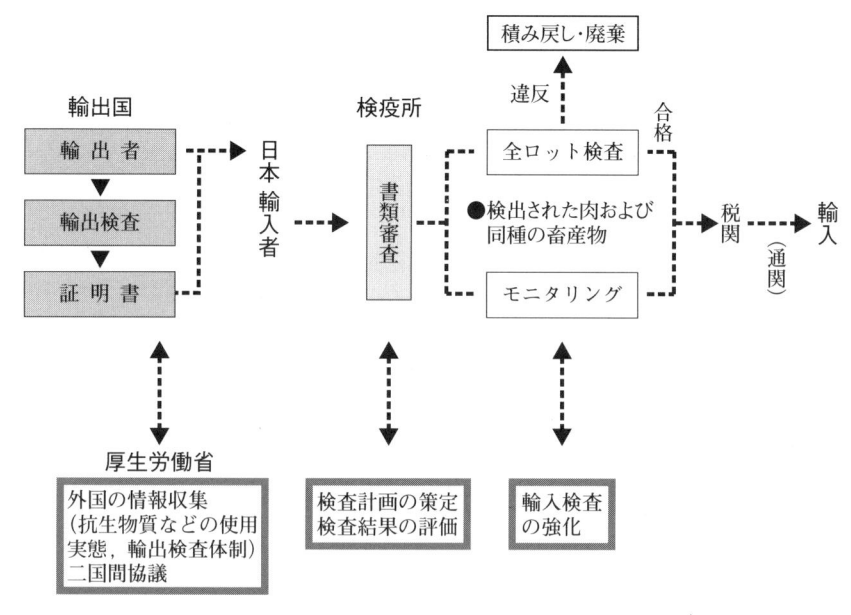

図1.10 輸入豚肉の検疫体制

　台湾で口蹄疫が発生し，豚肉の輸入禁止措置がとられたのは1990年代の初めと記憶している．口蹄疫は球形ウイルスにより牛，豚，羊などがかかる急性伝染病で感染速度が速いのが特徴である．発病すると発育，栄養，運動障害を起こし死に至る．効果的な治療法はなく，汚染地域からの食肉などの輸入を禁止する以外の方法はない．台湾からの豚肉の輸入は今日でもストップしている．

(e) HACCP導入の実際

　牛肉の項 (d) HACCP導入の実際のところで述べた内容と重複するので，ここでは省略する．

(f) トレーサビリティ（生産履歴の追跡）

　豚肉も差別化の一環として銘柄化した商品が店頭に並ぶようになり，生産，流通などの履歴情報を開示するようになった．この商品に貼付されているシールの発行No.をインターネットに入力すると，その生産履歴が図1.11に示すように生産農場，と畜場，と畜年月日，と畜番号，カット施設，販売先，販売年月日の順に閲覧できる．消費者に情報を開示することにより銘柄豚肉

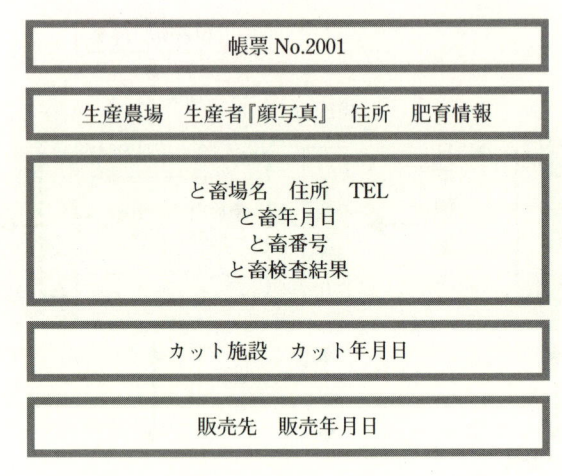

```
┌─────────────────────────────────┐
│         帳票 No.2001            │
└─────────────────────────────────┘
┌─────────────────────────────────┐
│ 生産農場　生産者『顔写真』住所　肥育情報 │
└─────────────────────────────────┘
┌─────────────────────────────────┐
│       と畜場名　住所　TEL       │
│           と畜年月日            │
│            と畜番号             │
│          と畜検査結果           │
└─────────────────────────────────┘
┌─────────────────────────────────┐
│    カット施設　カット年月日     │
└─────────────────────────────────┘
┌─────────────────────────────────┐
│       販売先　販売年月日        │
└─────────────────────────────────┘
```

図 1.11　豚肉のトレーサビリティの一例

としての知名度が上がり，安全・安心に対する認識が徹底し売行きのアップにもつながる．

(3) 鶏　肉

(a) 鶏肉のライフサイクル

産卵後21日間でふ化した雛は体重が40g，これを育雛前期30日で1100gの体重とし，育雛後期で小型は49日(2200～2300g)，大型は56～59日(2700～2800g)で出荷する．

今日では自然に恵まれた産地で，飼育から，処理，加工，包装，出荷までを一貫して行っているインテグレーション（統合生産）方式をとっており，もも，ささみ，手羽などのパーツ流通が主流である．生産農家の戸数が年々減少し飼育規模の大型化が進んでいる．鹿児島，宮崎，岩手が代表的産地として挙げられる．図1.12に肉用鶏のライフサイクルを示す．

(b) 鶏肉の流通

鶏肉は価格が安く高タンパクでヘルシーであるといわれ，近年，産地の特色を活かした地鶏として，鶏種や飼料，飼育期間の異なる銘柄鳥が増えてきている．

農場から搬入された鶏の処理には自動化された高速懸垂処理方式がとられる．懸垂方式で効率よく作業は分業化されており，部位ごとに分かれたテー

第1章　食肉の流通と安全・衛生

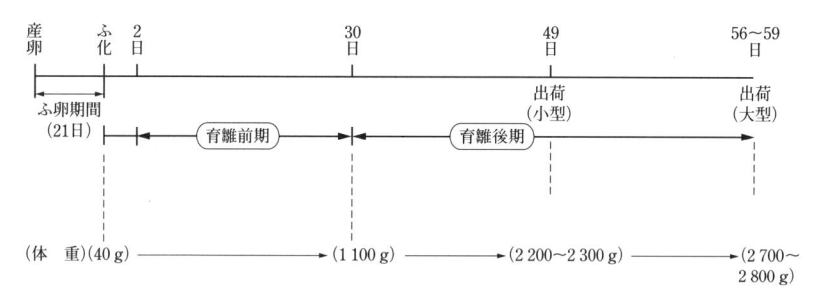

```
産  ふ  2                30              49              56〜59
卵  化  日                日              日              日
                                        出荷            出荷
                                        (小型)          (大型)
    ふ卵期間
    (21日)      育雛前期        育雛後期

(体　重)(40 g)      (1 100 g)    (2 200〜2 300 g)    (2 700〜
                                                    2 800 g)
```

図 **1.12**　肉用鶏のライフサイクル

ブルで処理作業がなされる．そして各部位に仕分けされる段階で規格に合わないものをはねる．肉芯温度が3℃以下になるように冷蔵庫で冷却され，ポリエチレンの袋に充填後真空包装され，−18℃の凍結庫で急速凍結された後，段ボール梱包，出荷される．生鶏はサルモネラ，カンピロバクター，黄色ブドウ球菌，ウエルシュ菌などの食中毒菌を高率に保菌している．このため，牛，豚肉がと畜場法により管理されているように，鶏肉では食鳥検査制度が1991年に施行され食肉類の衛生，安全性を確保している．この法律は，

① 人畜共通感染症等疾病罹患食肉の排除
② 抗生物質の残留および食中毒菌汚染食鳥肉の排除
③ 輸入食肉の衛生の確保

を目的としている．そして，食鳥の処理に当たって1羽ごとの疾病の検査を受けなければならない．食鳥は生体検査，脱羽後および内臓摘出後3段階の検査を受け，異常の認められた食鳥は排除される．なお，食中毒菌などの微生物管理に関しては食品衛生法により食肉一般の規定の適用を受ける．

(c) HACCP導入の実際

① 危害分析（HA）

鶏肉はささみやレバーの生食による食中毒の例があることを考えると危険度分類はカテゴリーVである（危険度は0からVIまでの7段階に分けられている）．食中毒菌としてサルモネラ，カンピロバクター，黄色ブドウ球菌，ウエルシュ菌，リステリアなどがリストアップされる．表1.7に鶏肉の危害分析を示した[14]．

② 重要管理点監視方式（CCP）

表 1.7　鶏肉の HA（危害分析）[14]

原材料名	微生物の種類	汚染経路
鶏　肉	病原菌： 　サルモネラ 　カンピロバクター 　黄色ブドウ球菌 　ウエルシュ菌 　リステリア	一次汚染
	腐敗菌： 　プロテウス 　シュードモナス 　エンテロバクター 　乳酸菌類	一次，二次汚染

　成鳥の搬入から生体検査，懸垂，放血，湯漬け，脱羽，洗浄，と体検査，分割，内臓摘出，内臓検査，洗浄，解体包装，冷凍，出荷までの危害，管理基準，監視・測定，基準に合致しない場合の措置を表1.8にまとめた．重要管理点としては湯漬け，内臓摘出，冷却，冷蔵（凍）を指定した．

(d)　トレーサビリティ

① システム導入の前提

（イ）　生産農家などの小規模な現場でも導入ができるシステムであること

（ロ）　システムが確実に機能することが前提となる

（ハ）　消費者が必要とする情報をホームページ上または店頭に設置されたモニターでリアルタイムに確認できること

② トレーサビリティの実際

（イ）　生産農家，処理場，加工場，配送センター，店舗における各情報を携帯端末機（PDA）またはパソコンで入力する．

（ロ）　入力されたデータは，数字または記号で構成される識別コードを用いて「モノ」と「情報」が関連付けられて，データベース化される．

（ハ）　情報の伝達はWeb通信を利用してリアルタイムで行われる．

（ニ）　第三者監査機関が消費者に代わりシステムの有効性を確認，監視する．牛肉，豚肉でも今後，同様な監査が定着してゆくものと思わ

表 1.8　鶏肉の重要管理点監視方式[15]

工程一覧図	危害	CCPの重要度	管理基準（管理事項）	監視／測定	基準に合致しない時の措置
成鳥	病原菌の保菌		鳥の健康，飼育状態	（肉眼的）	
輸送	交差汚染		輸送用カゴの洗浄／消毒		
生体検査			異常鳥	（肉眼的）	異常鳥の廃棄
懸鳥				装置が順調に作動しているか	
放血	放血用機器（ナイフなど）による汚染		放血用機器の洗浄／消毒		
湯漬け	交差汚染	CCP2	湯漬け水	温度と時間の測定・記録，換水量	湯漬け水の温度と換水量の調節
脱羽	脱羽機のフィンガーによる交差汚染		フィンガーの洗浄／消毒	装置が順調に作動しているか	
洗浄			使用水，洗浄状態	（肉眼的）	
と体検査			異常と体	（肉眼的）	異常と体の廃棄
頭，足部の切除	二次汚染		カッターの洗浄／消毒	装置が順調に作動しているか	
内臓摘出	消化管の破損による交差汚染	CCP2	機器の洗浄／消毒	装置が順調に作動しているか	消化管内容汚染と体の排除
内臓検査			異常内臓	（肉眼的）	異常内臓の廃棄
洗浄			使用水，洗浄状態	（肉眼的）	中抜きと体の再洗浄
冷却	交差汚染，菌の増殖	CCP2	使用水，品温（10℃以下）	自記温度計，換水量，残留塩素量（50ppm以上）	冷却水の温度，換水量，塩素量の調節，機器の再洗浄／消毒
解体	二次汚染（ヒトの手指など），菌の増殖		器具，コンベアーの衛生，個人衛生，衛生的習慣	衛生的取扱いが行われているかどうかの監視，計画的に拭き取り検査	手指，機材などの再洗浄／消毒
包装	二次汚染（ヒトの手指など）		包装場の衛生状態	（肉眼的）	手指，機材などの再洗浄／消毒
冷蔵（凍）	菌の増殖	CCP2	冷蔵（凍）庫温度　冷蔵：2℃以下　冷凍：−20℃以下	自記温度計，品温，庫内の清潔（肉眼的）	サーモスタットの調整
出荷			製品の回転状況（先入れ，先出し）		

CCP2：1つの危害を減少することはできるが，確実に防除するまでには至らない方法・手段・措置．

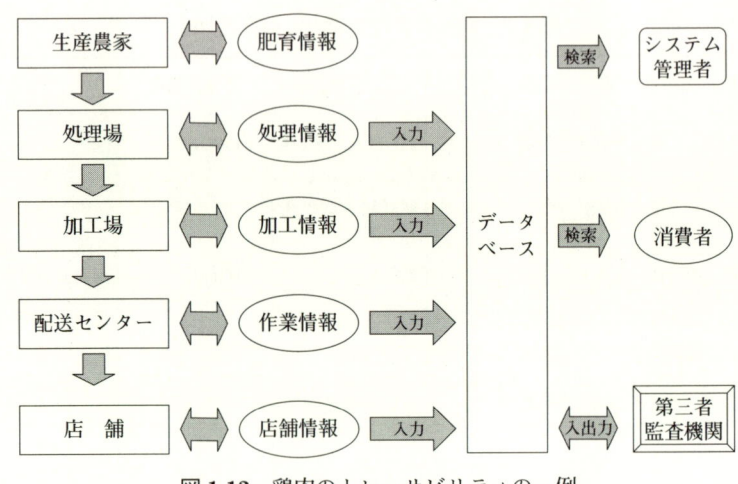

図1.13 鶏肉のトレーサビリティの一例

れる.
図1.13に鶏肉のトレーサビリティの例を示した.

1.3 ま と め

食肉の安全性とトレーサビリティがどのようなかたちで消費者の不安を取り除くことができるかは，食品の「安全」「安心」のことの起こりを考えれば大変重要な問題である．科学的な判断に基づき（リスクアセスメント），食肉に潜むと考えられるリスクを洗い出し，どのような場合にリスクが顕在化するのか，その原因や具体的事例などの情報を収集，整理する（リスクマネジメント）．さらに生産から流通，消費の過程で得られた情報を文書などの透明性の高い手段を使って公開し，誰もが情報を入手し意見を述べることができるようにする（リスクコミュニケーション）．これらをそれぞれの立場の人たちが担い，確実に実行していくことである.

これらのたゆまぬ努力こそが消費者の信頼を取り戻す最も確かな方法なのである.

参 考 文 献

1) 高田棟彦，奥村清英：2003数字で見る食肉産業, p.32, 食肉通信社（2002）

2) 高田棟彦，奥村清英：2003数字で見る食肉産業，p.141，食肉通信社（2002）
3) 田中好雄：呉羽化学工業(株)技術資料，生肉と包装技術，p.2（1977）
4) 田中好雄：月刊食肉界，No.5, 70（1989）
5) 田中好雄：月刊食肉界，No.7, 104（1986）
6) 高田棟彦，奥村清英：2003数字で見る食肉産業，p.93，食肉通信社（2002）
7) 高田棟彦，奥村清英：2003数字で見る食肉産業，p.194，食肉通信社（2002）
8) 田中好雄：月刊食肉界，No.1, 44（1979）
9) 吉田ハム株式会社：チルドビーフの保鮮と品質管理に関する提案，p.2（1990）
10) 田中好雄：ハイバリアー性包装材料の製法と設計・加工技術および用途展開，p.306，技術情報協会（1998）
11) 田中好雄：包装技術，**31**(2), 63（1993）
12) 呉羽化学工業(株)：高収縮性多層フィルム・ML-BAGパンフレット（1997）
13) 山西隆一，重松幸正：ジャパンフードサイエンス，**20**(6), 49（1981）
14) 河端俊治，春田三佐夫：HACCP—これからの食品工場の自主衛生管理，p.282，中央法規（1992）
15) 河端俊治，春田三佐夫：HACCP—これからの食品工場の自主衛生管理，p.283，中央法規（1992）

〔田中好雄〕

第2章　漁場・餌から管理される鮮魚

2.1　鮮魚の鮮度保持と流通

　食品の安全・安心を求める消費者の声が高まっている中で，水産，水産加工，水産物流の各業界は，消費者に魚肉タンパクを食料として提供することが社会的使命であるばかりでなく，安全・安心な食品を提供する義務がある．水産食品が安全・安心で品質の保証を得るためには，魚介類の水揚げ時点から加工・流通を経て食卓に至るまでの魚介類の組成成分の変化と品質との関係を把握し，それぞれの組成成分の変性を制御することが重要である．食材を生産する漁場から加工，流通を経て食卓で消費者に安心感を持ってもらうために，魚介類のトレーサビリティは，食品の安全を確認する手段の1つである．これらの食品は食品衛生法の遵守はもとより，HACCP（危害分析重要管理点監視システム）など国際的な品質管理システムの導入や品質検査の実施により安全に製造されなければならない．昨今，輸入農産物で許可されていない抗生物質や規定量以上の農薬の使用などが社会問題になっている．魚介類の場合でも2003年度の輸入食品の違反例として，中国よりのマグロ輸入品で加工基準不適合（化学合成品添加物使用，アスコルビン酸他）が6件，大腸菌群（陽性）が5件あった．チリよりのサケ輸入品で成分規格不適合（細菌数5×10^6，オキシテトラサイクリン酸）が2件報告されている．また，国内でも養殖フグにホルマリンを使用した例が報告されている．

　これらの問題点を解消するためには相当の努力が必要である．既に養殖魚のトレーサビリティとして，生け簀単位での，餌の種類，メーカー名，給餌名，投薬内容といったデータを記録するなど商品履歴を作成している．この商品履歴とは，対象魚種，出荷日，生産者情報，養殖地，生け簀番号，放流尾数，水温などの環境情報，稚魚履歴（生産地，種苗の天然か人工か，導入の時期など），養殖履歴（給餌方法，飼料名，飼料メーカー名，製造工場，飼

料の安全性の証明書), 投薬履歴(投薬の有無, 最終投薬日, 薬品名, 薬品会社, 残留検査証明書の保管), 生け簀図面, 加工履歴などを一覧としたものである.

本章では, 漁獲魚の船上での鮮度管理[1], 養殖魚の養殖場での飼育管理[2], 加工・流通上での鮮度管理[3] によって, 魚介類が安全・安心な食品として生産されている証拠を確認できる1つの手段としてのトレーサビリティについて述べる.

2.2 魚介類の鮮度管理

生鮮魚の鮮度管理は, 死後変化の進行を抑制するものであり, 基本的には低温管理と衛生管理が中心である. すなわち, (1) 水揚げ時の予冷, (2) 衛生的な取扱い, (3) 低温管理による自己消化の進行や細菌増殖の制御が生鮮魚の鮮度管理である.

(1) 水揚げ時の予冷

多くの漁船では, 水揚げ時の魚の興奮や苦悶による体温の上昇を抑える手段として, 船倉内に氷を備蓄し, 海水と混ぜた「水氷(みずごおり)」に漬ける方法が採られている. この方法は, 急速に魚体の温度を下げることができる. しかし, 淡水氷を使用する場合は, 氷が溶解するにつれて塩分濃度が低下し, 長時間保管すると魚体がふやけてしまう. 海水に近い塩分濃度の氷を作ることにより魚の斃死率(へいしりつ)を従来の淡水氷使用に比べ約20％から2％に低減させることができる.

(2) 衛生的な取扱い

衛生的な取扱いには, 細菌を付けない, 増やさない(増殖抑制), 殺す(殺菌)の3原則が重要である. これを怠ると流通段階での温度上昇にともない, 細菌汚染による影響が一挙に現れてくる. 腸炎ビブリオ危害防止対策法のガイドラインには, 魚の一次保管や洗浄に清浄海水や人工海水の使用が指示されている.

(3) 低温管理

低温管理の方法は, 数日間の短期間であれば「冷蔵」が, 長期間に及ぶ場

合は「冷凍貯蔵」が用いられている．冷蔵には，冷却装置による温度管理法と氷蔵法が採用されている．氷蔵は，冷却効率の良さと作業の簡便性から一般的な低温管理の手段として普及している．氷の冷却効果は，氷が溶けるときに発揮されるため，その冷却能力をいかに有効利用するかである．かけ氷の場合は破氷と魚体をよく接触させ，常に溶けた水が魚体表面を洗い流すようにすると効果的である．水氷法は急速な冷却と，温度や塩分濃度を均一にするのに有効である．しかし，長時間の浸漬は水分や塩分が魚体内に浸透して肉質を劣化させる可能性があり，例えば，眼球の白色化や体色変化を引き起こす弊害もある．したがって，魚体が冷却できた段階で速やかに冷蔵またはかけ氷貯蔵に切り替えるとよい．氷蔵下での魚介類の鮮度保持期間は一般的に3～4日間が限度であるが，氷結点以下の温度帯に注目したパーシャルフリージング（－3～－5℃ PF貯蔵）法は，氷蔵法より約5～7日間の延長が期待できる貯蔵方法である．パーシャルフリージングは，設備などのコスト面に影響を与えるが，海水氷を使用することで温度を維持することも可能である．

　数か月に及ぶ長期貯蔵であれば凍結する必要がある．凍結貯蔵による場合は，氷結晶の成長にともなう組織破壊やタンパク質の変性，さらには解凍時にドリップが流出し品質が劣化するなどの凍結変性が生じる．これらの劣化を防止する方法として，急速凍結法や－50℃以下の超低温貯蔵庫が開発されており，付加価値の高いマグロなどではすでに採用されている．取り扱う魚種や目的に応じて適切な凍結温度や糖類などの変性防止剤の使用など各種条件を選択することが必要であり，解凍においても工夫が必要である．

（4）　その他（活魚輸送）

　魚介類の鮮度保持の基本は，①速やかな予冷，②清潔で迅速で丁寧な取扱い，③低温の保持である．その他，活魚の流通過程で見られる即殺も鮮度を保持する有効な手段である．活魚輸送では，水槽中に活かしたままの状態で流通させる方法と，消費地市場に入荷した時点，または産地における出荷段階で，延髄破壊による即殺（しめる）で流通させる方法がある．即殺は，死後硬直を延長させ高鮮度を維持させることが目的である．

2.3 船上・養殖場などでの鮮度管理

漁獲物は船上での取扱い方によって品質に優劣ができ，市場での価格に影響してくる．水生生物の筋肉特性は，陸上生物のそれに比べて，温度安定性が極めて弱く，また，微生物や脂質の酸化などの影響を受けやすく品質の劣化速度が速いので，魚介類を食品として取り扱う場合はより衛生・品質管理に留意する必要がある．船上での鮮度保持の基本は，(1) 苦悶死をさせない，(2) 漁獲後速やかに冷やす，(3) 天日にさらさない，である．

(1) 苦悶死をさせない

魚体は，暴れることにより，甲板などにぶつかり体表を傷つけ，内出血が発生し品質の劣化をきたす．赤身魚では死後，筋肉中に多量の乳酸が蓄積され，pHが酸性状態となりタンパク質の変性をもたらす．延髄破壊により活けじめ（即殺）することは苦悶死によるpHの急激な低下を防ぎ，死後硬直を延長することによる鮮度保持ができる．

(2) 漁獲後速やかに冷やす

かけ氷や水氷は，魚体に付着している腸炎ビブリオなどの好塩性微生物の増殖や活動を鈍くする．冷却により解糖系の酵素活性を弱めるので品質の保持に有効であるとともに，細菌増殖を抑制するので衛生面での向上に有効である．

(3) 天日にさらさない

魚体温の上昇は，魚体内の酵素活性や微生物の増殖を活発にし鮮度や品質を低下させ，紫外線は脂質の酸化を促進し品質を低下させるので，冷暗所（船倉）に貯蔵する必要がある．船倉や運搬カゴなど漁獲物を取り扱う甲板や容器などは，常に衛生面に配慮し船上での衛生管理を徹底する必要がある．

漁獲物の管理は，漁獲方法や漁獲物の種類によって異なり，活魚，鮮魚および凍結魚など水揚げの方法の違いにより船上での処理方法が異なってくる．そこで，①船上での設備および作業場について，②船上での氷の利用について，③活けじめ脱血処理について，④その他の鮮度保持技術について述べる．

① 船上での設備および作業場について

波や風の影響により不安定な状況下にある船上作業にも安全で衛生的な品質管理が要求される．作業スペースの安全を確保するために整理，整頓を徹底し，作業用具は常に衛生的に保ち，特に作業範囲の足場が滑らないよう甲板の手入れをする（甲板に藻類の付着は厳禁）など日頃から注意と工夫が必要である．

② 船上での氷の利用について

船上では，主に近海カツオの巻網や沿岸マグロ漁業で大量の氷を使用している．漁獲物の冷却は，鮮度保持の目的から魚体温を10℃以下まで下げる必要がある．5～10月は海水中に菌が含まれていることが多く，この時期は気温も高いため増殖しやすい．10℃以下にすると腸炎ビブリオ菌の増殖を抑制し，漁獲物の酵素作用も遅延され体表色の黒変化も防ぐことができる．氷を使用して冷却する方法には，砕氷を用いた (a) かけ氷法と，水と混ぜた (b) 水氷法とがある．

(a) かけ氷法

漁獲物に砕氷を接触させて冷却する方法である．沿岸マグロ延縄漁業のマグロなどの大型魚の場合，活けじめ，脱血およびエラ・内臓除去後，魚体に氷を入れ（抱き氷），毛布で魚体全体を覆って船倉に入れ，氷をかける．この方法により魚体の損傷や体色の黒変化も防げる．関アジ・関サバのブランドをもつ大分県では特徴的な氷の使用方法をしている．すなわち，氷はポリエチレン袋に収納して，活けじめして脱血処理直後の魚体に氷の袋を，アジの場合は背側に，サバの場合は腹側に接触させて冷却したものを輸送する．

(b) 水 氷 法

小型の漁獲物を大量処理するときに使用されており，沿岸巻網漁業では漁獲物を船倉に移すとき氷と海水を混ぜ合わせるように氷を投入する．小型巻網船や船曳船では海中の網の中に氷を投入して氷と海水の混合を促進し，魚が苦悶死するのを防ぐ「捨て氷」と言われる鮮度保持に効果的と思われる漁法がある．近海カツオ一本釣り漁業での水氷の調製の割合は，魚：氷：海水：真水＝1：1：0.5：0.5が推奨されており，体色の黒変化や眼球の白色化を防ぎ，肉質のミオグロビンのメト化を防いでいる．

③ 活けじめ脱血処理について

活けじめ効果は，死後硬直を遅延させ，肉質のpHをゆっくりと酸性に変化させるところにある．pHが低くなると酸味が強くなり，ミオグロビンのメト化速度を速め品質低下を招く．活けじめの方法は，一般に延髄刺殺が行われている．カツオ，ブリ，マグロの大型魚では活けじめ処理機が用いられている．脱血効果として，回遊魚では肉の軟化を遅らせることが知られている．カツオでは肉色を鮮やかに保つ効果や血生臭さを軽減することが官能検査からも認められている．また，ブリでは，脱血処理により筋肉中の脂肪酸化が軽減されることも報告されている．養殖ハマチでは，脱血直後の刺身は透明感があり，3枚に卸した魚体からの出血量にも大きな差が認められる．

④ その他の鮮度保持技術について

(a) 餌止め

コイやウナギなどの淡水魚では，一般的に行われているが，海水魚でも養殖魚や関アジ・関サバなどは，海上生け簀で1週間程度畜養をしてから出荷している．

(b) 延髄破壊

マダイの死後硬直を遅延させるのに有効である．大阪を中心に関西地方，島根県および長崎県で実用化されている．脊椎部に延髄除去装置を挿入し，空気圧で延髄を吹き飛ばす処理をする．マグロでは，針金状のフレキシブルな形状の金属線を用いて延髄から脊髄までの神経組織を破壊している．

(c) 低温畜養

魚種（コイ，ヒラメ）によってそのメカニズムは変わるが，低温の畜養により，ハマチなどで死後硬直を遅らせる効果が確認されている．ヒラメでは筋肉細胞内のミトコンドリアのATP合成酵素量が増大し，結果的に死後硬直を遅らせることが予想される．

2.4 生産地市場から消費地市場における鮮度保持[4]

鮮魚・冷凍魚の生産地から消費地への流通経路は，生産地市場から消費地市場へ，そして仲卸業者を経由して量販店や専門小売店から消費者に至るのが一般的である．

各流通過程における魚介類の推定経過時間または滞留時間は以下のとおりである．

- 生産地市場（船倉から水揚げ，入札，仕分け）　約2〜4時間
- 輸送（大型冷凍冷蔵車にて消費地市場まで）　約6〜9時間
- 消費地市場（受入れ後，仲卸着）　約1〜3時間
- 小売り（仲卸〜小売り〜消費者購入）　約4〜10時間

このように，生産地から消費者に至るまで，だいたい13〜26時間を要し，この間いかに鮮度よく保持するかが重要である．生産地から小売店に至る魚介類の鮮度保持を目的とした各過程における取扱いのポイントを以下に示す．

2.4.1　輸送時の取扱いのポイント

氷蔵：発泡スチロール＋氷による鮮魚の氷蔵輸送は，氷1kg当たり約80kcalの融解潜熱によって魚体を冷却するため，時間の経過とともに氷が適量ずつ融解し減少することが大切である．氷は冷却作用のほかに，鮮魚の表面に付着する細菌や魚臭の主な原因となるトリメチルアミンおよびアンモニアなどの分解生産物を洗い去ることに効果がある．一般に，魚体重に対して冷却に要する氷量は夏季では1対1であるが，酷暑時または遠距離輸送の場合は約1.5倍から2倍の増氷が必要である．

冷凍：冷凍魚は－20℃以下の低温で保管しながら，そのままの凍結状態で流通される．この流通における輸送・一次保管中の留意点は以下のとおりである．

- 微生物の付着，繁殖を防ぐ．
- 魚体の自己消化作用を抑える．
- 包装状態を点検，補包装または再グレージングし酸化と乾燥を防ぐ．
- 魚体の部分的な自然解凍を防止する．

輸送：鮮魚・凍結魚の輸送時，一般にトラックの後部と上段のものが解けやすい．

- 冷凍冷蔵トラックは庫内温度を－18℃近くまで下げる．
- 保管や解凍の温度が違うものを混載すると，速く解凍するものが他のも

第2章　漁場・餌から管理される鮮魚　　　139

のを解かしたり，汚すので避ける．（解凍速度の異なる製品の場合，解凍の速い製品が緩慢凍結を生じる．）
・積荷前に，車両の設備や用具を点検し，きれいにする．
・冷気が庫内のトップ，底部，側面によく通気するように循環させる．
・積荷作業の際，冷気を逃がさないようにトラックの開閉扉内側にカーテンをする．
・製品の容量や包装に損害を与えるような，テコ，バリ，ノンコの使用禁止．
・通い箱にする段ボールの材質は良いものを使用し，繰り返し運搬に耐えるようにする．
・トラックの積載重量を適正重量で輸送する．

2.4.2　消費地市場での取扱いのポイント

消費地市場と仲卸の流通における鮮度保持として，まず次の対策が必要となる．

・到着した鮮魚・凍結魚がよく保冷されている．
・個々の魚体が常によく配列され，相互の魚体が圧迫されたり，変形しない．
・保冷車や冷凍車の断熱性・気密性が高く，容器，包装材ともに十分予冷したものを使用する．
・最も品温上昇の恐れのある流通段階のつなぎ工程（工場内搬送，一時放置，積み出し，積み下ろし，冷蔵庫出し入れ，配送など）において保冷のための作業管理，迅速作業，コンベアーおよび遮蔽用具（カーテン，カバー）使用などを的確に行い，その教育指導も徹底する．
・製品が清潔な環境に置かれ，取り扱われている．
・氷の残存状態を確認して，その都度増氷などの措置を徹底する．

一方，凍結魚は，魚種と数量に応じて適切な解凍設備・方法で作業を行う．以上の対策がクリアされた上で，

・直接日光や戸外空気と製品が接触するのを避け作業を迅速に行う．
・製品を解かしたり，昇温させるような中間ストックをしない．

- バラで放置せず，素速く容器やバッグにロットで詰めカバーをする．
- 発霜するまで放置しない．先入れ先出しが容易にできるよう古い日付の製品を最上段に保管する．
- 包装の破れ，着霜に注意する．
- 凍結について温度を0℃以上に絶対しない．
- 品質の良いものを在庫し展示する．
- 包装効果をよく検討し確認する．

以上の各取扱いが，消費地市場での鮮度保持を図る上で必要である．

2.4.3 今後の課題

　消費地市場および仲卸における鮮魚・凍結魚の物流システムの近代化は，最近ようやく緒についたばかりで，全般に依然として他産業に比べ著しく遅れているのが実情である．

　こうしたことから，安全性確保の面においても搬送・積荷作業の効率化，一部または全てにおいて自動化が必要となっている．また，入荷→分配→配送などのシステムについても混迷を極めている．今後はコンピューターシステムの導入や建物の配置などの再検討を行い，優れた鮮度保持と衛生面での安全性の確保を実現し，良質の商品を消費者に提供できるよう努めなければならない[5]．

2.5　鮮魚の安全性保持技術[4]—洗浄・除菌・殺菌

　魚介類は「活きの良さ」でその付加価値を得ている．昨今の安全性に関する消費者の意識の高まりのなか，これまで経験に頼ってきた魚介類の安全管理も見直す必要に迫られている．特に，生食魚介類が原因となる腸炎ビブリオ中毒が大きな問題となっている．

　腸炎ビブリオ菌は，10℃以下では増殖しないので，魚介類をチルド管理で流通すれば，腸炎ビブリオ菌による食中毒は防止できる．しかし，流通過程や消費者の温度管理意識が不十分な場合に腸炎ビブリオ菌による食中毒が発生する．魚介類の安全性にとって，温度管理と，原料魚の段階で有害微生

生産者	→	産地市場	→	水産加工場	→	消費地市場
生食用とする魚介類を漁獲後保存する際に用いる海水は，清浄なもの（沖合のもの）を利用し，沿岸部のものは避けること．		生食用とする魚介類の洗浄には原則として海水を使用しない．使用する場合は飲料適の水を使用した人口海水もしくは殺菌した海水を使用すること．		刺身・むき身貝類の汚染防止措置を講じるとともに，製品中の腸炎ビブリオ最確数を100/g以下とし，室温を4℃以下に管理すること．以下略		流通・販売時を通して4℃以下に保存すること．以下略

活魚の取扱いにあたっては清浄な海水を使用すること．特に生食用とする場合の処理にあたっては上記に準じた取扱いとする．

図2.1 生食用水産加工品に対する夏季における腸炎ビブリオ対策の概要[1]
（2000年，厚生労働省食品衛生調査会乳肉水産食品部会規格基準より抜粋）

物の汚染防止や除去の手段を導入することが重要となる．

2000年に食品衛生調査会乳肉水産食品部会から腸炎ビブリオ危害防除対策法のガイドラインが示された（図2.1）．その要点は，原料段階でのビブリオの汚染率を下げようというものである．漁獲後の魚の一時保存や洗浄に清浄な海水や人工海水を用いることは衛生管理の上からも当然である．

魚介類の殺菌技術は，魚介類特有の鮮度に関する事情を考慮する必要はあるが，次亜塩素酸ナトリウム，オゾン水，有機酸による洗浄，電解水などの野菜や肉類で採用されている洗浄・除菌技術が基本的には魚介類に応用できる．

(1) 凍　　結

凍結では微生物の増殖を停止することはできるが，完全な殺菌は期待できない．魚介類で問題となる腸炎ビブリオ菌は，一般に低温や凍結に弱いことが知られている．魚介類の凍結処理による殺菌効果を検討し，その効果は認められるが完全な殺菌ではなく，細菌数の減少には有効であると報告されている．

(2) 次亜塩素酸ナトリウム

HClOは微生物を特異的に殺菌するわけではなく，有機物に対して酸化作用がある．使用に当たっては汚れなどの有機物を極力落とすことが基本である．また，食品の除菌に用いる場合は，食品自体が有機物なので次亜塩素酸

による除菌は，機械などの殺菌効果と比較して低い．付着した微生物への殺菌効果があるのは，次亜塩素酸処理した瞬間であり，その後は有効塩素が減衰することを十分考慮に入れて次亜塩素酸ナトリウムを使用すべきである．次亜塩素酸には，強い漂白作用や脱臭作用もある．

(3) オゾン水

オゾンの化学式はO_3で，酸素O_2に比べると分子内に酸素原子が1つ多い構造をしているため，強い酸化力を持ち，洗浄，殺菌，消毒，脱臭，漂白などに用いられている．塩素水，その他の除菌剤に比べて，殺菌力が強く，短時間で目的を達することができる．マアジのオゾン水殺菌による貯蔵試験では，0.6ppmオゾン水（3％食塩水）で30～60分処理すると一般生菌数が10^2程度に減少し，保存性の向上も認められた．冷凍魚を取り扱う加工工場でオゾン殺菌後，コレラ菌，大腸菌，サルモネラ菌，腸炎ビブリオ菌，黄色ブドウ球菌などの食中毒細菌が，3％食塩水中または蒸留水中で減菌することが認められた．魚介類の表面粘膜は多量の細菌が付着しており，これらが保存性に大きな影響を及ぼしているが，オゾン水処理による減菌で保存性が向上する．しかし，過度の使用は，鮮魚特有のにおいを失うことや，不飽和脂肪酸が酸化されることが懸念される．

オゾン水の効果は，次亜塩素酸と同じ作用機構であり，有機物の酸化剤なので，魚介類の洗浄にあたり，処理時間と除菌率，官能検査，脂質酸化などの化学指標についても検討することが必要である．なお，オゾン水には次亜塩素酸に比べて残留による変異原性物質の生成などの問題はない．

(4) 有機酸処理

有機酸（ソルビン酸カリウム）は食品の保存料として広く使用されているが，洗浄水としても使用され，その除菌効果と保存性の向上が認められている．フィレーを5％ソルビン酸カリウム液に浸漬したときの保存性への影響として，殺菌効果と増殖抑制効果が認められた例もある．

2.6 微生物性食中毒

生産・流通現場における食中毒や腐敗などは，冷凍・冷蔵を中心とした低

温貯蔵法などのコールドチェーンの普及や衛生環境の改善により，事故例はより減少した．最近の食中毒の発生状況でも，1件当たりの患者数は増えているが，年間の事故数は減少している．これらの事故数の80％と患者数の98％が，サルモネラ菌，腸炎ビブリオ菌，黄色ブドウ球菌，病原性大腸菌などの微生物性食中毒である．その他，カンピロバクターや小型球形ウイルス（SRSV）などの食中毒も増えているが，その原因としては，耐性菌の増加や免疫力の低下などヒト側の問題などが指摘されている．

細菌性食中毒の予防方法は，①食品を取り扱う手指や器具，容器を清潔に保ち，細菌による汚染を防ぐ，②冷蔵庫，冷凍庫の温度管理を徹底して細菌を増殖させない，③細菌の殺菌・消毒に関して正しい知識を身につけて適切な殺菌を行うことである．

次に，水産食品との関係が深い細菌性食中毒について，特に腸炎ビブリオ菌，SRSV，アレルギー様ヒスタミン生成菌の微生物危害について述べる．

(1) 腸炎ビブリオ食中毒

腸炎ビブリオ食中毒は，わが国で最も発生率と患者数の多い細菌性食中毒の1つである．最近10年間の発生状況では，全食中毒発生件数の18〜39％，患者数の10〜42％を占め，死亡が2名いる．腸炎ビブリオ食中毒は，魚介類による食中毒全体の90％を占めており，その原因食品は近海産魚介類の刺身やすし種などである．その他に魚介類を扱った調理器具，食器，手指などを介しての二次汚染によるものもある．この原因菌である腸炎ビブリオ菌は，好塩性であり海洋に生息するので魚介類が汚染されやすく，その増殖速度が極めて速い．腸炎ビブリオ菌による食中毒防止対策として，本菌が好塩性であるため真水で洗浄する，10℃以下では増殖できないので低温の冷蔵庫に保管する，酸に弱いので魚を酢漬けにする，熱抵抗性が弱いので加熱調理する，魚専用のまな板を用いて二次汚染を防ぐことが大切である．

(2) **SRSV**（小型球形ウイルス）

平成10年度から食中毒の統計にウイルスによる食中毒が加えられ，発生食中毒全体の約10％を占め，そのほとんどがSRSVによるものである．SRSVは総称名でありノーウォークウイルス，スノーマウンテンウイルスなどが代表的なものである．原因食品としては，生カキの場合が多く，カキが

海水をろ過してウイルスを濃縮するためと言われている．ウイルス性食中毒の特徴は，一般の細菌性食中毒が気温の高い夏場に多いのに対し，冬場に多い傾向がある．

SRSVによる食中毒は，潜伏期間1～2日間の後，嘔気，嘔吐が強く，頭痛・発熱などの症状が見られる．

(3) アレルギー様食中毒

アレルギー様食中毒は，マグロ，カツオ，サバなどの赤身魚やその加工品を食べた後，顔面が紅潮し，頭痛，じんま疹，発熱などを呈する．本中毒はヒスタミンを100 mg/100 g以上含む食品を摂食したときに発生する．これは，赤身の魚の筋肉中に多量に存在している遊離のヒスチジンが腐敗細菌の増殖にともない，脱炭酸作用を受けてヒスタミンを生成することにより起こる．最近欧米では，健康志向から水産物の消費が増えており，マグロ，サバなどの缶詰による中毒も発生している．鮮度が悪く，ヒスタミンの蓄積した輸入原料を缶詰に用いたのが原因である．輸入原料の規制を強化し，健康障害を起こすヒスタミン量を50 mg/100 gとして，マグロ・カツオ缶詰の原料に対して5 mg/100 gの基準値を設けている．

2.7 水産加工場でのHACCPの適用と効果

HACCPとは，Hazard Analysis Critical Control Pointの略称で，危害分析重要管理点監視方式と訳されている．アメリカで宇宙食の開発に用いられた新しい衛生管理システムである．水産加工場でのHACCPの適用と効果について以下に述べる．

(1) 食品衛生上の危害を合理的な方法によって未然に防止できること，その結果，消費者や流通・販売業者への信頼性が向上する．

(2) HACCPシステムで原料入手から製品の出荷時点までの全ての結果が即座に把握でき，製品の事故防止や事故発生時の適切な対応ができる．

(3) 各工程でのCCP（重要管理点）の監視記録を保存することが義務づけられるので，万一問題が生じた場合の原因究明も迅速かつ合理的に行え，自社製品でPL法訴訟が生じた場合にもこれらの記録に基づいて対応ができ

る．

（4）経費と時間の節約が挙げられる．これに関してはHACCPシステムの導入がコストアップにつながるのではなかという心配がある．しかし，いくつかの試算では，施設設備の部分へのコストはかかるが，HACCPの導入により日常的な経費は節減になる．これまで品質・衛生管理は，最終製品の一般生菌数や大腸菌数を測定する手間と時間の掛かる作業によるのが普通であったのに対し，HACCPシステムでは管理条件の設定やシステムの検証などの場合を除けば，日常的な微生物検査は著しく軽減可能となり，温度測定程度のモニタリングで十分対応できるので，人員と経費がかなり削減できる．ただし，HACCPが適正に機能するためには，従事者の訓練を行うと共に微生物のよく分かる専門家の支援を得ることが重要である．HACCPの効果は単に直接的なコストの減少だけでなく，その導入によって生産性が改善されること，品質が向上し，クレームが減少，消費者の信頼が増すことや，従業員の意識や士気が高まり，社内の雰囲気が活性化されることなど副次的な効果も大きい．

2.8 養殖魚の安全性

近年，食品の安全性や品質管理に対する関心が世界的に高まってきている．特に農産物については，「遺伝子組換え食品」，「環境ホルモン」，「残留農薬・抗生物質」など，消費者が食品の安全性に関心を持ち，より安全性の高い食品を求めるようになってきた．水産加工においては，1995年に起きたホタテガイの対EU輸出禁止事件をきっかけとしてHACCP方式が注目され，工程管理方式として急速に導入され始めた．こうした中で，水産加工段階だけでなく，養殖魚の飼育段階においてもHACCPの概念を国際的に導入しようという働きかけがあり，1998年にFAO/WHO合同食品規格委員会（コーデックス魚類水産物部会）で，HACCPの概念に基づいた「養殖生産物のための国際製造規範勧告案」が出された．わが国では，水産庁が平成10年から養殖魚の生産工程にHACCPの概念を導入して養殖魚の安全性を確保するための品質マニュアルを策定する事業（養殖生産品質管理対策事業）が

スタートした．また，「持続的養殖生産確保法」は，過剰な餌料の投与や魚病の発生による養殖場の環境悪化を防ぎ，持続的な生産と養殖魚の安全性の確保を目指している．

養殖生産にあたって，養殖環境の保全と養殖魚の安全性や品質管理が重要な課題である．

2.8.1 消費者意識と養殖魚の安全性

「食品の購入基準・意識に関する調査」では，消費者が国内産地・生産者を意識して購入する理由として「安全性が高い」との回答者が7割を示し，「おいしさ」よりも「安全性」を求めている．養殖魚での細菌性疾病治療のための水産用医薬品の利用は，消費者に「養殖魚は薬漬けで本当に安全か？」の不安を持たれている．水産用医薬品が適正に使用されていれば，養殖魚に抗生物質が残留することはないが，消費者に対して残留の不安を除くための養殖魚の飼育管理の情報を与えていない．また，多くの場合，水産用医薬品の適正な使用を裏付ける証拠（記録）が残されていない．これらの問題は，養殖魚がどのような飼育管理によって生産されたものであるかという養殖魚の履歴を明らかにすることによって解決できる．

ダイオキシンやPCBなど有害化学物質のヒトへの蓄積は，魚介類の摂取によって食物連鎖を介する経路が最も多いという指摘がある．沿岸海域の環境汚染が進みつつある中で，これら有害物質による汚染は，養殖魚の安全性を考える上で重要な問題である．

養殖魚生産者は，消費者が食品に対して安全性を求めているという意識の高まりを受けとめ，より安全で付加価値の高い養殖魚を生産しようとする意識変革と情報開示についての対応が必要な時期にきている．

2.8.2 養殖魚生産段階におけるHACCPの概念

食品の加工・製造段階と養殖魚の生産段階では，生産管理方法に違いがある．例えば，原料受入れから出荷までの時間は，食品工場では数時間で対応できるが，養殖場では数か月から3年間かかる．食品工場の施設・設備は閉鎖系で清潔区と非清潔区が区別できるが，養殖場では開放型で清潔区と非清

潔区を区別することができない．また，微生物の管理でも，食品工場の清潔区は無菌的な対処をしており，一方，養殖場での環境中には微生物が常在している状況である．したがって，HACCPの概念をそのまま養殖魚の生産段階に応用することは困難であるが，養殖魚の安全性を確保する上で問題がない範囲で独自の管理基準を確立し，HACCPの7原則に沿って養殖魚の生産管理方式を見直し，養殖魚の安全性を確保するための飼育条件，方法を確立することが必要である．

2.8.3　養殖魚の飼育管理[6]

（1）　養殖魚の生産においてヒトの健康を脅かすいかなる要因（危害要因）が存在するか．

（2）　どのような管理をすれば危害を回避することができるかを分析して，重要管理点（CCP）を定める．

（3）　適正な管理が行われていることを示す管理基準を定める．

（4）　それをどのような方法で監視するか．

（5）　それを守れないことが分かった時，どのような改善措置をとるか．

（6）　どのような記録を残すか．

以上の項目に沿って，適正な飼育管理が行われていることを検証するにはどうすればよいかをマニュアル化し，それを実践する．

また，従来の飼育管理の方法が，養殖魚の安全性に悪影響を及ぼしているとは考えられない．なぜならば，食中毒などでの健康被害は，魚の調理や保存の過程で起こることが多く，養殖魚が直接的な原因となって健康被害を起こした例はないようである．HACCP方式による養殖魚の飼育管理マニュアルでは，養殖魚の飼育履歴を明らかにする記録作成が求められる．

2.8.4　養殖魚生産でのHACCP方式の飼育管理（図2.2）

HACCP方式による飼育管理を導入して「安全性」の保証を得た養殖魚は，天然魚にない商品価値を持つことになる．消費者は，水産物に対して「おいしさ」の他に「安全性」を求めており，養殖魚は，生産工程を人為的な管理下においているので，ヒトの健康に影響を及ぼす要因がわかっていれば，そ

れを監視することで生産物の安全性が保証できる．このことは，「安全性」が養殖魚の新たな付加価値となり，そのためには，様々な記録を作成する煩雑さや，安全を保証する分析費用などを負担しなければならないが，飼育管理で作成する養殖魚の飼育に関わる記録は生産コストの解析や経営診断の資料ともなる．実際に，HACCPの導入によるメリットは，食品衛生上の危害を合理的な方法によって未然に防止できる点である．これまで養殖魚が直接の原因となって健康被害を起こした例はないが，万一品質上の問題が生じたとしても，記録を検証することで，生じた問題が何に起因しているかを明らかにすることができる．また，責任の及ぶ事故であれば，その点を改善する

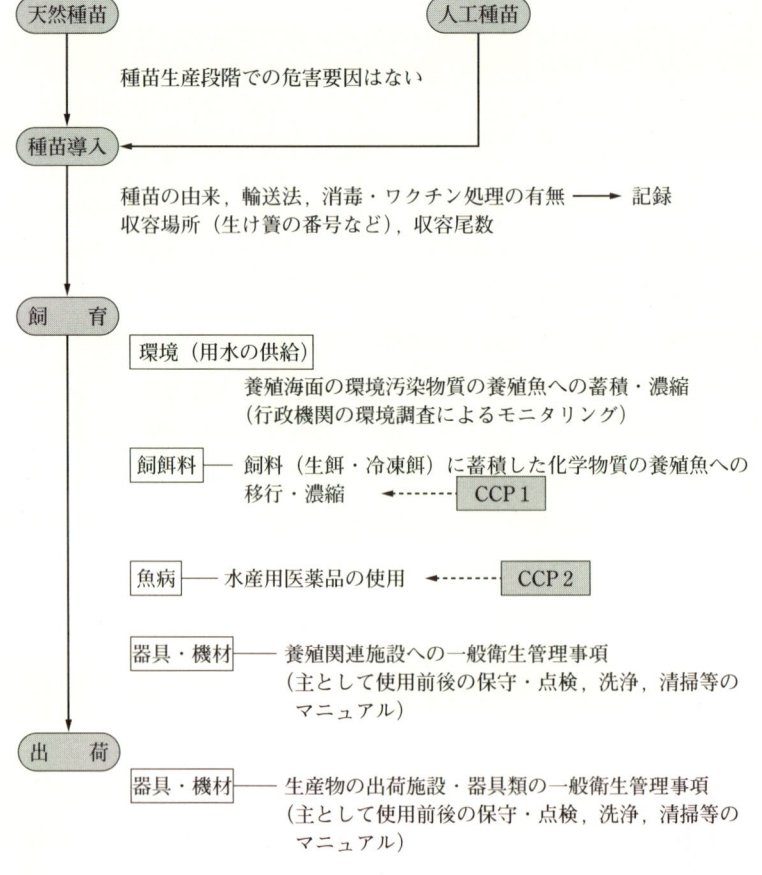

```
天然種苗              人工種苗
   │                    │
   │  種苗生産段階での危害要因はない
   ↓                    │
 種苗導入 ←──────────────┘
   │
   │── 種苗の由来，輸送法，消毒・ワクチン処理の有無 ──→ 記録
   │   収容場所（生け簀の番号など），収容尾数
   ↓
 飼 育
   │
   │─ 環境（用水の供給）
   │     養殖海面の環境汚染物質の養殖魚への蓄積・濃縮
   │     （行政機関の環境調査によるモニタリング）
   │
   │─ 飼餌料 ── 飼料（生餌・冷凍餌）に蓄積した化学物質の養殖魚への
   │            移行・濃縮 ←──── CCP 1
   │
   │─ 魚病 ── 水産用医薬品の使用 ←──── CCP 2
   │
   │─ 器具・機材 ── 養殖関連施設への一般衛生管理事項
   │                （主として使用前後の保守・点検，洗浄，清掃等の
   │                マニュアル）
   ↓
 出 荷
   │
   │─ 器具・機材 ── 生産物の出荷施設・器具類の一般衛生管理事項
                    （主として使用前後の保守・点検，洗浄，清掃等の
                    マニュアル）
```

図 2.2 　養殖魚の生産工程とHACCP方式による飼育管理マニュアルの概要

ことによって再発を防止できるし，生産者の責任が及ぶ範囲を越えた事故であれば，生産者に責任がないことを示す証拠ともなる．

2.8.5 養殖魚の生産段階で起こり得る危害要因

養殖魚を食べた人の健康に危害を及ぼすおそれのある要因として考えられることは，次のようなものである．

① 養殖魚の可食部が調理される前にヒトの病原性微生物に汚染されている（生物学的危害）．

生物的危害としては，腸炎ビブリオなどの食中毒を起こす細菌類が通常環境水中に存在しているが，生きている魚の体内に侵入して可食部を汚染することはあり得ないので，養殖生産工程で起こりうる危害とは考えにくい．また，アニサキスが海面養殖魚種に寄生して問題を起こした例もない．以上のことから，基本的には，生物学的危害は養殖魚の生産段階で発生することはないものと考えられる．

② 養殖魚の可食部に有害化学物質が蓄積している（化学的危害）．

養殖魚がヒトの健康に危害を及ぼすおそれのある要因は化学的危害である．化学的危害の中には，水産用医薬品や飼育環境中に存在する有害化学物質の残留のほか，赤身魚の養殖の場合，ヒスタミンの蓄積にも注意が必要である．テトロドトキシンなどの自然毒も化学的危害の要因であるが，トラフグはもともとテトロドトキシンを保有する魚種であり，その他の養殖魚で自然毒を保有しているものは存在していない．したがって，化学的危害の中で重点的に監視する必要のあるものは，水産用医薬品や飼育環境中に存在する有害物質の残留である．

③ 養殖魚の可食部に異物が入っている（物理的危害）．

養殖魚が浮遊する異物を誤って摂取した場合，誤飲した異物が消化器官内に残留する可能性はある．しかし，筋肉に移行することはありえないので，内臓を食用とする場合を除くと物理的危害は起こり得ないと考えられる．

2.8.6 養殖魚生産工程での危害防止のための適正管理

養殖魚の生産は，種苗を生け簀に収容して（種苗の導入工程），給餌をし

て魚を成長させた後（飼育工程），出荷する（集・出荷工程）という3つの工程に分けられる．

種苗の導入工程では，危害要因は関与しないが「種苗の導入の記録」「分養記録」は残すべき記録である．記載すべき内容は，種苗の由来，ワクチン処理の有無，収容量単位ごとの場所，重量，尾数などである．これらの事項は，水産用医薬品を適正に使用するために不可欠な記録であると同時に，法律で義務づけられた健全な種苗確保および適正な放養密度を遵守していることの証拠となる．

また，日常の作業や各工程において清潔なものを使用することにより付着する細菌数をできるだけ少なくするためには，清掃状態や保管状態のチェックを実施し，点検などの記録を「一般衛生管理記録」として作成する．

(1) 飼育環境

有害化学物質は人間の社会活動の結果，環境水中に排出されるものである．飼育環境水中に存在する有害物質は，魚類のエラ，体表，消化器官などから養殖魚の体内に取り込まれ，蓄積される可能性がある．特に，脂溶性の化学物質は，魚の脂肪組織に蓄積して排泄されにくい性質を持っている．表2.1には魚類に存在する環境由来の化学汚染物質および農薬の許容限界（アメリカの基準）を示した．

一般に，人の社会生活の影響が及ぶ範囲での魚の飼育は困難である．すなわち，養殖漁場は有害化学物質の供給源となる河川や工業地帯などの人の社会活動の影響が及ぶ範囲から離れているほど影響は少ない．

実際には，表2.2に示すような水産用水の有害物質の基準値（海域）を満たすような漁場で養殖が行われている．したがって，養魚場がこれらの有害化学物質に汚染されていないことを1年に4回程度調べて，その結果を記録して残しておくことが必要である．

また，汚染物質により何らかの事故が発生した場合には，「漁場環境事故記録」を残すとともに，必要なモニタリング調査を行うことが必要である．また，過去に使用された漁網防汚剤の主成分であるトリブチルスズは，環境ホルモンの一種であることから，使用に対する消費者の懸念が予想される．承認を受けた漁網防汚剤を使用する限りにおいては危害になることはない

表 2.1 魚類に存在する環境由来の化学汚染物質および農薬の許容限界・アクションレベルおよび指導基準（アメリカの基準）

有害物質	濃度	参考文献
農薬		
アルドリン・ディルドリン	0.3 ppm	Compliance Policy Guide sec. 575.100
クロルデン	0.3 ppm	Compliance Policy Guide sec. 575.100
クロルデコン	0.3 ppm	Compliance Policy Guide sec. 575.100
DDT，TDE，DDC	5.0 ppm	Compliance Policy Guide sec. 575.100
ジクワット	0.1 ppm	40 CFR 180.226
フルリドン	0.1 ppm	40 CFR 180.420
グリホサート	0.25 ppm	40 CFR 180.364
ヘプタクロール・エポキシヘプタクロール	0.3 ppm	Compliance Policy Guide sec. 575.100
シマジン	12 ppm	40 CFR 180.213
PCB類	2.0 ppm	40 CFR 190.30
2,4-D	1.0 ppm	40 CFR 180.142
有機水銀	1.0 ppm	Compliance Policy Guide sec. 545.600

（「魚介類および魚介類製品の危害および管理ガイド（第2版）」より抜粋）

が，適正な漁網防汚剤の使用を証明する「漁網防汚剤使用記録」を残しておく必要がある．

(2) 飼・餌料

　養魚場に存在する有害化学物質が養殖魚に蓄積する可能性は低く，むしろ餌に含まれる化学物質が養殖魚に移行する可能性が高いと考えられる．したがって，有害物質の汚染を受けていない飼・餌料を使うことは，養殖魚の安全性を確保する上で重要な管理点（CCP）である．配合飼料や副原料の安全管理は，製造元より安全性の証明書を取得することで配合飼料，副原料由来の化学的危害を回避できる．一方，餌料の場合は，使用量が多く，原料魚の産地（漁獲場所）や魚種も様々で，原料魚が有害化学物質に汚染されていないことを証明することは容易でない．現状では，ロットごとに原料魚の一部を保存しておき，定期的に検査することで餌料の安全性を確認する以外に方法がない．

　したがって，飼・餌料の管理はCCPであり「配合飼料・副原料の受入記録」および「餌料魚受入記録」を作成し，定期的に検証していかねばならな

表 2.2　有害物質の水産用水基準値（海域）（単位：mg/L）

物　質　名	環境基準	水産用水基準
総水銀	0.0005	0.0001
アルキル水銀	検出されないこと	検出されないこと
PCB	検出されないこと	検出されないこと
トリブチルスズ化合物	—*1	0.002 (μg/L)
ダイオキシン類	—	0.001 (μg/L) *2
有害金属類		
カドミウム	0.01	0.0001
全シアン	検出されないこと	検出されないこと
鉛	0.01	0.003
ヒ素	0.01	0.01
農薬類		
ダイアジノン	0.005	0.0001
フェニトロチオン	0.003	0.00001
シマジン	0.003	0.03 *2
イソプロチオラン	0.04	0.04
チウラム	0.006	0.006 *2
チオベンカルブ	0.02	0.02
その他		
ジクロボス（DDVP）	0.01	0.0004
フェノカルブ（BPMC）	0.02	0.003
イプロベンホス（IBP）	0.008	0.008
クロルニトロフェン（CNP）	0.005	0.005

*1　数値が示されていない．
*2　海域のデータがなく，淡水域での基準値．
太字の物質は，人の健康の保護に関する環境項目である．
（水産用水基準（1995年版，日本水産資源保護協会）より抜粋）

い．また，日常の給餌作業については，「調・給餌指示書」を毎日作成し，その指示書に従って，餌を調製し，決められた場所に給餌する．

(3)　水産用医薬品

水産用医薬品が適正に使用されているということは，以下の項目が証明できることである．

・病気の正しい診断が行われている．

・その病気を治療するために最も適した薬剤が選択されている．

・薬剤の用法と使用量が守られている．

・治療すべき魚群に正しく投与され，休薬期間が守られている．
・薬剤の入・出庫がきちんと管理されている．

　これら一連の水産用医薬品使用の手順が正しく管理されているかどうかの検証は，個々の記録を精査することによって行われる．魚病の診断，使用すべき医薬品および使用量に関しては，「魚病診断・投薬指示記録」をチェックする．使用量が正しく算出されているか否かは，「種苗導入記録」「分養記録」に記載された放養量が算出の根拠となる．また，正しい濃度の医薬品を含む餌が調製されているか否かは，「調・給餌指示書」を調べれば明らかになる．さらに，「水産用医薬品受入記録」，「投薬記録」の他に，「飼育記録」「調・給餌記録」によって休薬期間が守られていることが確認されれば，「休薬証明書」が発行される．このように，多くの書類を残すことが必要なのは，すべて矛盾なく記載されていれば，水産用医薬品が適正に管理されていることを示す証拠となるからである．

2.9　大日本水産会の養殖魚に関するHACCPマニュアル[7]（抜粋）

　「大日本水産会」は社団法人であり，水産業に関わる400の団体や会社などで構成されている総合中央水産団体である．水産業界の諸問題を取りまとめ国会，政府，その他の機関に要請などを行い意見を反映させ，国際的にも国連食糧農業機関（FAO）など公的機関および国際水産団体連合会（ICFA）などと密接な連携を図り諸問題に対応している．HACCPに関しては，大日本水産会がアメリカのFDAよりHACCP第三者認証団体として指定を受けている．

　本マニュアルは，平成14年度水産庁補助事業「水産食品品質高度化総合対策事業」の一環として「養殖関係部会」が作成したものである．以下に，その抜粋を掲げる．

（1）　養殖魚の生産ポリシー
　消費者に信頼される安全性の高い養殖魚を生産するには，生産履歴が明らかな養殖魚を育てることである．すなわち，適正な薬剤の使用手順を決め，

薬剤残留のないことが保証できる飼育管理を行い，養魚場の環境基準を定め，適正な飼育環境の下で飼育管理を行うことである．

(2) 水産用医薬品の使用に関する考え方

薬剤の使用を全面的に取りやめることは理想であり，その実現に向けてたゆまぬ努力をする．しかし，一定の生産量を確保し，生産者の供給責任を果たすために，当面必要な水産用医薬品の使用はやむをえない．これを否定されることは，鶏肉の偽装事件に見られるような事態や水面下での不適切な薬剤使用を起こし得る．これは，消費者にとって逆に好ましくない事態を引き起こすこととなる．水産用医薬品を養殖魚に投与することで食品としての安全性が損なわれるのは，水産用医薬品が養殖魚に残留した場合のみである．

① 薬剤の使用実態を明らかにして，乱用につながるような薬剤使用はしない．
② 用法，用具，休薬期間を厳守する（使用基準の遵守）．
③ 予期せぬ薬剤残留を防止するための手順を定め，手順に従って投薬する（人為的ミスによる薬剤残留の防止）．
④ 薬剤の入・出庫がきちんと管理されていることを証明できるようにする（承認された薬剤の使用証明）．

以上の事項に関する作業がマニュアルどおりに実行されていれば薬剤残留はありえない．しかし，マニュアルの逸脱行為があった場合は薬剤残留の可能性を否定できないので残留検査を実施する．

(3) 配合飼料の安全性に関する考え方

配合飼料・餌料の安全管理および品質の保証は養殖生産者が関与できる問題ではない．養殖生産者の責任は，信用のある配合飼料メーカーと製品の選択を行うこと，また，飼・餌料に何らかの問題が生じたときに，どの養殖魚に危害因子が存在するかを明確に特定できる飼育管理体制（トレーサビリティの確保）を整えることである．また，配合飼料メーカーからは安全性についての情報を得る．

(4) 養魚場の環境および水質に関する考え方

養殖生産者が証明できることは，養殖場の環境が水産用水の基準に適合していることだけである．

第2章　漁場・餌から管理される鮮魚

(5) 水産用医薬品の使用について

水産用医薬品の使用は，生産者がもっとも気をつけなければならないことである．消費者の信頼を得るためには，以下に定める手順を守らなくてはならない．

(1) 水産用医薬品の使用実態を明らかにする．

必要な記録を残す．必要な記録とは，「投薬記録，図2.3」，「水産用医薬品管理簿，図2.4」，「飼育管理記録，図2.5」の3種類である．

(2) 投薬したときは，

① 「飼育管理記録」の作業内容のところに投薬と書く．

② 「飼育管理記録」の特記事項のところに，その日に投与した薬の名称（商品名または有効成分名）と薬の量を書く．

③ 「水産用医薬品管理簿」には，〔使用日〕と〔使用量〕のところに投薬中，毎日記入する．〔在庫量〕のところは，前日の在庫量からその日の使用量を差し引いて毎日の在庫量を記入する（金銭出納簿と同じ要領）．

(3) 投薬が終わったら，

④ 「投薬記録」の〔投薬開始日〕のところに投薬を始めた日付を書く．

⑤ 「投薬記録」の〔投薬終了日〕のところに投薬を終わった日付を書く．

⑥ 「投薬記録」の〔投与薬剤〕のところに投薬した薬の名称を書く．

⑦ 「投薬記録」の〔投与量〕のところに投薬期間中に投与した薬の総量を書く（飼育管理記録の毎日の投与量を合計して記入する）．

⑧ 「投薬記録」の〔休薬期間〕のところに休薬期間を書く（何月何日から何月何日まで）．

(4) 投薬中は，できるだけ生け簀には，薬剤投与中であることを示す目印を，はっきりと識別できる場所に掲示する．

⑨ 薬剤入りの飼・餌料を容器に入れる場合には，通常の飼・餌料を入れる容器とは厳密に区別する（色，形状の異なる容器を用いるか，ビニールテープで色分けする）．

⑩ 1台の調餌機器で薬剤入りの飼・餌料と無添加の飼料を調餌する場合は，必ず無添加のものから調餌し，それが終了した後，薬剤添加のものを調餌する．給餌するときも，必ず無投薬の生け簀から給餌を始め，そ

養殖池番号：16

投 薬 記 録

投薬回数	投薬開始日	投薬終了日	投与薬剤	投薬量	休薬期間	作業者
1	平成15年3月3日	3月7日	水産用OTC散10%	10kg	3月27日まで	赤坂鯛蔵
2						
3						
4						
5						
6						
7						
8						
9						
10						

- 投与した水産用医薬品の名称（水産用医薬品管理記録に記載した商品名）を記入してください。
- 投薬開始日から投薬終了日までの間に、その生け簀に投薬した医薬品の総量を記入してください。1日の投薬量×投薬日数
- 休薬期間がいつまでかを明記してください。

生産者名：赤坂養魚

図2.3 投薬記録

第2章 漁場・餌から管理される鮮魚

水産用医薬品管理簿

（購入した水産用医薬品の商品名とメーカー名を記入してください．）

（この記入例では，1生け簀に3月3日から3月8日まで，5日間2kgずつ投薬し，3月7日から3月11日まで，別の1生け簀に2kgずつ5日間投薬してください．）

医薬品名：**水産用 OTC 散 10%**（○○製薬）

Lot. No.	購入日	購入量	使用した日	使用量	在庫量	使用者
987260	平成15年3月2日				10kg	赤坂鯛蔵
			平成15年3月3日	2kg	8kg	赤坂鯛蔵
			3月4日	2kg	6kg	赤坂鯛蔵
			3月6日	2kg	4kg	赤坂鯛蔵
987830	平成15年3月6日	10kg			14kg	赤坂鯛蔵
			3月7日	4kg	10kg	赤坂鯛蔵
			3月8日	4kg	6kg	赤坂鯛蔵
			3月9日	2kg	4kg	赤坂鯛蔵
			3月10日	2kg	2kg	赤坂鯛蔵
			3月11日	2kg	0kg	赤坂鯛蔵

（購入した水産用医薬品の製造ロット番号を記入してください．）

（2回目以降も，製造ロット番号を記入してください．）

注　意
1. この記録は，購入した医薬品の種類ごとに作成してください．
2. 有効成分が同じでも，医薬品の濃度が異なる製品（この記入例では，「水産用 OTC 散 20%」や「水産用 OTC 散 40%」など）を購入した場合は，購入した医薬品の種類が違うものと見なして，別の水産用医薬品管理簿を作成してください．

生産者名：**赤坂養魚**

図 2.4　水産用医薬品管理簿

第2部 育て方，作り方が問われる食品の安全管理

飼育管理記録　　　　　　　　　　　　　　　　　　　　　　　生け簀番号：16

平成15年3月　　　　　　　　期首在庫量：800尾（800kg）

日付	水温	給餌量	斃死尾数	作業内容	特記事項	作業者名
1	18℃			分養	No.4 から 400尾（400kg）を移動	赤坂鯛蔵
2	18℃				死亡原因はスレによるビブリオ病	赤坂鯛蔵
3	18℃			投薬	水産用OTC10%を2kg投与（冷凍サバ16kg，○○社HPマッシュ4kg）冷凍サバは○○から購入．	赤坂鯛蔵
4	18℃				同　上	赤坂鯛蔵
5	18℃				同　上	赤坂鯛蔵
6	18℃				同　上	赤坂鯛蔵
7	18℃				同　上	赤坂鯛蔵
8	18℃				冷凍サバ16kg，○○社HPマッシュ4kg　冷凍サバは○○から購入．	赤坂鯛蔵
9	18℃				同　上	赤坂鯛蔵
10	18℃				○○社ハマチ用EP	赤坂鯛蔵
11	18℃				同　上	赤坂鯛蔵
12	18℃				同　上	赤坂鯛蔵
13	18℃				同　上	赤坂鯛蔵
14	18℃				同　上	赤坂鯛蔵
15	18℃				同　上	赤坂鯛蔵
16	18℃				同　上	赤坂鯛蔵
17	18℃				同　上	赤坂鯛蔵
18	18℃				同　上	赤坂鯛蔵
19	18℃				同　上	赤坂鯛蔵
20	17.8℃				同　上	赤坂鯛蔵
21	18℃				同　上	赤坂鯛蔵
22	17.5℃				同　上	赤坂鯛蔵
23	18℃				同　上	赤坂鯛蔵
24	18℃				同　上	赤坂鯛蔵
25	18℃				同　上	赤坂鯛蔵
26	18℃				同　上	赤坂鯛蔵
27	18.5℃			餌止め	休薬期間終了	赤坂鯛蔵
28	18℃				漁連へ450尾出荷	赤坂鯛蔵
29						
30						
31	18℃					

（吹き出し注記）
- 移動元の生け簀番号，移動した魚の量を明記してください．
- 診断のために病魚のサンプルを水試などへ送付したときは，その旨，記入してください．また，診断後，病名がわかったときには，その病名も記入してください．
- 生餌や冷凍餌は，購入先を記入してください．また，配合飼料を給餌したときには，給餌した餌の商品名を記入してください．
- 投薬したときには，休薬期間の終了日を赤字で記入してください．また，この記入例のように，休薬期間がはっきりわかるような工夫をすると良いでしょう．
- 出荷したときには，出荷先と集荷数量がわかるように記入してください．

生産者名：赤坂養魚

図 2.5　飼育管理記録

れが終えてから投薬生け簀の給餌を行う．
⑪　給餌が終了したら，調餌に使用した器具・機材および飼・餌料を入れた容器はきれいに洗浄する．

［残留検査を実施する基準］
　出荷前に薬剤の残留試験が必要な場合：
(1)　記録に不備があった場合
(2)　上記④～⑦を実施していない場合
(3)　出荷を予定している生け簀に隣接した生け簀で投薬を行った場合
(4)　出荷までの間に規定の休薬期間が設けられない場合
　以上のような場合は残留試験を実施する．

(6)　配合飼料および飼料添加物の取扱い
　①　「飼育管理記録」の〔作業内容〕のところに給餌と書く．
　②　「飼育管理記録」の〔特記事項〕のところに餌の種類（生餌，配合飼料，モイストペレット）を書く．
　③　配合飼料，モイストペレットのマッシュは，銘柄とロット番号が分かるように書く．また，表示票は保管する．
　④　生餌などは購入日が伝票と照合できるようにしておく．
　⑤　魚が稚魚から出荷までどのような餌を給餌されていたかが分かるように記録を残す．このような記録を残すことにより，魚群の有害化学物質の検査を行うだけで，同じ餌を与えられた魚群であれば，安全性に問題がないことを証明することができる．検査費用の節約となる．

(7)　養殖場の環境について
　①　各水域ごとに水質検査を実施するか，公的機関の実施したモニタリング検査結果を入手する．
　②　溶存酸素量，化学的酸素要求量（COD），大腸菌群，総水銀，カドミウムが水産用水基準を満たしていることを確認する．

［有機化学物質の検査を実施する基準］
(1)　最初に出荷を行う前に，有害化学物質の検査を行い安全性を確認する．
(2)　検査後，有害物質の蓄積がないことが確認されたロット（同一の

飼・餌料を給餌した魚群）の検査は行わない．ロットが異なる場合は，その魚群を最初に出荷する前に有害物質の検査を行い，安全性を確認する．検査項目は，カドミウム，水銀，ダイオキシンである．

(8) トレーサビリティのある記録

トレーサビリティ（追跡可能性）のある記録を残すことは，養殖魚の履歴を明らかにする上で重要である．そのためには，生け簀（養殖池）ごとに管理記録を作成することと，養殖魚の移動（分養）が明らかになるような記録を残すことが必要である．

(1) 水産用医薬品の購入，使用，在庫量を証明する記録が残されていますか？　　　　　　　　　　　　　　　Yes ・ No

(2) 投薬量を記録していますか？　　　　　　Yes ・ No
　　　　　　　　　　　　　　　　　　　　　投薬記録簿

(3) 休薬期間が明らかにできる記録が残っていますか？
　　　　　　　　　　　　　　　　　　　　　Yes ・ No
　　　　　　　　　　　　　　　　　　水産用医薬品管理簿

(4) どの魚群にどのような餌を給餌したかが分かるような記録が残っていますか？　　　　　　　　　　　　Yes ・ No
　　　　　　　　　　　　　　　　　　　　飼育管理記録

(5) 記録は生け簀の管理ごとに作成されていますか？
　　　　　　　　　　　　　　　　　　　　　Yes ・ No

(6) 魚を分養（移動）したときに，移動元，移動先，移動した魚の重量，または，尾数がわかるような記録が残されていますか？
　　　　　　　　　　　　　　　　　　　　　Yes ・ No

Noがついた項目があれば，その項目を追加してください．

消費者に対してより信頼性を高めるためには，記録の検証を漁協などに依頼する．検証してもらうことができれば記録に対する信頼性が高まる．

＊養殖場での管理記録の例　　□：管理記録

(1) 毎日記入する記録

飼育管理記録

調・給餌指示書

　　　日常の衛生管理記録

(2) 病気が発生した時の記録
　① 死亡魚が増えた
　② 病気の診断をした
　③ 投薬をしない
　④ 投薬する

　　　魚病診断・投薬指示記録

　　　水産用医薬品受入記録

　　　投薬記録

　⑤ 休薬期間が終わった時

　　　休薬証明書

(3) 配合飼料や副原料ならびに餌料魚を購入した時の記録

　　　配合飼料・副原料受入記録

　　　餌料魚受入記録

(4) 種苗を導入した時の記録

　　　種苗導入記録

(5) 魚を分養した時の記録

　　　分養記録

(6) 漁網防汚剤を使用した時の記録

　　　漁網防汚剤使用記録

(7) 漁場を汚染するような事故が起こった時の記録

　　　環境事故記録

(8) 魚の健康診断を行った時の記録

　　　健康モニタリング記録

参 考 文 献

1) （株）流通システム研究センター編：水産物の鮮度保持マニュアル，p.11（2002）
2) 多屋勝雄編著：水産物の流通と魚の安全性，p.143，成山堂（2001）
3) 渡邉悦生編著：魚介類の鮮度と加工・貯蔵，p.1，成山堂（1998）
4) 品質・鮮度保持管理システム研究会編：鮮度とは何か，p.15，くるみ企画（2003）
5) 佐野雅昭：サケの世界市場―アグリビジネス化する養殖業―，p.135，成山堂（2003）
6) HACCP方式による養殖管理マニュアル―ブリ編―，第2版，p.1，大日本水産会（2000）
7) 今すぐ役立つ養殖管理マニュアル，p.10，大日本水産会（2002）

（加藤　登）

第3章　育て方・品質が問われる青果物

3.1　野菜生産における安全・衛生管理（GAP）

3.1.1　野菜生産における安全・衛生管理の必要性

　平成8（1996）年夏に発生した病原大腸菌O157による集団食中毒事件において，カイワレダイコンが原因食材として疑われ，その消費が大きく落ち込んだ．これに対して（社）日本施設園芸協会では，農林水産省の緊急委託を受け，同年12月に「かいわれ大根生産衛生管理マニュアル」を作成し，衛生管理水準の向上を図った[1]．一方，カイワレダイコンの栽培には培養液が用いられたことから，養液栽培全般に対する疑問が一般消費者・流通関係者の間に生じ，水耕栽培されたミツバやネギなど，葉菜類の消費が落ち込むという事態も発生した．そこで，水耕葉菜類の生産・出荷段階における衛生管理水準の向上を意図して，平成11（1999）年3月に「水耕栽培の衛生管理ガイド」を策定した[2]．さらに範囲を生鮮野菜の生産全般に広げたものを，平成15（2003）年に「生鮮野菜衛生管理ガイド―生産から消費まで―」を作成した[3]．この内容は農林水産省のホームページにも掲載されている．現在これに基づいた指導者用のテキストづくりが進められており，衛生管理も総論から，より具体的な各論・実施の段階に進んできていると言えよう．

　生鮮農産物の衛生的な栽培管理は，今や国際的な関心事でもある．アメリカでは，「生鮮果実及び野菜の微生物による食品安全危害を低減するためのガイド」が1998年10月に公表された[4]．また，コーデックス委員会（FAO/WHO合同委員会）の食品衛生部会においても，「青果物に関する衛生規範」の作成が数年にわたって進められ，2003年7月に正式にその最終的な内容が採択・公表された（この内容も農林水産省のホームページで確認できる）．これらの動きに呼応して，EU全体，あるいはヨーロッパ各国，オーストラリア・ニュージーランドなどのオセアニア，韓国・台湾などにも独自

のガイドライン策定への動きが見られている．今後，野菜が国際流通される場合に，生産から流通までの衛生管理がますます重視されるようになるだろう．

わが国では，BSEに端を発し，食の安全・安心を求める消費者の要望は，最近にない高まりを見せている．政府は，2003年7月1日に，内閣府に「食品安全委員会」を設置し，農林水産省・厚生労働省の上部組織として，各種の調査・諮問・調整を行う組織を作り上げた．また，農水省は，やはり7月1日付で，「消費安全局」を新設し，各農政局・地方事務所にも「消費安全部」を設置し，総勢4500名に及ぶ職員を食の安全・安心の実現に向けて配置した．衛生管理の他に，生産から消費者までの食品の履歴を明らかにし，問題が起きた場合には迅速に遡及追跡できるようにするトレーサビリティシステム導入への取り組みも本格化してきており，最終的には衛生管理も含めたトレーサビリティシステムの構築が不可欠となろう．

上記ガイドは，生産・流通・消費の各段階での衛生管理手順を示したものであるが，衛生管理の原則は同じであり，有害微生物からの危害を最小限にとどめる方法をそれぞれの段階ごとに分析して，管理するというのが共通の概念である．野菜に関しては，消費に至るまで一貫して適正農業規範（GAP，後述）で衛生管理するという考え方と，食品加工は適正製造規範（GMP，後述），流通・消費は適正衛生規範（GHP，後述）という別の概念で管理するという考え方があり，まだ定まってはいないのが現状である（図3.1参照）．そこで，本節では野菜の生産における衛生管理に限定して述べる．

3.1.2 野菜類の細菌付着実態

昭和53（1978）～平成7（1995）年の間に，わが国では野菜に関連した細菌性食中毒が246例も報告されている[5]．原因菌としては腸炎ビブリオとサルモネラの2種が半数を占め，ついで黄色ブドウ球菌，病原大腸菌などとなっている．原因食品としては，野菜サラダのような単品によるものは少なく，大半が魚介類や食肉との複合調理食品であり，主に二次汚染による食中毒であると推定されている．欧米諸国での野菜に関連した食中毒事例としては，サルモネラ菌（アルファルファモヤシ，トマト，メロン，スイカ），病原大腸菌

（ニンジン，レタス），セレウス菌（モヤシ），赤痢菌（レタス，タマネギ）などが報告されている[6),7)]．いずれの事例においても，汚染源の決定的な特定は困難とされているが，モヤシ類の場合は種子が汚染源である可能性が高いとされている．

市販されている野菜について，付着細菌数を調査した結果を表3.1に示す[8)]．

表3.1　土耕・水耕された市販野菜の菌類の付着状況

菌種類 （検査数）	土　耕 （270点）	水　耕 （159点）
一般細菌	5.1	5.7
大腸菌群	4.3	4.8
（％）	(99)	(89)
糞便性大腸菌群	10.5	17.9
（％）	(11)	(25)

数値は対数値でCFU/g．糞便性大腸菌はMPN/gである．

一般細菌数や大腸菌群が$10^3 \sim 10^6$個と非常に多いが，これは自然界では一般的に見られる付着数で，あまり心配はない．注目すべきはホウレンソウ，サラダナなどからの糞便性大腸菌群の検出である．これは糞便からの汚染があったことを意味し，病原大腸菌だけでなく，サルモネラ菌，赤痢菌，コレラ菌などの汚染の可能性も示唆している．これらの野菜の生産あるいは流通過程においては，何らかの不衛生な取扱いがあったものと考えられる．なお，細菌は養液栽培葉菜類，土耕葉菜類ともにほぼ同数の一般細菌や大腸菌群が付着しており，また，糞便性大腸菌群もほぼ同じ程度検出されている．一方，外界からほぼ完全に隔離した環境（閉鎖環境）で野菜の生産を行っている植物工場（例えばキユーピー社のT/Sファーム）で生産された葉菜類は，付着細菌数が非常に少ないことが知られているが，葉菜類をすべて植物工場で生産するなどということはあまりにも非現実的である．養液栽培は，土を使わず，温室という比較的隔離された環境で栽培が行われるが，出入口や天窓・側窓の開閉を行うので，衛生管理から見れば，露地の土耕栽培との違いもあまりないと言えよう．

表3.2は牛糞堆肥製造中の病原微生物の分析値を示している．この分析値は1つの例にすぎないが，サルモネラやO157による汚染がある可能性が示されている．堆肥の不十分な発酵や発酵終了後の不適切な取扱いによっても，病原微生物が生存・増殖する可能性があるので，土耕栽培においては十分な注意が必要である．有機栽培では，いわゆる「ぼかし」が用いられることがあるが，ぼかしは低温発酵で作られるので，糞便由来の原材料を用いた場合

表 3.2　牛糞堆肥中の病原菌汚染の状況

病原菌	検体採取日時・陽性検体数		
	1月28日	2月26日	3月16日
サルモネラ	16/18 (88.9)	4/18 (22.2)	15/15 (100)
大腸菌 O 157 ↓	0/18 (0)	0/18 (0)	0/15 (0)
イムノクロマト法	18/18 (100)	0/18 (0)	0/18 (0)

（　）内は％，↓は分析法を変えたことを示す．

は汚染が残る可能性が高いため，使用は避けるべきである．また，堆肥を除塩のために野積みすることも，微生物による再汚染の可能性が高いので避けなければならない．

3.1.3　栽培上の安全・衛生管理

(1)　基本的考え方

　国際食品規格を策定しているコーデックス委員会では，平成9(1997)年に「食品衛生の一般的原則」を発表し，安全で衛生的な食品を消費者に供給するための手順を材料・環境・取扱いに分けて示している[9]．この考え方を野菜の栽培に適用すると，まず衛生的な種子を確保すること，次いで清潔で衛生的な環境下で栽培し微生物汚染を防止すること，および栽培，収穫，出荷時の野菜の取扱いに当たっては，HACCPを導入した手順によって危害の防止や排除を行うこととなる．HACCPは「Hazard Analysis and Critical Control Point：危害分析重要管理点」の頭文字をとったもので，食品製造工場などの衛生上の注意点を分析したものであり，外界と隔絶することを原則としているので，農産物を生産する現場にそのまま導入するには無理がある．このため，農産物についての衛生的生産手順は，GAP「Good Agricultural Practices：適正農業規範」と呼ばれ，少しでも危害を避けるための手順を示している．このGAPという用語は今後頻繁に使われるようになるので，用語とその意味を理解しておく必要がある．同様に，食品の製造加工においては，GMP「Good Manufacturing Practices：適正製造規

第3章 育て方・品質が問われる青果物

表 3.3 農産物の病原生物汚染源とその増殖要因

収穫前	糞便 土壌 灌がい水・培養液 未熟，不適な堆肥	塵・ゴミ 野生動物，家畜 ヒト（作業者他）
収穫後	糞便 ヒト（作業者，消費者） 収穫用機器類 収穫輸送用容器 野生動物，家畜 塵・ゴミ 調製・包装などの装置	水 輸送車両 不適切な貯蔵 不適切な包装 交差汚染（他の食品から） 陳列時の不適切な温度 販売後の不適切な取扱い

範」，一般的な衛生管理については，GHP「Good Hygienic Practices：適正衛生規範」と呼ばれている．前述のように野菜に関しては，生産段階をGAP，加工をGMP，流通・消費段階をGHPとすべきだとする意見と，生産から消費まで一貫してGAPで管理すべきであるとする意見があり，まだ確定していない．

　農産物の病原微生物汚染の大部分は，作業者または動物の糞便がその源となっている（表3.3）．これらの要因を十分に分析し，厳しく管理することによって，衛生危害を最小限に止めることができるのである．100％安全性を確保することは不可能なので，可能性のある危害の1つ1つを分析し，それらを最小限にする努力をして，記録を残すことがGAPの基本的な考え方であると理解していただきたい．

　図3.1は農場から消費者に至るまでの衛生管理のチェーンを示している．この図では，農場では，GAPに基づき衛生管理を行い，加工工場などではGMP，市場・小売店などの流通や消費段階ではGHPなど，別の規範を適用することになっている．いずれにしても，農作物はこのチェーンのどこかで不適切な扱いをすれば，危害が消費者に及ぶ恐れがあるということを示しており，消費者も含め全員がその責任を負っているという意味がある．

（2）施設の立地条件

　生産圃場は，温室などの施設も含め，ほぼ開放状態である上に，地下水

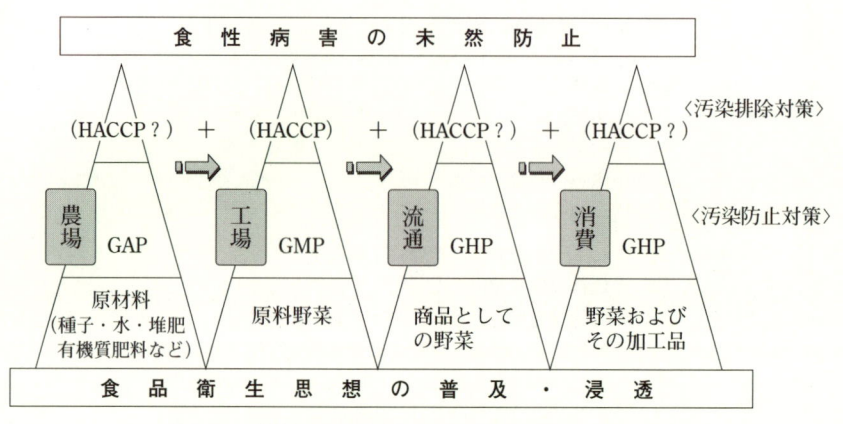

図3.1 農場から消費者までの衛生管理のチェーン

```
          食 性 病 害 の 未 然 防 止
     ╱        ╱        ╱        ╱
 (HACCP?) + (HACCP) + (HACCP?) + (HACCP?)    〈汚染排除対策〉
    ↓         ↓         ↓         ↓
  ┌──┐      ┌──┐      ┌──┐      ┌──┐
  │農場│      │工場│      │流通│      │消費│        〈汚染防止対策〉
  └──┘GAP   └──┘GMP   └──┘GHP   └──┘GHP
   原材料      原料野菜     商品として    野菜および
  (種子・水・堆肥            の野菜      その加工品
  有機質肥料など)
     食 品 衛 生 思 想 の 普 及 ・ 浸 透
```

を原水として利用する場合も多いことから，周辺環境がもたらす微生物危害の可能性は大きい．家畜類の飼育施設や産業廃棄物処理施設などは有害微生物の発生源となる恐れがあるため，こうした施設の周辺に圃場があると，危害の可能性は大きくなる．また，野生動物の糞や生ゴミなどが周辺に散乱している場合，それらが小動物・昆虫の発生や誘引源となるため，定期的に周辺環境の整備を行う必要がある．さらに，ペットにも注意が必要である．保安のために番犬を飼っている生産者も見受けられるが，絶対に避けるべきである．

（3）施設・設備の衛生管理

施設・設備については，作業手順書や保守管理プログラムを作成し，定期的に記帳することによって，微生物危害を管理する必要がある．作業手順には対象とする施設・設備・機具リスト，作業責任者，洗浄方法および頻度などを記載し，実施記録を付けて少なくとも1年間保管する．また，保守管理プログラムを作成し，月1回を目安に定期的に施設を点検し，汚損や破損を防止する．以下に具体的な注意点を述べる．

① 栽培施設

包装資材などは衛生的に管理し，資材ごとに明確な保管区分を徹底する．施設内の通路はマットやモルタルなどでカバーし地面と分離する．外部からの微生物の持ち込みを避けるため，専用の履物に履き替えるか殺菌槽を設け

る．窓や出入口などの開放は最小限にし，小動物や昆虫の侵入を防ぐ．と言っても夏場の窓の開放は避けられないので，ネットを張って防ぐようにする．液体石けんを備えた手洗い設備を設ける．施設内および周辺は定期的に清掃する．廃棄物は蓋付きの専用容器に保管する．

② 出荷調製施設

収穫や出荷調製は作業者が最も生産物に触れる機会となるので慎重に対処する必要がある．最終製品である野菜と直接触れる設備・機具類，水，作業者は衛生的でなければならない．また，床面，排水溝からの汚染，小動物・昆虫の侵入，土壌の持ち込みなどに対する防止措置が必要である．また，微生物の増殖を抑制するために，施設は窓などの開放は避け，空調を設備することが望ましい．

③ 衛生施設

不衛生なトイレ施設，手洗い施設，下水処理施設などは，作業者を介して野菜に微生物危害を与える可能性が非常に高い．水洗トイレとすることはもちろん，手洗いの後は備え付けタオルなどは使わず，紙タオルか温風乾燥機を使うようにする．野菜くずなどの廃棄物は放置すると小動物・昆虫類の発生または誘引源となるため，蓋をしっかり付ける．排水溝は定期的に清掃し，小動物・昆虫の発生や誘引源となることを避ける．

(4) 使用水の安全・衛生管理

野菜に付着した有害微生物はきれいな水で洗い流すことができるが，逆に水が有害微生物に汚染されている場合は，野菜の直接的な汚染原因ともなる．栽培で使用される水は，① 栽培水（灌がい水を含む），② 設備・機具類の洗浄水や作業者の手洗い水，③ 収穫した野菜の洗浄・冷却水の3種類に大別できる．この中で②および③は微生物学的には飲用適のレベルのもの（1mLの水の中に，一般細菌100個以下，大腸菌は0）であることが望ましい．水道水は，この条件を満たしているので，一般に安全で衛生的といえるが，給水・配管設備の不備（ひび割れ，水漏れなど）には注意を要する．井戸水や河川水を栽培水として使用する場合は事前に調査し必要があれば殺菌する．貯水槽を設置した場合は，必ず微生物汚染の防止策を講じ，半年に1回以上の水質検査を行う．

(5) 小動物・昆虫管理システム

　圃場や栽培施設において，ネズミや野鳥などの小動物・昆虫管理をすることは困難である．しかし，これらの小動物・昆虫は病原微生物を保菌し，野菜やその生産設備・器具類，ひいては作業者をも汚染する可能性がある．したがって，その生息状況を把握し対策を講じることは，微生物危害の低減に有効である．温室などの場合，出入口，天窓・側窓などに網戸をつける必要がある．施設周辺の廃棄物や生ゴミなどは定期的に点検・清掃し，小動物・昆虫の生息場所をなくす．また，壁，ドア，床などの穴や通気口などをふさぎ，小動物・昆虫の施設への侵入を防止する．

(6) 作業者の安全・衛生管理

　野菜生産に携わる作業者は，食品の製造加工に関わる衛生管理事項に準ずる適用を受けるべきである．糞便およびその汚染物質と野菜が接触する可能性を最小限にするため，伝染病，下痢を伴う疾病，傷を有する作業者による野菜の直接的な取扱いは避ける．また，経営者は作業者に対して，不衛生な行為による汚染の危険性や適正な衛生管理手法について教育・訓練する必要がある．特に，徹底した手洗いは，作業者を介した野菜汚染を防止するのに非常に有効である．

(7) 栽培工程の安全・衛生管理

　図3.2には，トマトの施設土耕栽培における一般的な栽培工程図の例を示した．栽培工程図とは，栽培に使用する原材料・資材および栽培工程のすべての工程を列挙し，その工程のつながりを矢印で結び，その工程に対応する栽培条件の概要を記述した図である．衛生管理計画一覧表（いわゆるチェックリストなど）はこれに基づいて作成される．

　① 種　　子

種子は病原微生物に汚染されていないものを用いる．受入れ時に，会社名，採種年月日，産出国，ロット番号，種子消毒方法を記録しておく．確実な種子殺菌方法が確立されていない現状では，植物病原菌に対する消毒法を採用することが望ましい．

　② 使　用　水

すべての工程において，用途に適した水質を確保する必要がある．特に，

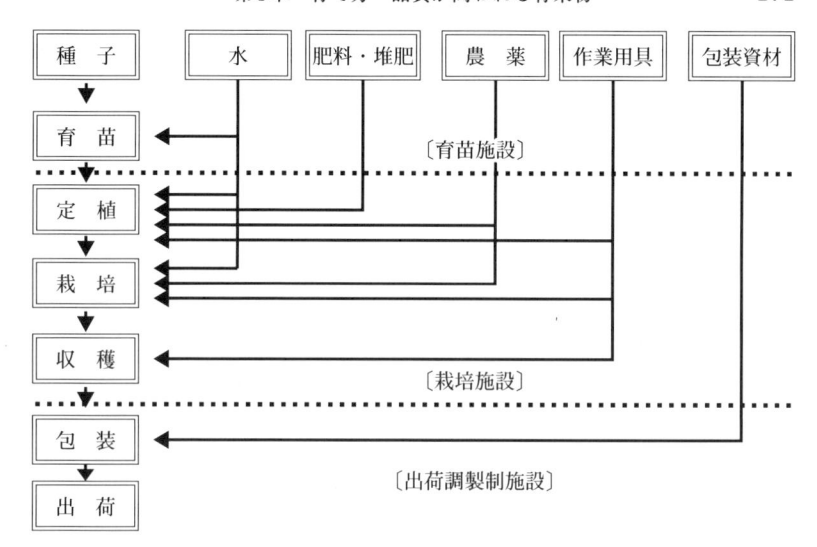

第3章 育て方・品質が問われる青果物　171

```
┌──────┐ ┌──────┐ ┌──────┐ ┌──────┐ ┌──────┐ ┌──────┐
│ 種 子 │ │  水  │ │肥料・堆肥│ │ 農 薬 │ │作業用具│ │包装資材│
└──┬───┘ └──┬───┘ └──┬───┘ └──┬───┘ └──┬───┘ └──┬───┘
   ▼        │         │        │        │        │
┌──────┐    │         │        │        │        │
│ 育 苗 │◄───┤         │        │        │        │
└──┬───┘    │         │        │        │        │
   │        │〔育苗施設〕│        │        │        │
─ ─│─ ─ ─ ─│─ ─ ─ ─ ─│─ ─ ─ ─│─ ─ ─ ─│─ ─ ─ ─│
   ▼        │         │        │        │        │
┌──────┐◄───┤◄────────┤◄───────┤◄───────┤        │
│ 定 植 │    │         │        │        │        │
└──┬───┘    │         │        │        │        │
   ▼        │         │        │        │        │
┌──────┐◄───┤◄────────┤◄───────┤◄───────┤        │
│ 栽 培 │    │         │        │        │        │
└──┬───┘    │         │        │        │        │
   ▼        │         │        │        │        │
┌──────┐◄───┘         │        │        │        │
│ 収 穫 │              │        │        │        │
└──┬───┘              │〔栽培施設〕│        │        │
─ ─│─ ─ ─ ─ ─ ─ ─ ─ ─│─ ─ ─ ─│─ ─ ─ ─│─ ─ ─ ─│
   ▼                  │        │        │        │
┌──────┐◄─────────────┴────────┴────────┴────────┘
│ 包 装 │
└──┬───┘    〔出荷調製施設〕
   ▼
┌──────┐
│ 出 荷 │
└──────┘
```

図 3.2　トマト施設土耕栽培の栽培工程図（例）

出荷調製前の野菜の洗浄など，工程の終わりに近づくほど良質の水を使用しなければならない．

③　栽　培

養液栽培の場合，栽培ベッドや定植パネルの洗浄・殺菌は使用前に必ず行う．培養液タンクやパイプなどは定期的に洗浄する．床面に水や液肥を滞留させない．また，部外者は原則として栽培施設内へ立入禁止とする．やむなく立ち入る場合には作業者と同様の衛生管理が必要である．土耕栽培の灌水作業においては，頭上灌水のような野菜可食部に直接灌水する方法は，安全危害を大きくする．灌水方法はスプリンクラーなどの頭上灌水法より，チューブなどを用いた点滴灌水法が，作物体に水が直接かからないため望ましい．この方法は，作物の病気発生の低下，水使用効率の向上にもつながる．やむを得ず頭上灌水を行う場合は，灌がい水の水質を，収穫期近くになるほど，微生物学的水質の良い水としなければならない．

土壌中には病原微生物が存在する可能性が高いものとして衛生管理に最大の注意を払うとともに，土壌に病原微生物が持ち込まれないよう，注意を払う必要がある．施設内圃場には完熟していない家畜糞堆肥などの施用履歴があったり，ヒトや動物による知らない間の病原微生物の持ち込みがあったか

も知れず，土壌中には病原微生物が存在する可能性が高いと考えなければならない．そこで，汚染水の流入を防ぐため，施設のまわりには排水溝を設置したり，病原微生物の持ち込み防止のために病原微生物を含まない完熟堆肥，有機・無機資材，客土用土壌を使用することや，運搬車両，耕耘などの作業機，鍬（くわ）など農具は清浄なものを使用することが重要である．

④ 収穫・出荷調製

収穫時における土壌からの微生物汚染を防止するため，地面はマットまたはモルタルで覆う．収穫器具類は清浄に保ち，定期的に点検・記録する．収穫物を洗浄する場合は飲料適の水か消毒した水を使い，保管は腐敗・変質しないように10℃以下で行う．出荷調製施設は栽培施設と区別し，清掃や小動物・昆虫の駆除を定期的に行う．作業者は手洗いを徹底する．

⑤ 輸　送

野菜の輸送に使用するコンテナやパレットは清浄に保つ．野菜専用の車両を使用するか，野菜以外のものと区別する措置を講ずる．できたら車両内は10℃以下に維持する．

3.1.4 文 書 管 理

生産・衛生に関する記録と文書保管管理を行うことは，生産者の責務である．生産された野菜に異常が発生した場合，その生産履歴を追跡調査することにより，損害を最小限に防ぐと同時に，生産段階以外での取扱い不良による異常も証明できる．記録された文書は1年間保管する．また，文書化・記録化は衛生管理システムが機能していると評価される裏付けとなる．施設の責任者は，マニュアル，チェックシート，衛生作業シート，その他帳票類などの記録類を保管管理する必要がある（表3.4）．

3.1.5 お わ り に

本節は生鮮野菜栽培の生産工程における衛生管理のあり方をまとめたものである．農産物の生産工程への衛生管理概念の導入は，わが国では過去に例がない経験なので，農業関係者には多くの抵抗がある．衛生管理ガイドに対する生産現場の意見を聞くために開かれた公聴会でも，① この内容ではと

表 3.4 チェックリストの一部の例

工程	管理項目	管理項目チェック事項	確認頻度	評　価 (○or×)
作付前・準備段階	水	水源，水質の確認	作付前	
	堆肥・有機肥料	製造工場の確認 保管庫の確認	購入前 定期的	
	立地	周辺状況の確認	作付前	
	施設設備	不備な点はないか 補修されているか	作付前	
	排水対策	不備な点はないか 補修されているか	作付前	
	ネズミ・鳥類・昆虫対策	侵入した形跡はあるか 対策は取られているか	作付前	
	トイレなど衛生施設	不備な点はないか 補修されているか	作付前	

ても実行できない，② 衛生管理を行うことで生産者のメリットはあるのか，③ 差別化のため認証制度を作るべきだ，④ 本ガイドは強制力を持つのか，⑤ 生産者いじめばかりでなく消費者教育も必要だ，などの意見が出されている．したがって，今後はこれらの意見を参考にしながら，各現場の指導者が実情にあったチェックリストなどを作成し，栽培現場で利用しやすい形にしたうえで具体化を図らなければならない．そのためには，行政的な支援策も必要となるであろう．

「食品の安全はすべての人の責任」である．つまり，消費者に安全・安心を届けることは，すべての関係者の責任である．今後は，生産，流通，消費それぞれの段階で，この運動を具体化し，世界に向けても胸を張って発言ができるようにしたいものである．

参 考 文 献

1) 日本施設園芸協会編：かいわれ大根生産衛生管理マニュアル策定委員会報告（1996）
2) 日本施設園芸協会編：水耕栽培の衛生管理ガイド―より安全な水耕葉菜類

の生産のために—(1999)
3) 日本施設園芸協会編：生鮮野菜衛生管理ガイド—生産から消費まで—(2003)
4) USFDA/CFSAN：Guide to Minimize Microbial Food Safety Hazards for Fresh Fruits and Vegetables (1998)
5) 厚生省食品保健課編：全国食中毒事件録（昭和57年〜平成7年度版），日本食品衛生協会．
6) R.K. Tauxe et al.：*J. Food. Prot.*, **60**, 1400 (1997)
7) L.R. Beuchat：*J. Food. Prot.*, **59**, 204 (1996)
8) 上田成子他：防菌防黴，**26**, 673 (1998)
9) Codex Committee on Food Hygiene：Recommended International Code of Practice : General Principles of Food Hygiene, CAC/RCP1, 1969 (2003)

（篠原　温）

3.2　果実の生産・流通における衛生管理
—ヨーロッパへのリンゴの輸出—

　1997年産リンゴの消費地市場価格は，生産原価を大きく下回り，リンゴ生産者は大きな打撃を被った．これをきっかけに当社（農業生産法人　片山りんご有限会社）はヨーロッパへのリンゴ輸出を思い立ち，その実際の輸出業務の中で，果実の生産および流通に関するヨーロッパ側の様々な要求に応える必要に迫られた．ヨーロッパ側（主にイギリスの青果物輸入商社）の要求の根幹は「食品の安全性」確保に関わるもので，日本国内のリンゴ販売の現場では，かつて表立って要求されたことはなかった．
　いかにして食の安全を確保するかということは，今や日本国内でも緊急に解決されるべき重要課題である．一方，実際のリンゴ輸出の現場でのイギリス側の要求レベルは，一定の水準に留まるものではなく，年を経るごとに益々高まっている．生産・流通における衛生管理に対するヨーロッパ諸国の姿勢の一端を覗くことによって，日本国内で解決すべき課題の参考となる点があるのではないかと考え，以下にこれらイギリス側の要求内容とそれに対する我々の具体的対応を，順次記述する．

第3章　育て方・品質が問われる青果物　　　　　　　　175

3.2.1　サンプル輸出と「衛生証明（Sanitary Certificate）」（1998年）

　1998年産リンゴのサンプル輸出の際，2種類の証明が必要とされた．「植物防疫証明（Phyto-sanitary Certificate）」と「衛生証明（Sanitary Certificate）」である．植物防疫証明の発行は正式の手順を踏んで申請すればそれほど難しくないが，問題は「衛生証明」である．ヨーロッパ側の説明によると，その内容は「この食品は安全で，ヒトが食べても大丈夫である」という食品衛生に関する証明書である．これに関し，日本の農水省，厚生省さらには地元の保健所にも問い合わせたが，あまりにも漠然とした内容のため，そのようなことは証明できないので証明書も発行できないと断られた．そこでこの証明書は自分で造ることにし，勝手に次のような内容の証明書を作り上げた．This is to certify that this product has been produced, stored and packed under strictly controlled hygienic condition. It is safe and suitable for human consumption.（この商品は厳重に管理された衛生的環境で生産・貯蔵・荷造りされたものであり，安全で人間の食用に適したものであることを証明する．）この英文の下に私（片山）がサインし，かつ商工会議所に私のサイン登録をし，商工会議所からこのサインに対するサイン証明をもらって商品に添付したところ，これが認められ，船便の本輸出の際にもこの書類を使用している．

　1998年，この「衛生証明」の作成に際し，リンゴの生産と流通にたずさわる者として，はじめて「衛生」という概念を意識させられた．食品輸出者に対するイギリス側の様々な要求は，結局のところ「衛生証明」の内容を合理的かつ具体的に証明するための手段にすぎない．「この食品は安全で，ヒトが食べても大丈夫」．しかし，このごく単純なことを実際に証明するのは，そんなに簡単なことではなかった．

3.2.2　果物の生産・流通の規範としての「SCP 100」（1999年）

　1999年9月，輸出の準備段階で，イギリスから「輸出者心得（Supplier Code of Practice SCP 100）」が郵送されてきた．この内容を要約すると下記のとおりである．

　前文要約：この書類「SCP 100」は，食品の安全性に関わるもので，当社

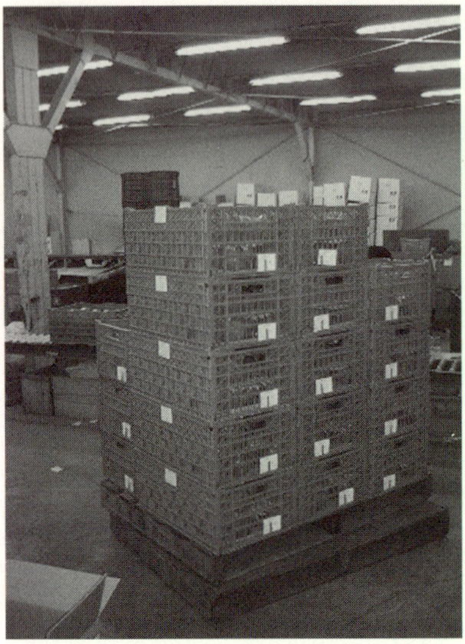

図 3.3 国内量販店向け「生鮮履歴表示リンゴ」の荷姿

顧客および消費者の双方にとって非常に重要なものである．食品の生産者として貴社には，衛生管理・農産物の品質・農薬使用状況調査・労働者の福祉に関する責任がある．大多数の輸出者は，この書類の内容を十分了解しており，したがって貴社もおそらくこれらの要求に適合していることと思われるが，このことは文書で証明されるべきである．この書類に対する返事を受領後2週間以内に行うこと．品質管理・農薬・選果場と選果人の衛生・労働者福祉・環境保護に関して定められた要求項目を，直ちに遵守すること．「輸出者心得」に適合しないものの大部分は1998/1999年度中に是正すること．これができない場合，取引停止とする．当社の担当者が貴社を訪問し，貴社の営業内容が「輸出者心得」に適合しているか否かを査定する．貴社が規準となる薬剤散布歴をまだ送付していない場合，農薬使用に関する確認書および労働者福祉に関する確認書とともに，確認のサインをして早急に郵送すること．

序文要約：輸出者として下記に留意すること．1. 肥料および農薬の散布に関する規則を遵守することは，生産者の責務である．2. 次の事項に関する法令を遵守することは，選果場責任者の責務である．a) 従業員と敷地の衛生管理，b) 生果実の取扱い，c) 商品，d) 荷造りと貯蔵，e) ラベル表示と宣伝，f) 従業員教育，g) 苦情処理．

第1節「UK/ECの現行法の提示」 第2節「輸出者は以下の通達に対し相当なる注意を払うべきこと」と続くこの「SCP100」は，前文，序文のほか8節23頁にわたる「輸出者心得」のようなものであり，この中で輸出者（supplier）は，生産現場で農薬散布の規則（第8節）が守られていることを保証し，かつ流通段階の選果場において商品の貯蔵から荷造発送に至るプロ

セスで商品の品質を維持するための規範（第3節）が守られていること，個々の生産者まで遡ることのできるトレーサビリティが確保されていること（第4節），商品の安全性を保証する選果場での衛生管理規範（第5節）が守られていること，および環境・労働に関する規範（第6節・第7節）が守られていることをそれぞれ保証する義務を負う．

3.2.3　現地審査（1999年）

　この書類「SCP100」の到着と相前後して，イギリスの青果物輸入商社の役員が来日し，当社農園および選果場の状態が「SCP100」に適合しているか否かを審査した．旅費は相手会社負担で審査費用はゼロであった．

　選果場では，従業員トイレ設備の衛生状態，トイレ使用時にはトイレ用サンダルに履き替えていること，トイレ出口に手洗い設備があり必ず皆が使用していること，選果開始前に石けんを使用した手洗いが行われていること，選果者が帽子または布で頭髪を覆っていること，選果場内が全面禁煙であること，ネズミなど小動物の侵入の痕跡が無いこと，鳥や昆虫の侵入に備えて選果場と外部の間に仕切りがあることその他をチェックした．その際，解決すべき問題点として，選果場の窓枠にほこりがあること，蛍光灯にプラスチックの覆いが無いため万一破裂した場合ガラス破片の飛散が問題になることの2点が指摘された．

　農園では「腐乱病（*Valsa ceratosperma*）」に罹患した枝を発見し，一見して症状の類似している「火傷病（*Ervinia amylovora*）」ではないことを確認した．「サンつがる」の収穫作業を審査した際15名の従業員が皆笑いながらリンゴのもぎとり作業をしており，審査官に向かって手まで振ったため，「この人たちは皆あなたの家族か？」と質問された．従業員福祉に関してはこれで問題無しと判断されたようである．また，審査官が途中で急に「トイレに行きたい」と言うので，日本食がからだに合わなかったのだと思い，すぐ隣の農家のトイレに案内した．あとから考えてみると，これも審査項目の1つだったと思われる（ユーレップギャップの項参照）．

3.2.4 実際の輸出業務手順（1999～2002年）

1999年12月以降，実際の輸出業務は下記の手順で行われた．①輸出生産者コードの確認と追加（4月），②年間薬剤散布予定表の提示（4月），③輸出対象リンゴ生産者の主要メンバー数名分の薬剤散布記録の提示（9月），④サンプル輸出（12月上旬），⑤本輸出（12月下旬～2月下旬）．

実際の輸出が開始された後も，輸出条件に関わる重要事項についての通知がその都度イギリスからなされたが，そのほとんどは農薬使用基準の変更に関するものだった．そうした中で，2002年3月26日付で「重要通告」が郵送されてきた．

3.2.5 2002年3月の「重要通告」

重要通告：「特定の薬剤散布記録の提示を顧客から求められた場合，24時間以内に提示せよ．もしできない場合，出荷者リストからはずされる危険性がある．時差は考慮されないので実際の猶予時間は24時間より短くなる（原文1参照）」．

従来は，輸出リンゴの全生産者の薬剤散布歴は必要とされず，使用される可能性のある全ての農薬のリストと，代表的生産者数名の実際の薬剤散布歴の送付で済んでいたものが，2002年3月のこの通知により「全生産者の薬剤散布記録」を「常時」準備しておき，顧客（Tesco Safeway Marks & Spencer Sainsbury's）の「要請から24時間以内（時差は考慮されない）」にイギリスに提示することが一方的に「重要通告」として提示された．

3.2.6 WEBサイト上での「生鮮履歴」表示の試みと第三者認証の問題（2002年5月）

「特定の生産者の薬剤散布歴」を「要請後24時間以内」に提示せよとの要求に応えるのに最も適した方法は，ホームページ上での公開である．イギリスからの急な要請に対応すべく，全生産者に生産記録の提出を依頼し，それを集める必要に迫られた．そしてこれらの記録を集め，まとめていく過程の中で，まずは日本国内での生鮮履歴表示リンゴ販売の試みに参加する機会を得た．「生鮮履歴表示リンゴ」は，栽培過程の詳細な記録とともに集荷され

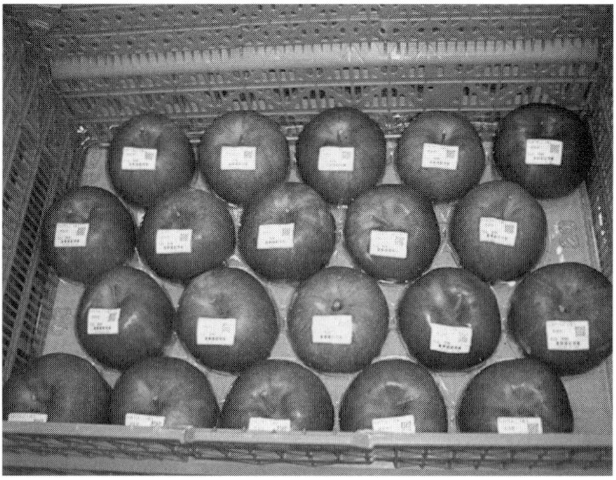

第3章　育て方・品質が問われる青果物　　　　　　　　　　　179

図3.4　1個1個に2次元バーコードシールの貼られた
　　　　「生鮮履歴表示リンゴ」

る．この記録は，選果荷造りの段階で，リンゴの1個1個に「2次元バーコード」シールの形で貼付される．小売店店頭のリンゴ売場にはパソコンとスキャナが設置され，消費者はスキャナをバーコードに近づけるだけで，自分が手に取ったそのリンゴの生産に関わる履歴を確認でき，そのあとで実際に購入するかどうかを決めることができる．さらに，購入したリンゴを家に持ち帰った後も，1個1個に貼付されているシールに基づき，実際にそれを口にする家族が，まさにそのリンゴを口にする時に，自宅のパソコンからリンゴの生産履歴を確認することができる．

　イギリスの要請に応える準備作業として行った，この「生鮮履歴表示リンゴ」の国内販売の結果，現場で解決すべき課題の1つとして，開示される履歴内容そのものの信頼性と妥当性をどのように確保するかという問題が発生した．トレーサビリティ確保は，食の安全を保証するための必要条件ではあるが十分条件ではない．トレーサビリティシステムに載せて開示される履歴内容の信頼性と妥当性を裏付ける何らかの形での第三者認証が，ここでどうしても必要になる．

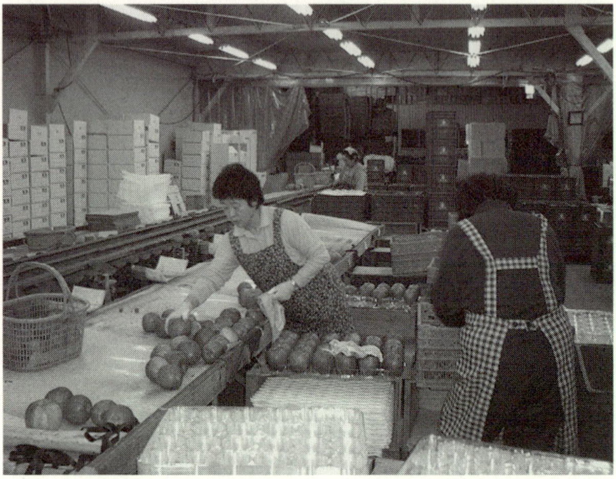

図 3.5 「生鮮履歴表示リンゴ」の選果作業

3.2.7　第三者認証の1つとしてのユーレップギャップ（2002年7月）

　国内での生鮮履歴表示リンゴの取り組み開始直後，2002年7月2日付の書簡で，イギリスからユーレップギャップ（Eurep Gap）に関する下記内容の通知が届いた．

　「2002年10月1日までに，全輸出者は，ユーレップギャップに登録し，認証団体と契約することに同意しなければならない．2004年1月1日までに，全輸出者は，ユーレップギャップ審査を終えねばならない．2005年1月1日までに全輸出者は，ユーレップギャップ審査の全ての"major musts（必須項目）"をクリアしなければならない．ユーレップギャップの詳細はWEBサイト参照のこと（www.eurep.org）」．

　Eurep Gap とは Euro-Retailer Produce Working Group Good Agricultural Practice の略称で，邦訳すると「欧州小売業団体　適正農業規範」となる．これはヨーロッパの量販店が，自社で販売する農畜産物の生産者に要求する，農業生産の現場で守るべき規則の集大成で，第三者認証を伴う．ユーレップギャップの特徴として，以下の4点が挙げられる．1. 量販店グループ主導の規範である．2. 農場内で（pre farm gate：農場の門を出るまでに）守るべき規範であり，貯蔵および出荷段階には関与していない．3. 審査は第三者認証機関による予告無しの訪問が基本となる．4. 量販店が農産物仕入れ

の段階で要求する認証で，日本の「有機認証」マークなどとは異なり，Eurep Gapマークを小売段階で前面に出して使用することは想定されていない．

2003年中にこのユーレップギャップ審査を受けなければ2004年1月1日以降のイギリスへのリンゴ輸出ができなくなる．そこで急遽，ユーレップギャップの認証団体を探し，2003年3月7日，実際の審査を受けた．

3.2.8　ユーレップギャップ審査（2003年3月7日）

この審査を担当したニュージーランドの審査官によれば，ユーレップギャップ成立に至る経緯と認証の状況は以下のとおりである．1990年から1997年まではヨーロッパでも個々の量販店が独自の基準を提示していた．1998年頃からこれら個々の量販店が共同基準を開発する動きに進展した．2000年バルセロナで開催されたユーレップギャップの年次会議で，現在の規格が公式に発表された．第1号認証は2001年で，2002年末までに約1万件の農家が認証を受けている．ニュージーランドの農家の場合，2000年にはこれに全く興味を持っていなかった．しかし2002年には関心が高まり，2003年中には，リンゴ・キウイ・タマネギ農家の100％近くが認証を受ける見込みである．

2003年3月7日，ニュージーランドの審査官による当社農園のユーレップギャップ審査が，実施4日前に通知され，事前予告審査として行われた．合計260項目前後のチェックリストを，審査官が1つずつ判定していく．必須項目（major must）約30，必要項目（minor must）約130，推奨項目（should）約100がチェックされるが，栽培品目によって項目数には多少の増減がある．チェックリストには，適合（OK），不適合（Not OK），該当無し（Not Applicable）の欄があり，そのいずれかにチェックマークが付けられ，簡単なコメントがこれに添えられる．「必須項目」の100％が「適合」で，かつ「必要項目」の95％に「適合」の判定を受ければ正式に認証されるが，「推奨項目」の判定結果は認証に影響しない．審査はまず，「我々の間に共通の利害が存在するか？」という審査官の唐突な問いから始まり，午前中2時間20分の書類審査，午後3時間50分の現地審査の後，最後に20分間審査官の

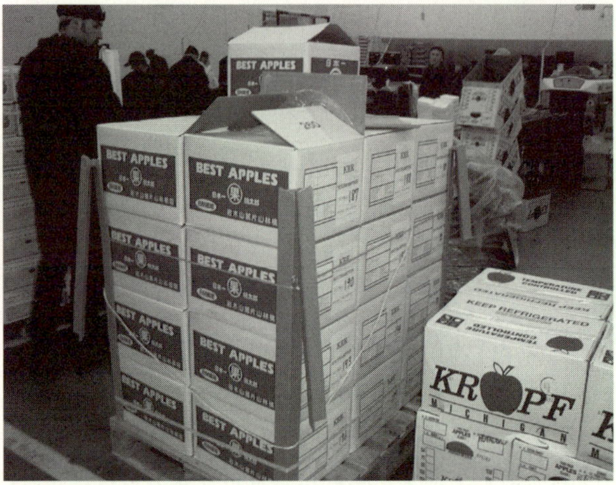

図 3.6 イギリスに到着し，選果場に搬入された日本産リンゴ

講評があり，「落第」の判定を受けた．

ユーレップギャップのチェックリスト項目は下記の15項目である（2001年9月版・原文2参照）．

1. トレーサビリティ，2. 記録の保存，3. 品種と台木，4. 圃場履歴と圃場管理，5. 土壌と培地管理，6. 肥料の使用，7. 灌がい，8. 作物保護，9. 収穫，10. ポストハーベスト処理，11. 廃棄物と汚染物質の管理，リサイクルと再利用，12. 労働者の健康，安全並びに福祉，13. 環境問題，14. 苦情処理フォーム，15. 内部審査．

我々が受けた審査では，必須項目40，必要項目122，推奨項目91の合計252項目がチェックされ，「不適合」が必須項目に1，必要項目に21あった．必須項目では，「該当無し」を除いた23項目中22項目が「適合」で適合率96％，必要項目では，「該当無し」を除いた95項目中74項目が「適合」で適合率は78％であった．

「必須項目」の「不適合」は，唯一「薬剤散布者の防護」の項目で，薬剤散布する際の格好を質問されたとき，私が「合羽や長靴，マスクや帽子は着用するが，もともとメガネをかけているのでゴーグルは着用しない」と言ったため「不適合」となった．

「必要項目」の「不適合」は，果面保護炭酸カルシウム粉剤を農薬置き場でなく肥料置き場に保管していたこと，剪定作業中の山小屋に剪定後の切り口保護のために塗る塗布剤が置かれていたこと，スピードスプレーヤーの噴口から出る水圧の記録が無いこと，などであったが，必要項目の不適合21項目中15項目が，農薬関係の項目であった．実際，全チェック項目252のうち85項目が「作物保護」すなわち農薬に関係するもので，全体の3分の1がこれに充てられていることになる．農薬以外の項目の「不適合」は，肥料散布機の散布量の校正記録が無いこと，各園地ごとに設置されているトイレに手洗い設備が無いこと（近くを流れるきれいな小川で手を洗うのは「不適合」），万一の事故の際の応急措置法が確立されていないこと，などであった．

3.2.9　南チロルのリンゴ生産および流通に関わる安全基準と認証（2003年8月）

　北イタリア南チロル地方は，年間生産量約100万トンのリンゴ産地であり，独自の「統一リンゴ栽培ガイドライン」（Guidelines for Integrated Pome Cultivation）を持ち，ユーレップギャップ認証無しでもたいていの国へはリンゴを輸出できる．ただしイギリス並びにスカンジナビア諸国（スウェーデン・ノルウェー・デンマーク・フィンランド）に対する輸出に際しては，生産段階でのEurep Gapと流通段階でのBRC（British Retailers Certificate Standards）が必要となる．イギリスの大手スーパーTESCOは，独自の"Nature's Choice"ブランドを確立するために，Eurep Gapよりさらに厳しい基準と認証システムを開発中で，これは2005年から実施される予定である．また，ドイツへの輸出の場合，2004年1月1日から，流通段階でのIFS（International Food Standards）認証が必要になる．

　このように現在のところ，ヨーロッパ内部では，輸出相手国（正確には輸出相手国の量販店）によって，生産，流通さらには小売りのそれぞれのステージで要求される安全基準と認証が異なりそれらが混在して並立している．南チロルでは，これらの基準を総合統一するシステムとして現在アメリカの参加も得て開発途上にある，GFSI（Grobal Food Safety Initiative）の実現を目標としつつ現時点では輸出相手国の要求に従った認証を取得している．

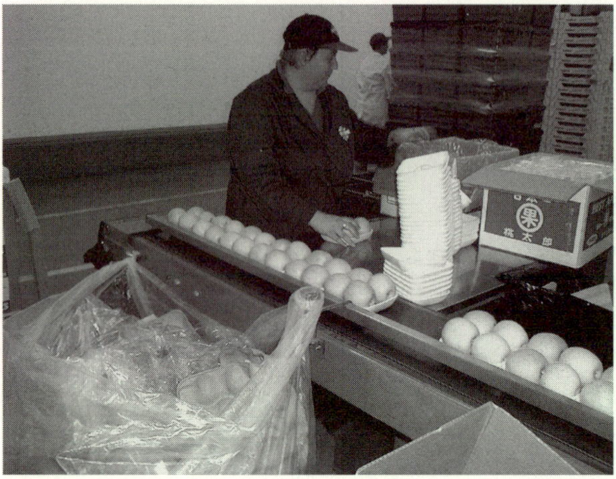

図3.7 イギリスの量販店向けに現地でリパックされる
日本産リンゴ（王林）

　Eurep Gapに関していえば，イギリス並びにスカンジナビア諸国に対する南チロルからのリンゴの輸出量は年間約7万トンにすぎないが，輸出品を少量でも生産している農家数は全体の60〜70％にのぼることから，これらの農家は全て今後Eurep Gap認証を受けることになる．Eurep Gap認証取得経費に関しては，EUから助成金が出る見込みである．

3.2.10　日本の現状と日本独自の適正農業規範（Japan Gap）

　ユーレップギャップ審査を実際に受けてみて，正直なところ，一見瑣末とも思える細かい項目をいちいち第三者にチェックされ，あら探しをされることにいらだちを感じた．しかし，後にそのチェック項目で不適合になった箇所を冷静に眺めてみると，もっともだと納得させられる点も少なくない．そして，これらの多くは意識的に努力すれば，我々だけでなく日本の農家ならだれでもが比較的容易に「適合」の評価を得ることができるものばかりである．

　日本でも現在，大手量販店はそれぞれ独自の生産・流通基準を開発し，なかには第三者認証を伴うものもある．そして，食の安全を確保するためのこの流れは次第に加速していくものと思われる．しかし，私は生産者の立場か

ら，まずは「緩やかな規範」としての日本独自の適正農業規範が早急に開発されることを望む．日本のまじめな農家なら誰もが実際の農業生産現場で現に守っている農作業の基本的な決まりがそのまま文書化された程度の，日本全国共通のいわば"Japan Gap"といったものをまず成立させた上で，各量販店が独自の厳しい自店ギャップを打ち出すべきであると思う．

農家が，「食品の生産者として，安全な農産物を消費者に提供する義務がある（SCP 100）」という当たり前のことを自覚して初めて，「安全でヒトが食べても大丈夫（Sanitary Certificate）」な農産物が全国の消費者のもとに届く．食の安全確保が早急に解決されるべき課題だとするならば，それが国産農産物であるか外国産農産物であるかを問わず，安全な農産物だけが選択的に日本全国の消費者に届けられる仕組みの基盤としてのJapan Gapを早急に成立させることが必要なのではないだろうか．

原文1：**Important Note**

Please be aware that some of our customers are operating a 24 hour time scale between requesting a particular spray record and expecting to receive that record. If a supplier or grower is unable to supply the required information within the 24 hour period they run the risk of being suspended or de-listed. Due to the different time zones in which many of our suppliers are operating, the actual time we have to respond may be shorter than 24 hours.

原文2：**EUREP GAP Protocol for Fresh Fruit and Vegetables**
（**Version September 2001**）

1. Traceability 2. Record Keeping 3. Varieties and Rootstocks 4. Site History and Site Management 5. Soil and Substrate Management 6. Fertiliser Use 7. Irrigation 8. Crop Protection 9. Harvesting 10. Post-Harvest Treatment 11. Waste and Pollution Management, Recycling and Reuse 12. Worker Health, Safety and Welfare 13. Environment Issues 14. Complaint Form 15. Internal Audit

〔片山寿伸〕

3.3 青果物の鮮度保持包装

3.3.1 青果物の等級選別

生産者から消費者に届くまで青果物の流通にはいくつかのパターンがあるが，基本的には生産者が収穫後，選別・包装・出荷の段階を経て卸売市場〜小売店〜消費者へと流通する．

この流通期間は，通常3〜7日程度であり，その間青果物の品質の1つである「鮮度」を維持するために各段階で工夫を施す必要がある．

収穫された青果物は，まず等級選別が行われる．等級選別には個選と共選がある．

① 個選：生産者が収穫後，生産者単位で等級選別を行う．
② 共選：生産者が収穫後，選果場などに集荷し共同で等級選別を行う．

3.3.2 産地における包装と出荷

産地における包装・出荷（販売）形態には次のものがある．

① 個選共販-1

生産者が収穫・個選・個包装・外装（出荷包装）を行い，出荷団体が集荷して出荷（販売）する．［イチゴ，ダイコン，レタスなど］

② 個選共販-2

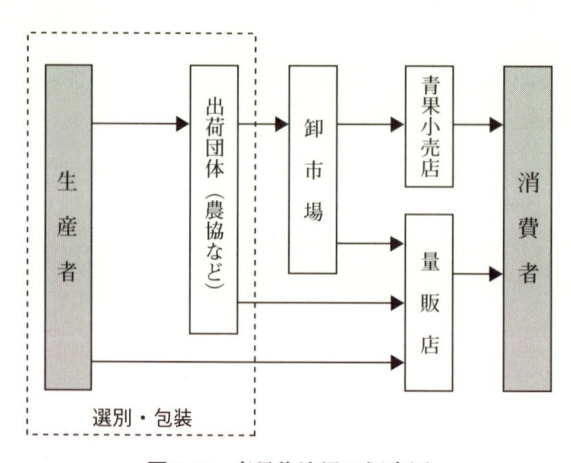

図3.8 青果物流通の概念図

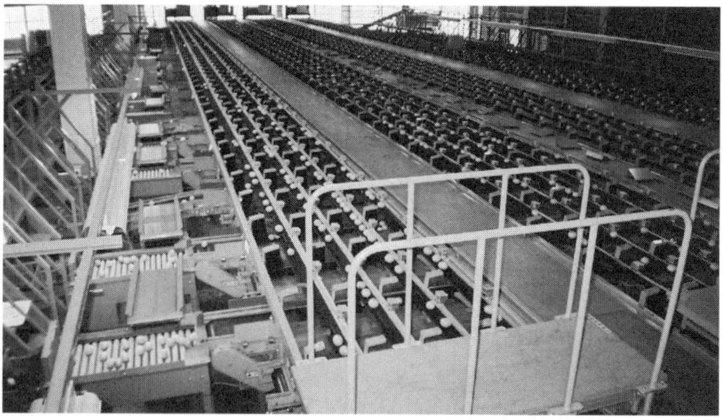

図3.9 自動化されたミカン共同選果場（共選共販）

生産者が収穫・個選・個包装を行い，出荷団体が集荷後外装（出荷包装）を行い出荷（販売）する．［アスパラガスなど］

③ 共選共販

生産者が収穫後，出荷団体が集荷し選別・個包装・外装（出荷包装）を行い出荷（販売）する．［ミカン，ニンジン，イモなど］

④ 個選個販

生産者が収穫選別・個包装・外装（出荷包装）を行い，出荷（販売）する．［高級果実，都市近郊作物など］

3.3.3 青果物の特徴と包装

(1) 青果物の特徴

① 青果物は収穫後も生きており，生理活動を継続している．このため，呼吸による発熱，水分蒸散によるしおれ，追熟から，やがては腐敗に至る．また，呼吸による発熱は品目により異なる．野菜では豆類（サヤエンドウ，サヤインゲンなど）が高く，タマネギ，バレイショなどは低い．

② 青果物は85〜95％が水分であり，収穫後水分は失われやすく，しおれやすい．水分を5％失うと商品価値が無くなるとも言われている．温度が低くなるにつれ蒸散量が低下する品目では，呼吸量を抑えて鮮度を保持するため，予冷処置が効果的である．

③ 果実などでは，収穫後も追熟が進行し，完熟からやがて腐敗し商品価

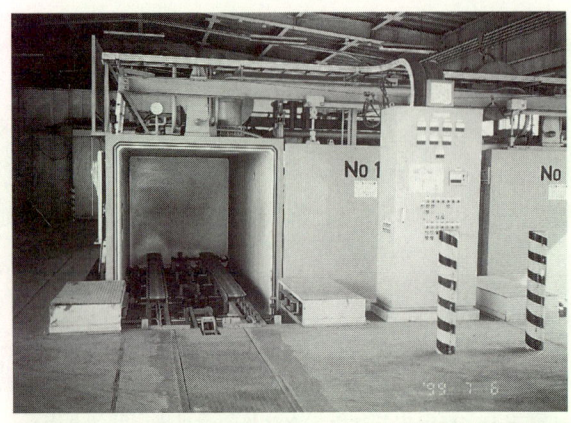

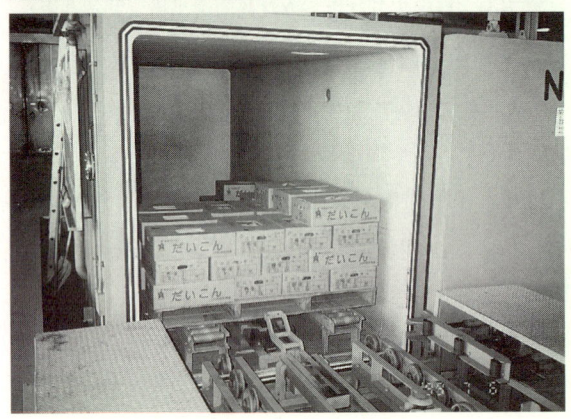

図 3.10 真空予冷装置

値を失う．追熟にはエチレンガスが関与する．
　④　青果物は物理的衝撃に弱い．一般的に青果物は組織が柔らかく，圧力に耐える力は小さく，わずかな荷重でも長時間掛けると傷を受けやすい．また潰れや変形を起こしやすい．輸送中に加わる物理的衝撃として打撲や摩擦があるが，モモ・イチゴ・ビワに代表される軟弱果実や葉菜類は打撲・摩擦のいずれにも弱く，果実によっては特別の保護包装が施されるものがある．

(2) 鮮度保持機能を持つ段ボール包装

　青果物の段ボール包装では，青果物自体の水分蒸散により，輸送中の容器内が多湿度になるため，含有水分増加による箱強度の低下が大きい．物理的強度の弱い青果物を包装する段ボール箱は，箱自体の強度で青果物を保護で

きることが必要であり，含有水分増加による箱強度低下は商品の損傷を招くことになる．

また，青果物の劣化を防ぐためには何らかの鮮度保持技術が必要となる．青果物の鮮度保持の原則は，適度に生命活動を調節することであるが，「適切さ」が多様にわたり，一元化することが困難なことも青果物流通での特徴的なことである．

例えば，青果物も温度が低くなると呼吸量が少なくなり，生命活動が抑制される．凍結や低温障害が発生する温度範囲を避けることが鮮度保持には重要である．

「鮮度」の評価は，糖度や硬度・含有水分量の減少など機器分析により表されるものもあるが，「みずみずしさ」「しおれ」「変色」「臭い」などのように，消費者・購買者の官能で評価される部分が多い．

鮮度を保持する方法として，流通面では収穫後の活動を低下させるための「低温流通」があり，商品を保護する包装材料面では生理活動により発散するガスを吸収したり，商品の色つやを維持するための湿度保持可能な包装材料が通常採用されている．

青果物の品種によっては，むれの防止が鮮度保持に大きな役割を果たす場合もある．

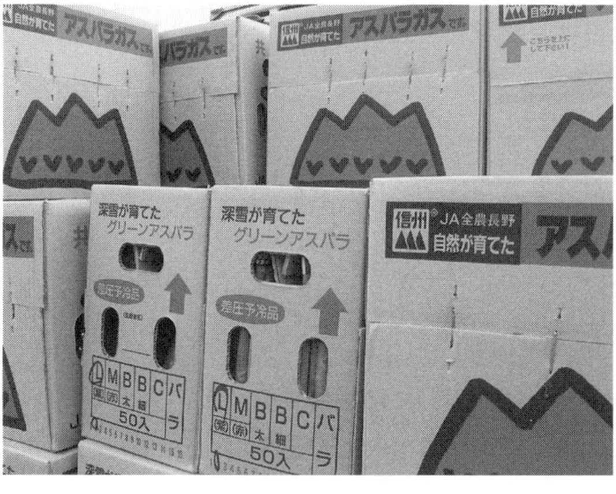

図3.11 穴あき段ボール箱（例：アスパラガス，一般段ボール使用）

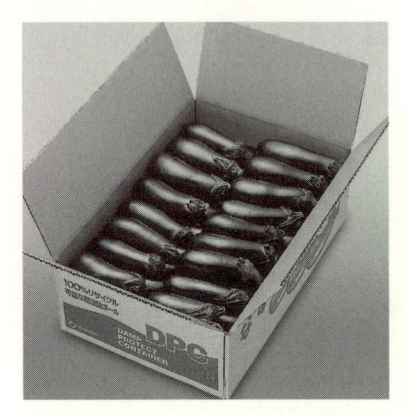

図 3.12 リサイクル型防湿段ボール箱（DPC）

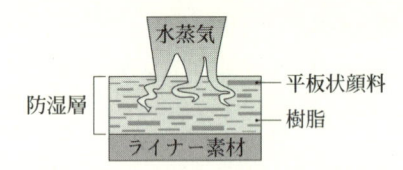

図 3.13 DPCの基本構成・機構模式図

使用される目的別に青果物用の鮮度保持機能を持つ段ボールには次のような製品がある．

(a) 予冷・保冷用段ボール箱

通常の段ボール箱や，予冷効率を高めるために通気用の穴をあけた段ボール箱が使用される．青果物では常温流通品でも品温上昇を防ぐための通気孔をあけた段ボール箱が多く，予冷用段ボール箱もほぼ同じである．一部で，温・湿度上昇による結露対策として，表面が水をはじくように撥水剤を塗工した段ボール箱や，原紙製造の段階で撥水性の薬品を使用した耐湿段ボール箱なども使用される．

(b) リサイクル型防湿段ボール箱

青果物の品種によっては，呼吸量を抑えるような処置は行わなくても，適度な湿度状態を保つことにより蒸散を防ぎ，しおれを防止する処置で鮮度を保つことができる品目がある．このような品目対象には，原紙の表面に通気性を抑える加工を施した段ボール箱が使用される．

通気性を抑えるための加工として従来は，プラスチックフィルムをラミネートする方法やプラスチックフィルム袋で内包装する方法が多用されていたが，この方法では使用後に古紙としてリサイクルすることが困難であったり，包装作業に手間がかかる欠点がある．このため，最近では古紙としてのリサイクル可能な防湿加工を施した段ボール原紙や段ボール箱が採用されている．通常は段ボール箱の内側に防湿原紙を使用することで，段ボール箱の表面性や外観は一般の段ボール箱と変わらない．

(c) リサイクル型耐水段ボール箱

呼吸熱によるむれ・しおれを防止するため，流通段階で氷を使用したり散

水する品目に使用される段ボール箱．従来は発泡スチロールボックスや古紙としてリサイクル不可能なワックス含浸段ボール箱が使用されていたが，100％リサイクル可能な段ボール箱が開発された．

(d) 保温（保冷）段ボール箱

青果物の低温輸送には，断熱性を有する容器が使用される．代表的な断熱容器は発泡スチロール製容器であるが，通気性を抑制し断熱性を向上させた段ボール箱も使用される．特に温度上昇に弱い品目には蓄冷材の併用もある．

(e) その他の鮮度保持

① 簡易CA包装

包装された青果物が呼吸することにより，容器内の酸素が消費され，二酸化炭素が排出される．この低酸素・高二酸化炭素状態を維持するために適度にガス透過性を抑制した包装材（プラスチックフィルム袋やガスバリアー段ボール箱）を使用し，同時に発生するエチレンガスを吸着するための吸着材を封入することにより鮮度保持するシステムもある．

② 保水性段ボール包装

青果物から蒸散，結露した水分を吸収・放散して容器内の湿度を一定にする目的で，耐水段ボールや防湿段ボールに不織布などの吸水シートを併用する場合がある．

(3) フレキシブルパッケージ（鮮度保持と品質保証）

青果物分野におけるフレキシブルパッケージは，軟弱果実の衝撃傷み防止や水分蒸散防止などの鮮度保持目的が主体であるが，プラス機能としてプリパックによる販売支援，品質保証もある．

(a) 衝撃保護包装

輸送・荷扱い中に加わる物理的衝撃（打撲や摩擦）から軟弱果実を保護するための包装としては，トレー＋ストレッチフィルム包装や緩衝ネット包装がある．輸送用段ボール箱の中での果実への衝撃防止には，紙系の緩衝材としてパルプモールドや，紙積層シート（ワディング），発泡ポリエチレンネット状シートなどがあるが，商品を柔らかく保持し，相互の接触防止機能を持つパルプモールドトレーが多用される．

① トレー＋ストレッチフィルム包装

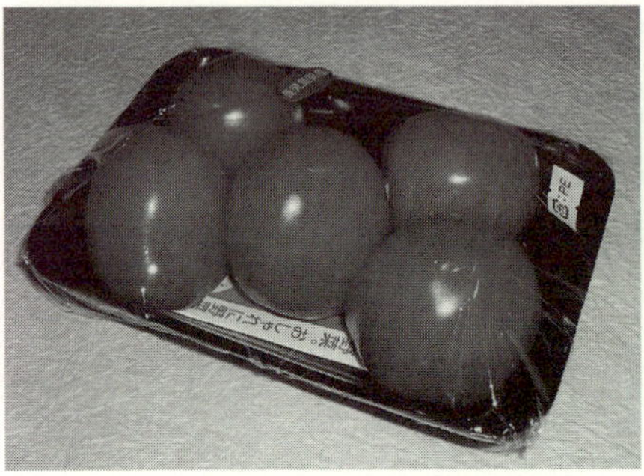

図3.14 トレー＋ストレッチフィルム包装（例：トマト）

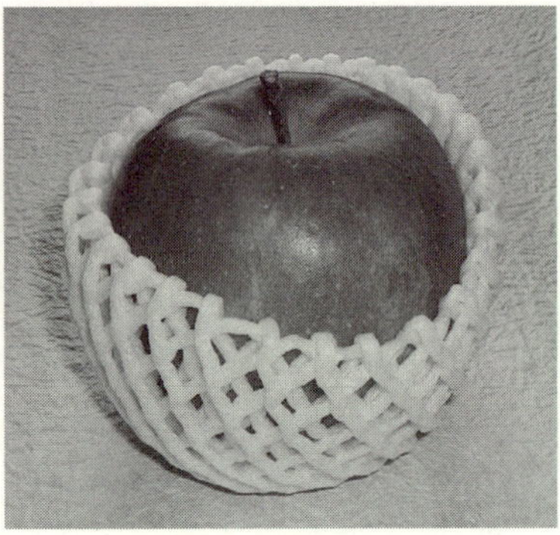

図3.15 緩衝ネット包装（例：リンゴ）

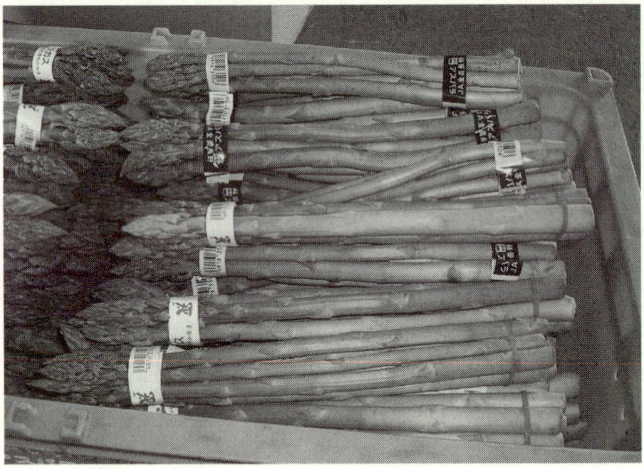

図3.16 帯封束ね（例：出荷直前のアスパラガス）

　この方法は，産地でプリパックされる場合と，販売前の流通段階でリパックされる場合とがあり，販売の便利性から用いられることが多い．商品数個をトレー（主に発泡ポリスチレン製）上に並べ，ストレッチフィルム（主にポリエチレン）で包み込むこの包装は，商品を柔らかく保持することで衝撃傷みを防ぎ，商品の品質を保持する．［トマトなど］

　② 緩衝ネット包装

　発泡ポリエチレン製のネットを使用するこの包装は，ネットをシート状で使用する方法と，チューブ状のネットを使用して1個の商品をくるむ方法が

ある．くるむ方法は柔らかいネット緩衝材で商品相互の接触傷みを防止する［モモ，リンゴ，ナシなど］．

(b) 産地表示と販売支援

帯封による「束ね包装」は茎状野菜で行われ，販売のしやすさと共に茎状商品の折れ防止，購入者への産地表示という品質保証を行う方法である．帯封には各種のプラスチックフィルムを使用するが，PP粘着バンドタイプが多い．［ニラ，アスパラガス，ネギなど］．

(c) 簡易CA・MA包装

葉物野菜において水分蒸散防止や呼吸抑制などの簡易CA・MA包装を個包装で行う事例がある．この包装には通気性を調整したフィルムが用いられる．通気性の調整には，組成上で行う方法もあるが，曇り止め加工したポリプロピレン（PP）フィルムに微細孔をあけたものもある．密閉フィルムで起きる内面曇りを防ぐ機能を持つ．［ホウレンソウなど］

〔井上伸也〕

第4章　調理済み食品とその安全性

4.1　食品表示は消費者へのメッセージ

　消費者は「安全な食品を提供する仕組み」を求めている．それでは，例えば，調理済み冷凍食品のメーカーが安全な食品を提供するためにどのような作業をしているのであろうか．

　食品の原点は美味しさであり，美味しさの原点は調理加工技術の良さであり，調理加工技術の原点は素材の新鮮さであり，新鮮な素材の原点は素材の履歴が明らかになっていることである．その上で食品の安全・安心が集約されて食品を包む包材に記載される食品表示は，消費者へのメッセージである．

4.2　食品表示から何がわかるか

　食品の表示例として市販されている冷凍食品を2，3品取り上げてみる．これら冷凍食品表示から得られる情報を整理すると次のとおりである．
① 「一括表示」：表4.1に示す．
② 召し上がり方：一括表示欄の「使用方法」に記載．多くは別の箇所に詳細を記載．
③ 包材の材質（プラスチックか，紙かなど）による分別区分：識別マーク（リサイクルマーク）と共に表示．
④ 栄養成分表示（表示のない食品もある）．
⑤ 注意事項：再凍結防止に対する注意などが記載．

　消費者が心配し，不満とする原材料欄の内容，特に，「原料産地」，「食品添加物」，「遺伝子組換え食品」，「アレルギー物質」，「農薬使用状況」，「賞味期限表示」などについて，これら表示から安全・安心のキーワードの情報が伝わるであろうか．

表 4.1 調理冷凍食品の一括表示例

項目		例①さわら西京漬	②長崎風皿うどん	③かにクリーミーコロッケ
商品名	商品がどんなものか	さわら西京漬	皿うどん	かにクリーミーコロッケ
名称	商品名と同じか，その商品が属する分類名	冷凍加工魚	冷凍食品 皿うどん	冷凍コロッケ
原材料名	原材料名 産地名 遺伝子組換え 食品添加物 アレルギー物質（アレルゲン）	さわら（東シナ海），漬込調味液［みそ（遺伝子組換えでない大豆使用）など中身を記載］（原材料の一部に米を含む）とアレルゲン表示 食品添加物なし	めん（めんの原材料名と，酸化防止剤（ビタミンE）のように食品添加物が記載），具入りあん（具の原材料名と，食品添加物を記載）（原材料の一部に乳成分を含む）	かに・小麦粉・植物油脂・脱脂粉乳・たまねぎ・ワイン・卵白・ゼラチン・繊維状植物性たんぱく・砂糖・かにエキス・食塩・生クリーム・牛乳・乳製品・たんぱく加水分解物・香辛料・バター・豚脂・ホエーパウダー・チキンコンソメ・衣（パン粉・小麦粉・マーガリン・でん粉・卵白・食塩・砂糖・香辛料）・揚げ油（パーム油・米油）・トレハロース・調味料（アミノ酸等）・着色料（紅麹・パプリカ色素）・香料・(原材料の一部に大豆・いか・えびを含む)
衣の率				40%
内容量	商品の量目	3切 240g	644g（322g×2食）	184グラム（8個入り）
賞味期限	美味しく食べられるのは何時まで	枠外に記載	枠外に記載	枠外の裏面に記載
保存方法	冷凍庫で保存する	冷凍（−18℃以下）で保存	−18℃以下で保存	−18℃以下で保存

（つづく）

使用方法	商品の使い方	枠外に記載	召しあがり方に記載	枠外裏面に記載
凍結前加熱の有無	凍結前に加熱してあるかどうか	加熱してありません	加熱してありません	加熱してありません
加熱調理の必要性	加熱して食べるかどうか	加熱してお召し上がりください	加熱して召しあがってください	加熱してください
販売者または製造者	製造者はどこか，販売者はどこか	販売者　A社	販売者　B社	製造者　C社
(注)包材の材質表示の有無 　　栄養成分表示の有無 　　注意事項記載の有無		有 無 有	有 有 有	有 有 無

4.3　食品表示に関する法律

　食品の表示例を表4.1にまとめてみたが，表示には一定のルールがあることがわかるであろう．

　これら表示については，食品表示に関する法律が定められている．すなわち，食品表示は，消費者保護を目的として，消費者に食品の内容の情報を正しく分かりやすく提供し，選択の目安とするためのものであり，表示基準となる法律は食品衛生法やJAS法などで定められている．これらの法律では，表示が義務づけられている内容（以下，「義務表示」という）と任意で定められている内容（以下，「任意表示」という）がある．その内容について概要を表4.2～4.5に示す．

　食品の表示制度は平成11（1999）年にJAS法が改正され，一般消費者向けに販売される全ての飲食料品に，生鮮食品については原産地，加工食品については原材料等の表示が義務づけられた．

　食品表示の法律には，以上のように「義務表示」と「任意表示」があり，義務表示については必ず表示をすることになっている．義務表示を守らない時には罰則規定がある．最近，食品メーカーに対する信頼性が失われる虚偽表示問題があり，景表法違反で罰則を受ける事件が発生している．

第4章　調理済み食品とその安全性　　197

調理済み食品は加工食品である．その具体的な表示事項，表示方法などは加工食品品質表示基準に基づいて作成される．調理済み食品は冷凍食品として販売されることが多いので，冷凍食品の例を表4.6〜4.8に示した．

4.4　食品表示が包装材に表示されるまで
―食品の安全性への配慮―

では，「冷凍食品の表示が包材に記載されるまで食品の安全性に対処するためにどのような作業が行われているか」ということで，「製品が生まれ，商品として消費者に届けられるまで行われる作業」を説明しよう．

通常，メーカーは，商品開発を行い，販売先へ商品打診を行う．次に，打診の結果，商品取引が成立し，商品を販売することになる．

したがって，最初に，メーカーは開発した製品を商品化するための仕様書を作成する．次に，その商品仕様の内容について，生産者と販売者は，商品取引が成立する前に商品の安全性について吟味を行う．すなわち，この段階で，商品仕様書の中に記載される原材料の履歴・安全性，製品の履歴・安全性，物流の履歴・安全性について双方で吟味し，検証し，確認し，合格したものが商品仕様書となる．最後に，両者間で商品仕様書を交わすことにより商品仕様契約書として商品取引が成立するのである．

商品仕様契約書は，消費者へ安全性を保証するものであり，商品の履歴を知る資料，すなわち追跡調査資料として重要なものである．

商品仕様書は，商品の中身がわかるように構成されている．仕様書の形式は種々様々だが，商品の規格，特徴，原料内容，製造工程，品質，包材規格，価格，期限表示，製造者，販売者などが記載される．

通常，メーカーが作成する商品仕様書の内容例を表4.9に示す．

4.4.1　商品仕様書（1）―商品・規格仕様

◆商品仕様書（1）で，商品名と商品規格を確認する．消費者が「その商品が何であるか」わかりやすいように名前をつける．この商品名で，商品の顔がわかりやすくなる．

第2部　育て方，作り方が問われる食品の安全管理

表 4.2　表示しなければならないことを規定している法律

法律等の名称	表示等の趣旨	表示対象食品	表示すべき事項
食品衛生法	飲食による衛生上の危害発生の防止	容器包装に入れられた加工食品	名称，食品添加物，保存方法，消費期限または賞味期限，製造者氏名，製造所所在地，遺伝子組換え食品，アレルギー物質，保健機能に関する事項
JAS法（品質表示基準）	品質に関する適正な表示で消費者の選択に資する	すべての生鮮食品，加工食品，および玄米・精米	名称，原材料名，原産地名，内容量，賞味期限，保存方法，製造者の氏名及び住所，遺伝子組換え食品，有機食品に関する事項，生鮮食品は名称，原産地，水産物には解凍・養殖
計量法	内容量等の表示	正味量の表示が必要な容器包装食品	正味量，表示する者の名称及び住所
容器包装リサイクル法と資源有効利用促進法	識別表示義務と再生資源利用の促進	容器包装食品	識別マーク；プラマーク，紙マーク，PET，スチール，アルミ
栄養改善法	健康及び体力の維持，向上に役立てる	加工食品等で栄養成分やカロリー表示をする場合	熱量，たんぱく質，脂質，炭水化物，ナトリウム，表示しようとする栄養成分及びそれらの含有量

（『岩波ブックレット』No.599より）

　例えば，さわら西京漬，皿うどん，かにクリーミーコロッケなど．
　別に商品の顔として「名称」という項目が一括表示欄にある．この名称は，JASで定める品目は，その商品の属する分類名が記載される．このケースでは「冷凍食品」となる．

4.4.2　商品仕様書(2)—原材料仕様
　◆商品仕様書(2)で，原材料の履歴や安全性について調査し，確認する．

第4章　調理済み食品とその安全性

表4.3　表示してはいけないことを規定している法律

法律等の名称	法律の趣旨	してはいけない不当表示例
食品衛生法	公衆衛生に危害を及ぼす虞がある虚偽のまたは誇大な表示または広告を禁止	
JAS法	表示禁止事項	・天然，自然，生，フレッシュ，純，ピュアー ・誤認用語 ・JAS規格以外のものへ「特級」と表示
景品表示法	商品の不当な景品類および不当な表示による顧客の誘引を防止することにより，公正な競争を確保し，一般消費者の利益を保護すること	・添加物を使用した食品に「無添加」と表示 ・輸入された牛肉に「国産牛」と表示 ・誤認用語
薬事法	薬効をうたうことの規制	・「高血圧の人に」「糖尿病の人に」 ・「疲労回復」「食欲増進」「老化防止」 ・「体質改善」「医学博士○○談」

（『岩波ブックレット』No.599より，一部追加）

表4.4　義務表示の一括表示事項

生鮮食品	農産物	名称，原産地
	水産物	名称，原産地，解凍，養殖
	畜産物	名称，原産地
	玄米及び精米	名称，原料精米，内容量，精米年月日，販売業者等の氏名又は名称，住所及び電話番号
加工食品		名称，原材料名，内容量，賞味期限，(消費期限)，保存方法，製造業者等の氏名又は名称及び住所

（農林水産省パンフレットより）

表4.5　任意で定められている表示（任意表示）

法律等の名称	
JAS法	JASマーク
栄養改善法	栄養表示

（農林水産省パンフレットより）

表4.6 冷凍食品の表示事項

区分	法律名等	名称(品名)	原材料名	食品添加物	特定原材料の割合	内容量	賞味期限	保存方法	使用方法	調理方法	冷凍食品である旨	凍結前加熱の有無	製造者等住所氏名	生食用であるかないか	衣の率	皮の率	原産国名	その他
えびフライ	食衛法	○		○			○	○	○			○	○					・食用油で揚げた後，凍結し，容器包装に入れたものにあっては，その旨 ・頭胸部，甲殻及び尾扇を除去したえび又はその小片をフライ種としたものにあっては，その旨
	品表基	○	○	○		○				○	○				○		○	
コロッケ	食衛法	○		○			○	○	○			○	○					・食用油で揚げた後，凍結し，容器包装に入れたものにあっては，その旨
	品表基	○	○	○		○				○	○				○		○	
しゅうまい	食衛法	○		○			○	○	○			○	○					・同上
	品表基	○	○	○		○				○	○					○	○	
ぎょうざ	食衛法	○		○			○	○	○			○	○					・同上
	品表基	○	○	○		○				○	○					○	○	
春巻き	食衛法	○		○			○	○	○			○	○					・同上
	品表基	○	○	○		○				○	○					○	○	
ハンバーグ，ミートボール	食衛法	○		○			○	○	○			○	○					・食用油で揚げた後，凍結し，容器包装に入れたものにあっては，その旨 ・ソースを加えたもの又はソースで煮込んだものにあっては，その旨 ・食肉の含有率が40％未満のものにあっては，その旨
	品表基	○	○	○		○				○	○						○	
調理冷凍食品（JAS指定品目以外）	食衛法	○		○			○	○	○			○	○					・食用油で揚げ○た後，凍結し，容器包装に入れたものにあっては，その旨
	加工品表基	○	○	○		○				○	○						○	
	自治体業界	○	○															
水産冷凍食品（切り身または剥き身にした凍結鮮魚介類）	食衛法	○		○			○	○	○			○	○	○				
	加工品表基	○	○			○							○				○	
	業界	○																

(『食品表示マニュアル』より抜粋)

表 4.7 冷凍食品表示

	食品衛生法	JAS法	
	全ての飲食物	加工食品	生鮮食品
商品名	○	○	○
冷凍食品	(冷凍食品)	(冷凍食品)	(冷凍食品)
名　称	○	○	○
原材料名			
「原材料名」		○	
「添加物」	○		
「アレルギー表示」	○		
「遺伝子組換え表示」	○	○	○
「原産地表示」		○	○
「特色のある原材料表示」		○	
「養殖・解凍表示」			○
内容量		○	○
賞味期限	○	○	○
保存方法	○	○	
使用方法		○	
凍結前加熱の有無	○	○	
加熱調理の必要性		○	
製造者等住所氏名	○	○	○

（1）　原材料名について

　調理食品は，原料が単一でなく，色々な材料が使われる複合材料であり，水産物あり，畜産物あり，農産物ありである．

　したがって，商品に使用する原材料名は全て列挙し，原料には商品名と一般名があるのでどういうものか確認する．使用する原料の産地情報・品質情報，中間加工情報・品質情報など裏付け資料を入手し，チェックして保管する．原料ごとに生産履歴がわかるように調査する．すなわち，原料ごとに，仕入先メーカー名，産地名，収穫・採集・漁獲・飼育履歴，添加物名，添加物用途名，アレルギー物質名，遺伝子組換え品の有無，有機認証品の有無，外国産か国内産かなどを記載する．

表 4.8 冷凍食品の一括表示

①商品名	消費者に内容物がわかりやすい，誤認させない商品名
②冷凍食品	枠外に表示するか，③名称のところで表示する
③名　称	一般的な名称を記載． JASが定める品目は，その表示方法．
④原材料名	●原材料と食品添加物を分けて表示． 1. 原材料名 　原材料は占める重量割合の多いものから表示． 　複合原材料は〇〇（△△，××）と表示．複合原材料の原材料に占める重量比5%未満，又複合原材料名から原材料が明らかなときは（△，×）を省略できる． 2. 食品添加物 　添加物は原材料に占める重量割合の多いものから表示． 3. アレルギー表示 　特定原材料（義務5品目，推奨19品目）を原材料名の後に括弧書き表示 4. 遺伝子組換え表示 　原材料に占める重量割合が上位3位まででかつ5%以上の主原料〇〇について， 　〇〇「遺伝子組換え」（義務表示） 　〇〇「遺伝子組換え不分別」（義務表示） 　〇〇「遺伝子組換えでない」（任意表示） 5. 原産地表示
⑤内容量	内容重量（g），内容体積（ml），内容数量（切れ，個）
⑦賞味期限	年月日表示．例；15.12.30，2003.12.30，03.12.30
⑧保存方法	「−18℃以下で保存してください」等と表示
⑨使用方法	品質表示基準の定めのあるものは解凍方法，調理方法等について表示．品質表示基準の定めのないものは枠外に表示．
⑩凍結前加熱の有無	「加熱してありません」「加熱してあります」のいずれかを表示
⑪加熱調理の必要性	「加熱してください」「そのままお召し上がりください」等と表示
⑫製造者等住所氏名	製造者と製造所の所在地を表示

注：栄養成分の含有量表示，強調表示など量を訴求する場合は，その裏付けとなる栄養成分表示が必要である．
　「有機JASマーク認証」のないものは有機表示をしてはならない．

第4章 調理済み食品とその安全性

表4.9 商品仕様書例

◆商品仕様書 (1) 商品・規格仕様

商品名	規　格	入数・荷姿	JANコード	製造者	販売者	商品コード

◆商品仕様書 (2) 原材料仕様

原料商品名	一般名	仕入先名	産地・産地証明書	収穫時期	配合比

添加物名	添加物用途名	添加物配合比	添加物表示有無	アレルギー物質	遺伝子組換え対象品目

◆商品仕様書 (3) 細菌検査・栄養分析・期限表示・包材の材質

①細菌検査

項　目	基準値	検査結果	検査方法	検査場所
一般生菌数				
大腸菌群				
大腸菌				
黄色ブドウ球菌				
サルモネラ				
腸炎ビブリオ				

注：基準値は食品衛生法基準に従うが，メーカー基準，取引先基準がある．
　　項目は，食品対象により食中毒菌名が増える．

②栄養分析：表示の有・無

エネルギー	タンパク質	脂　質	炭水化物	ナトリウム	食塩相当量

残留農薬検査書の有・無	栽培管理証明の有・無	有機認証の有・無

③期限表示

賞味期限			
消費期限			

④包材の材質

内装材質			
外装材質			

また，原材料で，水産物では天然か養殖か，残留抗生物質の有無はどうか，農産品では遺伝子組換え食品か，有機認証品か，残留農薬の有無はどうか，畜産品ではBSEなどの問題はないか，などを吟味する．

また，使用する原料，調味料を含む原材料全てにアレルギー物質は含まれていないか調査し，確認作業を行う．これら調査した結果を記載する．

(2) 食品添加物について

食品添加物については，消費者が一番気にかける項目であるが，添加物名，添加物用途名，添加物配合比を記載する．

食品添加物は，一般的に食品の品質を改善・維持向上させるものとして使われている．「食品添加物は，経験的に，また，科学的に安全性の評価が行われ，総合的に安全と評価されたもの」であり，科学的安全性の評価は，最近，国際的に統一され，ラットやマウスによる毒性試験，発ガン性試験などが行われて評価される．したがって，添加物には安全な量を使用基準として，使用できる限度量を決めているものが多い．添加物の安全性は使用基準が守られることが前提である．なお，国際的という点で，外国で許可されている添加物が，日本では許可されていないものがあり，専門家のチェックが必要である．使用に当たっては注意が必要である．

表4.10 食品添加物の表示方法

表示の必要度	表示方法
高いもの ↑ ↓ 低いもの	(1) 用途名併記 　例；酸化防止剤（ビタミンE） 　　　保存料（ソルビン酸） (2) 物質名 　例；ビタミンE 　　　ソルビン酸 (3) 一括名 　例；調味料（アミノ酸等） 　　　香料 (4) 免除 　　①加工助剤 　　②キャリーオーバー 　　③栄養強化目的の添加物

添加物については，調理冷凍食品にはどんなものが使われているかという情報を提供しなければいけない．消費者は「添加物」といってもどんなものなのか容易に理解できないであろう．また，添加物がどこに表示してあるか知らないことが多い．

表4.11 注目される代表的な添加物

用途名	危害原因物質	概　　要	用途の目的
保存料	ソルビン酸	チーズ；3.0g/kg 魚肉ねり製品，食肉製品；2.0g/kg いかくん製品，たこくん製品；1.5g/kg 煮豆，佃煮，漬物，ジャムなど；1.0g/kg スープ，たれ，つゆ，酢漬けの漬物；0.5g/kg 果実酒，雑酒；0.2g/kg	食品の腐敗を抑え，保存性をよくするもの
殺菌料 漂白剤	次亜塩素酸ナトリウム	ごまに使用してはならない	
製造用剤	かんすい	製造基準：原料として成分規格に適合する炭酸カリウム，炭酸ナトリウム，炭酸水素ナトリウム，リン酸類のカリウム塩及びナトリウム塩を用いる	中華めん類に用いられるアルカリ剤
酸化防止剤	ビタミンE (dl-α-トコフェロール)	酸化防止の目的に限る．ただし，β-カロチン，ビタミンA，ビタミンA脂肪酸エステル及び流動パラフィンの製剤中に含まれる場合はこの限りでない	
pH調整剤 酸味料	クエン酸		食品を適切なpH領域に保つ目的で使用される
乳化剤	グリセリン脂肪酸エステル，ソルビタン脂肪酸エステル		食品に乳化，分散，浸透，洗浄，起泡，消泡，離型等の目的で使用される

(『食品表示の常識』より，一部追加)

添加物の表示については，JAS法では，原材料名表示欄で，原材料の最後に記載することになっている．記載方法は，物質名による表示が原則となっている．表4.10に添加物の表示方法について示す．

メーカーは，「添加物はどんなものか」「原材料にはどんな添加物が入っているか」「使用基準が守られているか」など添加物業者や仕入先から資料を入手し，確認作業を行う．

安全性の点から注目される代表的な添加物としては表4.11に示すようなものがある．

(3) アレルギー物質名について

アレルギー物質は，キャリーオーバー・加工助剤も含めて，すべて表示することになっている．現在，アレルギー物質として法規（厚生労働省令第23号）で指定されるものは，特定原材料（義務5品目）と特定原材料に準ずるもの（推奨19品目）を対象としている（表4.12）．

表示の仕方は，表4.1の例③にもあるように，「原材料の一部に大豆・い

表4.12 アレルギー物質

義務品目	卵，乳・乳製品，小麦，そば，落花生
推奨品目	アワビ，イカ，イクラ，エビ，カニ，サケ，ウナギ，オレンジ，キウイフルーツ，牛肉，鶏肉，豚肉，クルミ，大豆，マツタケ，モモ，ヤマイモ，リンゴ，ゼラチン（牛，鶏，豚由来）

表4.13 産地表示

	水産物	畜産物	農産物
国産品	水域名，地域名	地域名	地域名
輸入品	原産国名	原産国名	原産国名

表4.14 遺伝子組換え食品の表示

遺伝子組換えの有無	義務表示か任意表示か	表示例
遺伝子組換え	義務表示	大豆（遺伝子組換え）
遺伝子組換え不分別	義務表示	大豆（遺伝子組換え不分別）
遺伝子組換えでない	任意表示	大豆（遺伝子組換えでない）

か・えびを含む」のように行われる．

(4) 産地表示について

産地表示については，表4.13に示すように決められている．

産地表示は，表4.4に示すとおり，生鮮食品はすべて義務づけられている．加工食品は一部義務づけられている．1．漬物，2．塩干（さば，あじ），3．塩蔵さば，4．うなぎ加工品（細切りしたものを除く），5．乾燥わかめ，6．塩蔵わかめ，7．かつお削りぶし，8．冷凍野菜食品．このうち漬物と冷凍野菜食品については，一括表示事項に「原料原産地」の欄を設けて表示する．その他の食品は原材料の名称の次にカッコ書きで表示する．加工食品の原料原産地の表示対象品目の追加選定については「食品の表示に関する共同会議」で検討されている．消費者の立場では産地表示がある方が分かりやすく安心であり，義務づけられる表示対象品目が増えるであろう．

(5) 遺伝子組換え食品について

遺伝子組換え食品には，大豆，トウモロコシ，バレイショ，ナタネ，綿実の農産物5品が義務表示の対象となっている．また，これらの加工食品群30食品が義務表示の対象となっている．遺伝子組換え食品は外国産（アメリカ産）が不分別品の問題があり使用時のチェックが必要である．表4.14に遺伝子組換え食品の表示を示す．

4.4.3　商品仕様書(3)――一般検査・栄養分析・期限表示・包材の材質

◆商品仕様書(3)で，製品の細菌検査を実施し，期限表示を決め，包材の材質を調査する．栄養分析は表示の必要に応じて行う．最近は健康のために栄養分析表示することが多くなっている．

(1) 細菌検査について

商品による食中毒防止のために，原料チェック，製品チェックとして原料，製品の細菌検査を実施する．食品には食品衛生法で微生物基準が定められている．この法律で定められている基準値が安全性の基準レベルとなり，基準値以下になるように原料，調理加工条件，包装条件などを決めて管理する．

(2) 期限表示について

食品の保存性，すなわち製造後，美味しく食べられるのはいつまでかとい

うことで決められる．調理冷凍食品は商品によって異なるが，通常は，3か月以上1年位である．1年以上保存性がある商品もあるが，消費者の選択傾向としては期限表示の新しい方が好まれるので期限設定については留意する．

(3) 包材について

食品の包材の材質がわかるように表示する．飲料・酒類用のスチール缶，アルミ缶，飲料・酒類・しょうゆ用のPETボトル，さらに平成13年4月からプラスチック製容器包装と紙製容器包装に識別表示が義務化されている．識別マーク（リサイクルマーク）を付けて，廃棄時に分別処理しやすいように表示する．

(4) 栄養分析について

栄養分析は，製品を専門の分析機関に依頼して分析するが，簡便な方法として，『食品成分表』（女子栄養大学出版部刊）の分析値を使う場合もある．

このように調理食品の商品仕様書を作成し，完成し，最終的に食品表示に至るまでの作業は，商品の安全性，品質を重点に配慮して行われる．作成者は食品の専門家ではあるが，食品に使われるすべての材料，物質の専門家ではないので，不明な点については，曖昧にせずにそれぞれの専門業者に確認して作成する．

4.4.4 商品の顔がわかる表示を心がけて

色々な材料を使い，商品開発して美味しい食品を作る．調理済み冷凍食品は，使用する原材料が多い．そのために原材料1種類ごとについて，国産か，外国産か，産地はどこか，いつ取れたものか，どんな飼料・餌料を使ったか，鮮度はどうか，異物はないか，食中毒菌は付いていないか，残留農薬，残留抗生物質はどうなっているか，遺伝子組換え食品を使っているか，アレルギー物質が含まれているかなど危害分析すると共に原材料履歴を吟味し，調味料についても調味料履歴を吟味したものを使い，厳選した原料の配合を決め，加熱・冷却など調理加工条件，冷凍保存条件を決めて製品化する．その製品を包装，すなわち，製品から商品化する際のデザイン，食品表示を印刷した包材で包装し，商品の顔である商品名をつけて出荷する．

特に，食品添加物については，使用目的，用途名はなにか，また添加物の安全性はどうか，不明な点は単品ごとに添加物の専門業者から情報を得て，内容を調査し，確認資料を作成する．最後に，食品表示の必要性の有無などを吟味し，商品仕様書を完成し，最終的に商品が消費者に理解されるように商品の内容をまとめて，商品を包む包材に食品表示のルールに従って一括表示，ブランドなどを表示する．この際，包材の表示については，作成者と確認者で確認チェックを行い，間違いが生じないようにする．商品仕様書は追跡調査できるようにナンバリングして保管する．このナンバリング作業はトレーサビリティを実施する際に有効である．消費者のブランドに対する信頼感には根強いものがある．そこにはブランドが持つ信用が期待できるからである．信用のある小売店では，その「小売店のブランド」でお客は信用できる店だからと言って商品を買う．一方，一般的に普通の小売店では，お客は商品の「メーカーブランド」などを確認して買う．

　消費者の購買動機は色々であろうが，消費者は「メインディッシュ」「おかず」…テーブルに飾るものを，家族の健康を考えて，メーカーが提供する商品，すなわち，デパート地下食品売り場，スーパー，コンビニエンスストア，食品小売店などで市販される商品から選択し，購入する．

　これからは，益々「信用」の時代である．信用のある小売店では信用を得るのにどのようにしているのだろうか．売れる店，お客の列ができる店などを見ると，お客との接点である販売員の役割が大きい．もちろん，売る食品の商品力（美味しさ，品質，安全，外観・魅力，価格），ブランド力などの有利性が備わっていることは大切である．その上に販売員のその商品を売る努力，すなわち，お客の購買意欲を起こさせる商品説明，その商品に対するお客との会話などがより大事ではないかと思う．

　では，その商品説明で求められているのは何か．商品の顔がわかるような説明，商品を使って良かったと感謝される説明ではないだろうか．

4.5 メーカーの食品の安全性への取り組み

4.5.1 食品衛生管理システム（HACCPシステム）

メーカーが食品の安全性について取り組む中で，商品仕様書が大きな役割を持つことはお分かりいただけたであろう．

では，商品仕様書の中に記載される生産履歴，原材料から製品化し，商品化し，消費者へ届けるまで，すなわち，原料工程，製造・加工工程，包装工程，物流工程の各工程では商品の安全性についてどういう注意を払っているであろうか．

食品衛生法は，飲食に起因する衛生上の危害の発生を防止し，公衆衛生の向上及び増進に寄与することを目的（第1条）として，食品の製造，販売に従事する人が守らないと罰せられる（第30条）とする重要事項を挙げている．それは，「人の健康を害うおそれがあるもの」，すなわち「安全でない食品は販売してはならない」ということである（第4条）．

「人の健康を害うおそれがあるもの」は，次の①から④に相当するものである．

① 病原微生物により汚染されたもの，またその疑いのあるもの．（生物学的危害）
② 不潔，異物の混入または添加されたもの．（物理的危害）
③ 有毒な，若しくは有害な物質が含まれ，若しくは付着し，又はこれらの疑いのあるもの．（化学的危害）
④ 腐敗し，若しくは変敗したもの，又は未熟であるもの．（生物学的危害）

食品の安全・安心のキーワードとして，食中毒，異物混入が挙げられる．「食中毒を起こす微生物」，「異物混入」は，消費者の健康を害うおそれ，危害を与えるおそれがあるので，メーカーが食品の製造に当たって一番注意している事項である．

したがって，メーカーは，この食品衛生法を遵守して，商品仕様書の完成に至るまで，商品を設計し，工場施設・設備機械を整備し，製品の安全性を考慮した製造工程（フローチャート，または，フローダイヤグラムとも言う），すなわち，原料工程，調理加工工程，包装工程，物流工程について，「工程

別」に危害を与えるおそれのある要因を調査し,「危害分析」し,「危害を防止する措置」を取って安全性を確認する作業を行うのである.この製造工程を決定するに当たっては,やはり食品衛生法（食品衛生法第7条の3）にある「総合衛生管理製造過程」がお手本となる.これは「製造又は加工の方法及びその衛生管理の方法につき食品衛生上の危害の発生を防止するための措置が総合的に講じられた製造又は加工の過程」をいうのである.

HACCP (Hazard Analysis Critical Control Point：危害分析重要管理点）システムによる衛生管理及びその前提となる施設設備の衛生管理等を行うことにより,総合的に衛生管理された食品の製造または加工の工程であり,危害の発生を防止するシステムである.すなわち,製品の製造工程について工程別に安全性のチェック・確認を行うのである.詳しくは「総合衛生管理製造過程の承認とHACCPシステムについて」（平成8年10月22日衛食第262号通知）に記載されている.

調理冷凍食品工場として,安全性,衛生面を考慮した施設・設備の備えるべき構造上の要件が満たされているか,製造に従事する従業員の衛生管理・衛生教育の徹底がなされているかなど確認作業を行う.すなわち,手洗い,トイレなど衛生的作業環境条件,防虫・防鼠対策,使用水,排水,室内温度,空調設備,機械・器具設備など工場内・外の衛生的作業環境はどうか,微生物に関する知識,手洗いマニュアル,洗浄マニュアルなどによる従業員教育が行われているかなど食品工場の基本の確認である.これら確認作業はHACCPシステムを導入する前提となる一般的衛生管理の内容を確認することになり,危害要因を除去することに努めるのである.通常,衛生管理チェック表（表4.15）で管理する.チェック項目は工場の実状に合わせて増減する.

また,製品の製造管理基準は,美味しい食品を提供するためにどうするか「美味しさ」「安全性」を基盤において決められる.その製品の製造工程を分かりやすくするために製造フローチャートを作成し,各工程別に製造・品質の管理基準を決めて管理する.そして各工程で決められた管理基準どおりに行ったことを確認するために記録する.記録は時系列に記録し,毎日の作業状態がわかるようにしておくことである.これら作業管理は商品の安全性を

表 4.15 衛生管理チェックシート

取引先工場名　　　　　　　　　　　　　　　　年　月　日
　　　　　　　　　　　　　　　　　　　　　HACCP実践研究会

1. 従業員の衛生管理・衛生教育　　採　点

項　目	内　容　事　項	有	無	配点	得点
1) 疾病管理	①健康診断：年1回，検便：年2回以上			1	
	②健康管理のチェック			1	
2) 清潔な躾（習慣）	③従業員はマスク，ヘアネット，帽子，清潔な作業衣を着用			1	
	④髪の毛はみ出しチェック			1	
	⑤手洗いの実施 (湯・水洗い→石けん洗い→爪ブラシ→洗い→紙タオル・温風→アルコール消毒)			1	
	⑥粘着ローラー掛け：2～3人／ローラー1回相対で行っているか			1	
	⑦工場内持込み禁止品リストのチェック(指輪，時計，ネックレス，イヤリング，マニキュア，タバコ，飲食物，鉛筆，カッターナイフ，輪ゴムなど)			1	
	⑧個人申告制			1	
3) 挨拶励行	⑨気持ち良い挨拶励行			1	
4) 衛生教育	⑩食品の衛生的な取扱い，汚染防止方法の適切な教育，訓練			1	
5) 管理責任者設置	⑪衛生管理責任者の設置			1	
得点小計				11	

2. 工場および建物　　採　点

項　目	内　容　事　項	有	無	配点	得点
1) 敷地・外環境	①工場敷地の4S整理・整頓・清潔・清掃			1	
	②排水口の清掃			1	
	③廃棄物保管場所			1	
2) 工場の入口	④人と物（原料・製品）の出入口の区分			1	
	⑤昆虫・ネズミの侵入防止			1	
	⑥内履き，外履きの区別			1	
	⑦足洗い場			1	
	⑧手洗い場・爪ブラシ			1	
	⑨紙タオル・温風・アルコール消毒			1	

第4章　調理済み食品とその安全性

			有	無	配点	得点
		⑩鏡・姿身			1	
		⑪粘着ローラー			1	
3）工場内・製造場		⑫動線の設定			1	
		⑬工程に応じた作業場の区分			1	
		⑭清潔区・汚染区の区別			1	
		⑮床の乾燥；床が濡れないように直接パイプに排水			1	
		⑯給排気；蒸気漏れ，結露			1	
		⑰床，壁，天井の洗浄，カビの発生			1	
		⑱照度；室内400～600 lux，検査室700～1 000 lux			1	
		⑲木製の道具，木製のパレット			1	
		⑳工場内・器具機材の4S			1	
		㉑施設・設備の保守点検			1	
		㉒器具・設備の洗浄・殺菌			1	
		㉓洗浄・消毒剤の保管区別			1	
		㉔配電盤の点検			1	
		㉕水道ホースの保管			1	
得点小計					25	

3．衛生関連設備

項　　目	内　容　事　項	有	無	配点	得点
1）給水，排水	①使用水の定期的検査；1回／年 （水質，水温，水量，水圧）			1	
	②水の溜まり場			1	
	③水漏れ			1	
	④汚水処理施設			1	
2）手洗い設備	⑤従業員に見合う設備の配置			1	
	⑥蛇口はレバー式・足踏み式・自動給栓			1	
	⑦手荒い手順方法の掲示			1	
	⑧蓋のないゴミ箱の設置			1	
	⑨紙タオル・温風器の設置			1	
	⑩温風器のフィルターの掃除			1	
	⑪アルコール消毒設備			1	
3）毛髪・糸屑除去	⑫粘着ロール設備・エアシャワー			1	
得点小計				12	

4. 製造設備

項目	内容事項	有	無	配点	得点
1) 設備・機械	①毎日の4S点検			1	
	②適切な洗浄マニュアル			1	
	③整備のためにビニールテープ・紐の使用			1	
2) 容器・器具	④適切な洗浄マニュアル			1	
3) 温度計測整備	⑤冷蔵庫・冷凍庫・室温の温度計点検			1	
4) 計量器	⑥検定			1	
5) 計測装置の整備	⑦適切な保守点検 金属探知機・ウエイトチェッカー			1	
6) 空調設備	⑧フィルターの点検			1	
	⑨周辺の清潔・清掃			1	
7) 製造ラインの交差	⑩製品交差			1	
8) 電気設備	⑪破損防止			1	
9) 防虫設備	⑫虫ポン			1	
	⑬防虫ネット			1	
10) 防鼠設備	⑭排水溝			1	
	⑮シャッターなど戸締り			1	
得点小計				15	

5. 製造工程

項目	内容事項	有	無	配点	得点
1) 製造工程区分	①原料・調味料・検査・加工・検査・包装・出荷工程別区分			1	
2) 原料開梱	②原料開梱場→工場内原料持込み容器			1	
3) 作業基準	③工程別の作業基準表			1	
4) 原料および副原料	④受入基準			1	
	⑤保管基準（温度，4S，先入れ先出し）			1	
	⑥規格外品の処理条件			1	
	⑦仕掛品の保管条件			1	
	⑧直置き			1	
5) 製造機械・工具	⑨機械器具の保守管理マニュアル			1	
	⑩5Sの実施			1	

第4章　調理済み食品とその安全性

		有	無	配点	得点
6) 温度管理	⑪加熱・冷却温度時間管理表			1	
7) トラブル発生時の対応	⑫トラブル対応マニュアル			1	
8) 仕掛品の管理	⑬仕掛品の品名・日付の区別表示			1	
9) シールチェック	⑭シール温度・シール強度管理表			1	
10) 重量チェック	⑮重量チェック表			1	
11) 金属チェック	⑯金属探知機検査表			1	
12) 日付チェック	⑰期限表示確認表；賞味期限，消費期限，製造年月日			1	
13) 異物検査表	⑱異物検査表			1	
14) 製品保管	⑲製品温度管理表			1	
	⑳先入れ先出し			1	
得点小計				20	

6. 監視・記録（モニタリング）

採　点

項　目	内　容　事　項	有	無	配点	得点
1) 記録表	①細菌検査表			1	
	②異物検査表			1	
	③温度検査表；原料・製品・室温・冷蔵庫・冷凍庫			1	
	④水分・pH・塩分など化学検査表			1	
	⑤拭き取り検査表			1	
	⑥毛髪点検表			1	
	⑦重量検査表			1	
	⑧金属探知機検査表			1	
	⑨日付ダブルチェック確認表			1	
	⑩アレルゲン・栄養表示表			1	
	⑪掃除点検表			1	
	⑫落下物点検表			1	
得点小計				12	

表 4.16 冷凍てんぷら製造フローチャート

製造工程	危害分析管理事項	防止措置	管理基準	モニタリング 方法	モニタリング 頻度	検証方法
原材料受入れ	産地 規格 温度(品温) 細菌付着 真菌 異物混入	仕入れ時品質チェック 開封時の衛生管理	外観，色，臭い，官能検査 □℃以下 材料別□℃以下 細菌検査基準値 目視検査	チェック表 温度計 実施記録 異物台帳記録	仕入れ毎 1日1回	原料受入日報 記録の確認 記録の確認 記録の確認 記録の確認 記録の確認
保管	温度 細菌増殖	温度 衛生管理	□℃以下	温度計		生産日報 記録の確認
解凍	室温設定 水温 時間 品温 細菌増殖 二次汚染 異物混入	設定温度 冷水 設定時間 衛生管理 包装材取扱い	□℃以下 □℃以下 □℃以下 □℃以下 解凍マニュアル	温度計 実施記録 実施記録 実施記録	1日2回 ロット毎	生産日報 記録の確認 記録の確認 記録の確認 記録の確認
選別	細菌付着 二次汚染 異物混入	衛生管理，器具，容器の洗浄，手洗い，衛生管理 洗浄・選別	選別基準設定 目視検査	実施記録 異物台帳記録	ロット毎	生産日報 記録の確認
打ち粉	異物混入	衛生管理	目視検査		ロット毎	
天ぷら粉	異物混入 配合	配合表	目視検査	実施記録 実施記録	ロット毎	記録の確認 記録の確認
油調	加熱温度 加熱ムラ (細菌増殖) 油の酸化 (味不良) 油調機清掃 品温	設定温度 設定温度 (製品滞留) 掃除，揚げかす除去 設定温度	□℃〜□℃ AV□〜□ □℃〜□℃	実施記録 実施記録 実施記録	ロット毎 1日3回 ロット毎	生産日報 生産日報 生産日報
冷却	冷却温度 品温 器具類の洗浄	設定温度 設定温度 洗浄	□℃〜□℃ □℃〜□℃ 拭き取り検査	実施記録 実施記録	ロット毎 ロット毎	生産日報
凍結	温度 細菌増殖	設定温度	□℃〜□℃	実施記録	ロット毎	生産日報
選別	不良品 細菌付着 二次汚染 異物混入	規格外品表示 衛生管理 手洗い 選別	選別基準設定 目視検査	実施記録 異物台帳	ロット毎	記録の確認

第4章 調理済み食品とその安全性

製造工程	危害分析管理事項	防止措置	管理基準	モニタリング 方法	モニタリング 頻度	検証方法
トレー詰め	異物混入 汚れ・容器破損	選別, 衛生管理	目視検査	異物台帳	ロット毎	記録の確認
セット	数量の確認 二次汚染	選別	目視検査		ロット毎	生産日報
包装	シール不良 二次汚染	シール温度 衛生管理	□℃	実施記録	袋毎	生産日報
重量検査	重量設定		□g〜□g	重量検査日報	袋毎	記録の確認
金属探知検査	金属探知機性能確認 除外品管理	テストピース 感度確認 専任者	Fe□φ Sus□φ	金属探知機検査日報	袋毎	記録の確認
期限表示	相対確認 刻印年月日	目視検査		刻印年月日貼付	袋毎	生産日報
選別	不良品 異物混入 細菌増殖	目視検査		異物台帳 細菌検査	袋毎	生産日報
箱詰め	入数の確認	重量検査		実施記録	箱毎	記録の確認 生産日報
冷凍保管	冷凍温度 品温 細菌増殖	設定温度 設定温度 細菌検査	□℃〜□℃ □℃以下 自主基準	実施記録	抜き取り	記録の確認
製品	品温 細菌増殖 品質	設定温度 細菌検査 官能検査	□℃〜□℃ 自主基準 味, 臭い, 食感 (5点法)	実施記録	抜き取り	生産日報 細菌検査日報 官能検査日報
出庫	品温	設定温度	□℃		抜き取り	生産日報

保証する資料となり，消費者が知りたいときの情報提供の資料に使うことができるし，事故があった際に因果関係を追跡調査するときの資料（トレーサビリティ資料）となる．

4.5.2 調理冷凍食品（例：冷凍天ぷら）

「安全性」を考慮した作業がどのように行われているかということについて，冷凍てんぷらを例に説明しよう．

冷凍天ぷらの原材料は，例えば水産物では，イカ，エビ，キス，イワシなど，農産物では，サツマイモ，ナス，アスパラガス，シソなどがよく使われ

る．これら材料について，原材料履歴をチェックすること，危害分析を行い，危害分析リストを作成し，危害を防止するための原料処理条件を決めること，誰が，どこで，何を，いつまでに，どちらへ，どのような条件で行うか，すなわち，5W1Hで目的，方針を決めて処理するのである．このことは各工程について言えることであり，工程別に危害分析し，危害を防止し，前工程から後工程へ不良品を送らないように管理することである．これがHACCPの基本である．

各工程で作業するのは作業者である．したがって，食品工場の作業管理面で大事なことは，作業者の教育である．作業者が作業の内容をよく理解し，衛生管理に努め，自らが責任もって作業するという姿勢が求められている．

食品工場は，作業者に対して守るべきことを決めている．例えば，作業場に入る時，作業者は外履きから内履きに履き替え，私服から作業衣に着替える．その際に，マスクをし，ヘアネットをし，帽子（縁付き）をかぶり，作業衣を着る．そして，姿見で髪の毛のはみ出しをチェックする．これらの手順は，異物（髪の毛，糸屑など）を除去するためである．次に，作業者は粘着ローラー掛けということを行い，異物（毛髪，糸屑など）の混入防止に努めている．異物の混入で，毛髪の混入クレームが多い．毛髪も食品に入っていると，消費者は不愉快な思いをするであろう．毛髪は1日に50～60本位抜けるということであるから，作業者の髪の毛の落下防止をする努力が大切である．さらに，手を洗う．手洗いは，水または湯洗いし石けんで洗ってから，また，水または湯洗いし，紙タオルか，温風で手を乾かした後，アルコール消毒を行うのである．これは，作業者からの細菌の二次汚染を防止するためである．

このように作業者は，衛生管理に注意をするように教育を受けると同時に，製品の作業基準の指導を受け，管理基準を守って作業を行う．

また，作業者は，5S活動，すなわち，整理・整頓・清潔・清掃・躾（習慣）についてわかってもらい，実践する活動を行っている．この活動は安全な食品を提供する仕組みでは重要なことである．

冷凍天ぷらを食べて健康を害したという事件は，最近発生していないが，

油調するときに使う油の管理が悪く，油が酸化されたものを使って健康を害うことはあり得ることで，それによっては発生したときに備えて，原料の履歴として原料受入基準と原料受入資料（産地，収穫・漁獲時期，鮮度，細菌検査，官能検査など），各工程管理記録（特に，温度・時間記録（加熱・冷却，室温，冷蔵庫）），作業者管理記録，製品品質管理記録（AV；油の酸化度，細菌検査など），物流時の温度管理記録，販売時の温度管理記録など管理記録の確認と保存が重要となる．これらはトレーサビリティの基礎資料となる．

参 考 文 献

1) 食品衛生研究会編：食品衛生小六法（平成14年版），新日本法規出版．
2) 日本食品衛生協会編集部：食と健康，1月号（通巻565号）
3) 藤岡武義編：生活協同組合研究，1月号（通巻336号）
4) 群馬県食品表示適正化検討ワーキンググループ：食品表示ハンドブック，群馬県（2004）
5) 日本食品添加物協会技術委員会：食品添加物表示ポケットブック（平成14年版），日本食品添加物協会．
6) 垣田達哉：小売業のための食品表示の常識，商業界（2002）
7) 安田節子：消費者のための食品表示の読み方，岩波ブックレットNo.599，岩波書店（2003）
8) 食品表示会編：食品表示マニュアル，中央法規出版（1989）
9) HACCP実践研究会テキスト作成委員会編：第10期HACCP事務者養成講座テキスト，HACCP実践研究会（2004）
10) 大日本水産会品質管理部編：水産加工場品質管理の手引き，大日本水産会（2001）
11) 日高　徹：食品添加物のここが知りたいQ＆A，日本食品衛生協会（2001）

〔金澤俊行〕

4.5.3 レトルト食品

（1）調理済み食品製造の安全対策とトレーサビリティ

ここでは調理済み食品のうちレトルト食品の製造工程を例に取り，製造に際しての安全対策とトレーサビリティについて述べる．

220　第2部　育て方，作り方が問われる食品の安全管理

インプット	製造工程	アウトプット
原材料ほか	調理・殺菌・包装ほか	製　品

生産者 → … → 消費者

容器・包装材料

充填機（東洋自動機(株)）

レトルト殺菌装置（(株)日阪製作所）

図 4.1　調理済み食品の製造概略

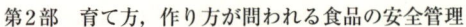

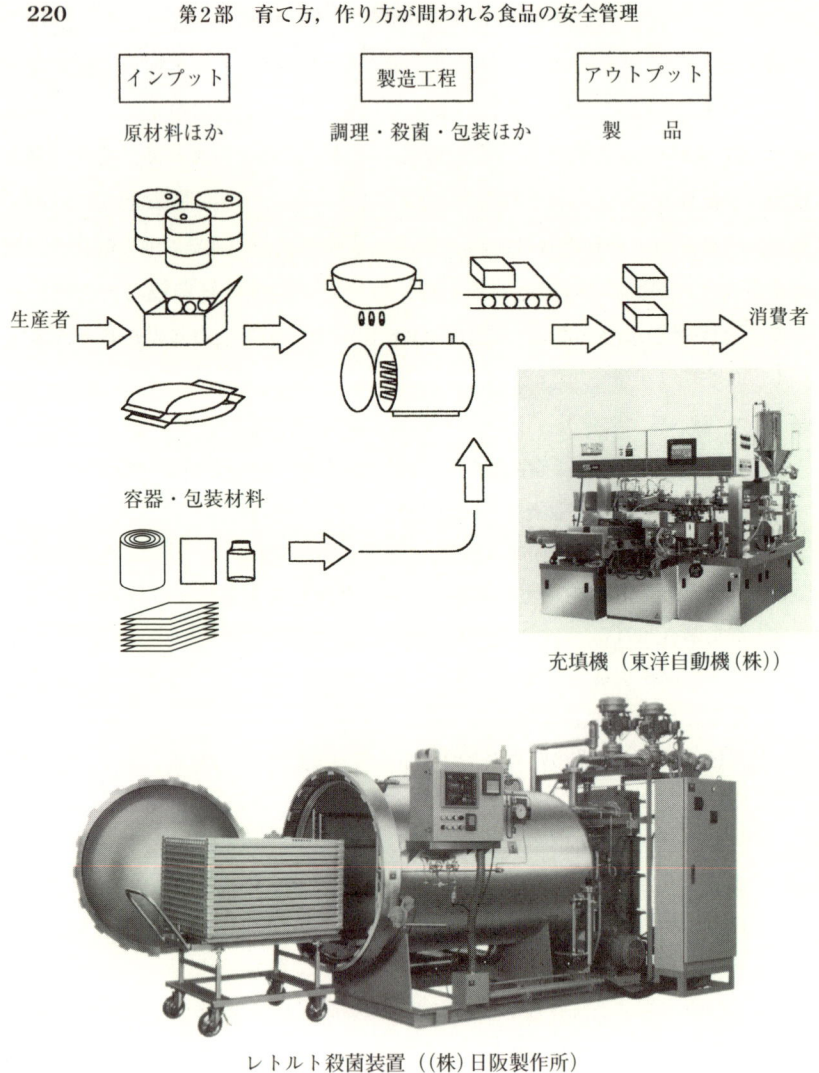

　調理済み食品は長期間保存ができて，簡単な加熱などで美味しく食することができるので，消費者にとって人気商品の1つである．
　食品製造の安全対策として，一般衛生管理基準，GMP，HACCP（Hazard Analysis Critical Control Point）方式を導入している例が多い．HACCP方式は食品製造工程中の危害を3つに分類し，この危害要因を徹底的に分析して，

危害を皆無にすることにより，この工程で製造された食品の安全を保証するものである．

【3つの危害】[1)]

① 生物学的危害（食中毒菌，腐敗菌，カビ，酵母，ウイルス，昆虫ほか）

② 化学的危害（カビ毒，キノコ毒，抗生物質，食品添加物ほか）

③ 物理的危害（ガラス，木，石，金属，プラスチック，毛髪ほか）

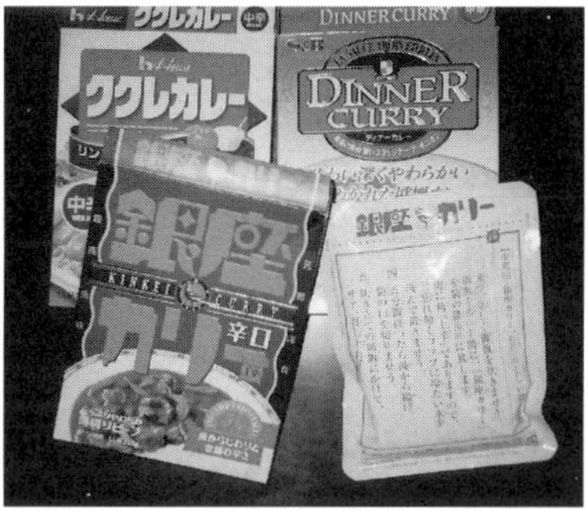

図4.2　レトルトカレー製品

特に調理済み食品の場合は，消費者が加熱するだけで食べる場合が多く，食品の安全を確保するためには，中でも生物学的危害防止が重要で，食中毒菌，腐敗菌などを対象に製造工程で滅菌を確実に行っている．

したがって調理済み食品の製造に対するトレーサビリティは，当然製造者のリスク管理の面から重要であり，HACCP方式を導入することで必然的にトレーサビリティに対応できるシステムとなっている．HACCP方式を導入している効果は具体的には次のようになる．

① 原材料の入荷から製造工程，出荷までの各段階でモニタリングが行われている．

② モニタリング結果は記録されて保管されている．

③ 異常時に迅速に対応して，被害を最小限に押さえる．

④ 調理済み食品を提供するため，原材料・添加物などの吟味を徹底して行う．

⑤ 食品製造工程の改善に繋がる．

このように，出荷後に消費者などがトレーサビリティにより製造状況を把握できるのは，HACCP方式を導入している工程では当たり前のことである．

(2)　レトルト食品製造の安全対策と品質保証機器

調理済み食品の代表であり，HACCP方式が導入されているレトルトカレーの製造に関する安全対策について紹介する．

レトルトカレー製造のインプットとなる原材料と包装材料，製造工程，そ

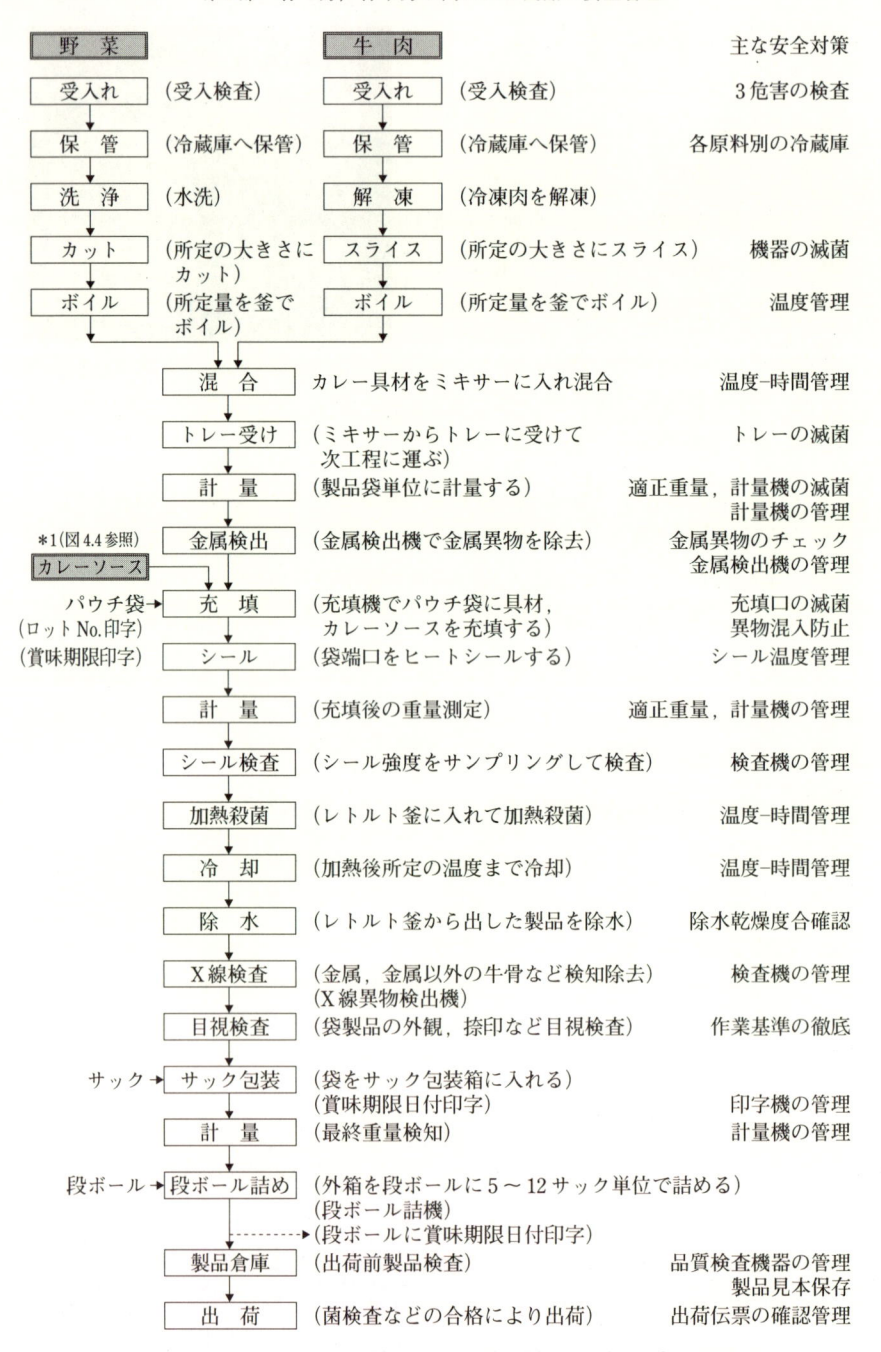

222　　　　　　第2部　育て方，作り方が問われる食品の安全管理

野菜		牛肉		主な安全対策
受入れ	（受入検査）	受入れ	（受入検査）	3危害の検査
保　管	（冷蔵庫へ保管）	保　管	（冷蔵庫へ保管）	各原料別の冷蔵庫
洗　浄	（水洗）	解　凍	（冷凍肉を解凍）	
カット	（所定の大きさにカット）	スライス	（所定の大きさにスライス）	機器の滅菌
ボイル	（所定量を釜でボイル）	ボイル	（所定量を釜でボイル）	温度管理

工程	内容	主な安全対策
混　合	カレー具材をミキサーに入れ混合	温度-時間管理
トレー受け	（ミキサーからトレーに受けて次工程に運ぶ）	トレーの滅菌
計　量	（製品袋単位に計量する）	適正重量，計量機の滅菌 計量機の管理
金属検出 *1(図4.4参照)	（金属検出機で金属異物を除去）	金属異物のチェック 金属検出機の管理
充　填　←カレーソース，パウチ袋（ロットNo.印字）（賞味期限印字）	（充填機でパウチ袋に具材，カレーソースを充填する）	充填口の滅菌 異物混入防止
シール	（袋端口をヒートシールする）	シール温度管理
計　量	（充填後の重量測定）	適正重量，計量機の管理
シール検査	（シール強度をサンプリングして検査）	検査機の管理
加熱殺菌	（レトルト釜に入れて加熱殺菌）	温度-時間管理
冷　却	（加熱後所定の温度まで冷却）	温度-時間管理
除　水	（レトルト釜から出した製品を除水）	除水乾燥度合確認
X線検査	（金属，金属以外の牛骨など検知除去）（X線異物検出機）	検査機の管理
目視検査	（袋製品の外観，捺印など目視検査）	作業基準の徹底
サック包装　←サック	（袋をサック包装箱に入れる）（賞味期限日付印字）	印字機の管理
計　量	（最終重量検知）	計量機の管理
段ボール詰め　←段ボール	（外箱を段ボールに5〜12サック単位で詰める）（段ボール詰機）……→（段ボールに賞味期限日付印字）	
製品倉庫	（出荷前製品検査）	品質検査機器の管理 製品見本保存
出　荷	（菌検査などの合格により出荷）	出荷伝票の確認管理

図 4.3　レトルトカレー製造フロー（主製造工程）と安全対策

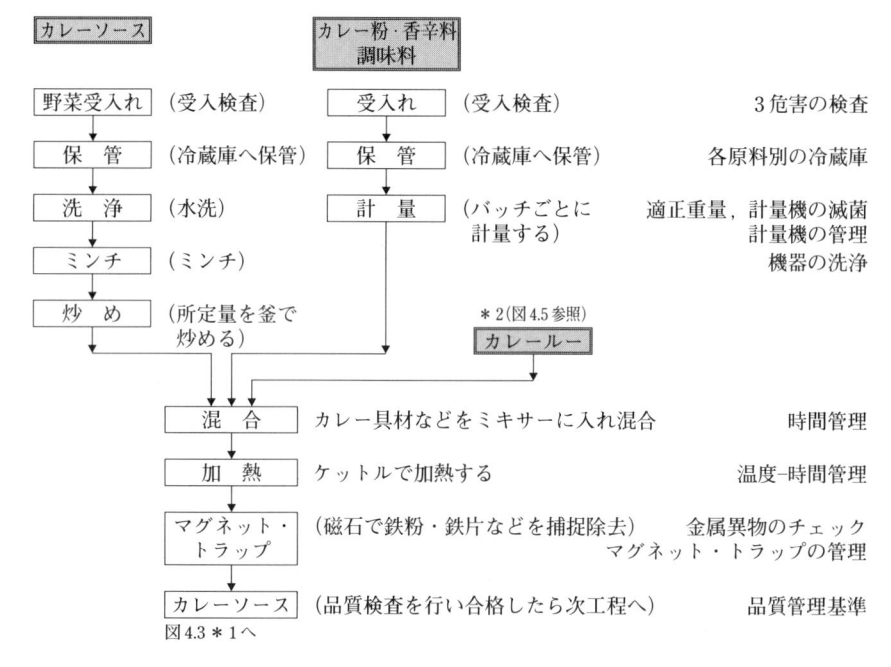

第4章　調理済み食品とその安全性

```
[カレーソース]                [カレー粉・香辛料
                              調味料]

野菜受入れ (受入検査)         受入れ (受入検査)           3 危害の検査
   ↓                            ↓
 保 管   (冷蔵庫へ保管)       保 管  (冷蔵庫へ保管)       各原料別の冷蔵庫
   ↓                            ↓
 洗 浄   (水洗)               計 量  (バッチごとに        適正重量，計量機の滅菌
   ↓                                  計量する)          計量機の管理
 ミンチ  (ミンチ)                                        機器の洗浄
   ↓                            
 炒 め   (所定量を釜で          *2(図4.5参照)
          炒める)              [カレールー]
   ↓        ↓        ↓
         ┌────────┐
         │ 混 合  │ カレー具材などをミキサーに入れ混合   時間管理
         └────────┘
             ↓
         ┌────────┐
         │ 加 熱  │ ケットルで加熱する                   温度-時間管理
         └────────┘
             ↓
         ┌────────────┐
         │マグネット・│ (磁石で鉄粉・鉄片などを捕捉除去) 金属異物のチェック
         │トラップ    │                                   マグネット・トラップの管理
         └────────────┘
             ↓
         ┌──────────┐
         │カレーソース│ (品質検査を行い合格したら次工程へ) 品質管理基準
         └──────────┘
図4.3 *1へ
```

図 4.4　レトルトカレー製造フロー（カレーソース製造工程）

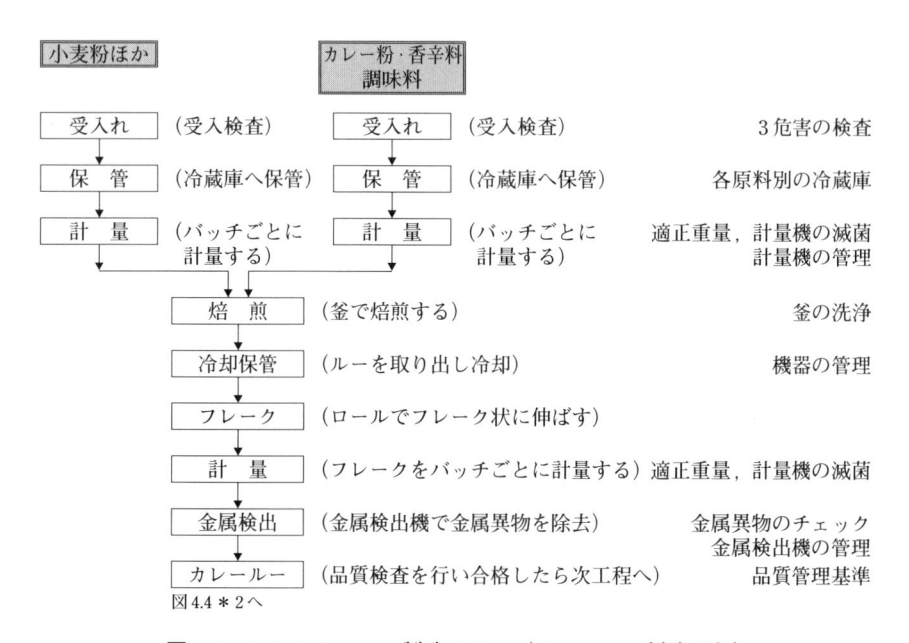

```
[小麦粉ほか]                 [カレー粉・香辛料
                              調味料]

 受入れ  (受入検査)           受入れ (受入検査)          3 危害の検査
   ↓                            ↓
 保 管   (冷蔵庫へ保管)       保 管  (冷蔵庫へ保管)      各原料別の冷蔵庫
   ↓                            ↓
 計 量   (バッチごとに         計 量  (バッチごとに       適正重量，計量機の滅菌
          計量する)                   計量する)          計量機の管理
   ↓        ↓
         ┌────────┐
         │ 焙 煎  │ (釜で焙煎する)                       釜の洗浄
         └────────┘
             ↓
         ┌────────┐
         │冷却保管│ (ルーを取り出し冷却)                 機器の管理
         └────────┘
             ↓
         ┌────────┐
         │フレーク│ (ロールでフレーク状に伸ばす)
         └────────┘
             ↓
         ┌────────┐
         │ 計 量  │ (フレークをバッチごとに計量する) 適正重量，計量機の滅菌
         └────────┘
             ↓
         ┌────────┐
         │金属検出│ (金属検出機で金属異物を除去)         金属異物のチェック
         └────────┘                                      金属検出機の管理
             ↓
         ┌────────┐
         │カレールー│ (品質検査を行い合格したら次工程へ)  品質管理基準
         └────────┘
図4.4 *2へ
```

図 4.5　レトルトカレー製造フロー（カレールー製造工程）

してアウトプットとなる製品に分けて安全対策を確認する．

(a) 使用される原材料と包装材料の安全対策

レトルトカレーの品種は非常に多数あり，具材の原材料も多種多様である．そのうち一般的な野菜が入ったカレーについて見てみる．

① 原材料などは受入検査を徹底

野菜，牛肉などの原材料検査は品名，産地情報，品質検査情報，納品単位の容量・重量，入荷日などの入荷伝票記載内容と実態を照合する．検査成績表を確認し，必要な残留農薬などの検査を行う．

② 加工原材料，添加物などは加工内容などを把握

品名，品質検査情報，納品単位の容量・重量，入荷日，製造年月，製造ロットNo.など入荷伝票記載内容と実態を照合する．検査成績表を確認し，残留農薬，未承認物質などの検査を行う．

③ 包装材料などの受入検査を徹底

品名，仕様，品質検査情報，納品単位の容量・重量，製造ロットNo.印刷内容などを確認し，異物・昆虫などの付着がないことを確認する．

(b) 製造工程の安全対策

図4.3～4.5に製造工程のフロー図を示し，その工程ごとに内容と安全対策を記載した．

(c) 品質保証機器

レトルトカレーの製造工程中の代表的品質保証機器について以下に示す．

① 計量機器：製品の所定重量を計量し容器に詰めたり，サンプリングを行い電子秤量器で製品の重量を測定する（図4.6）．
② 重量選別機：製品の所定重量に対し過不足の物を検出し，過不足重量の製品は系外へ排除する（図4.7）．
③ 金属検出機：混入金属異物を検出し，混入製品は系外へ排除する（図4.8）．
④ X線異物検出機：金属以外の異物も検出できる．アルミ包装材料の場合は金属検出機の感度が大幅に落ちるので，X線による検出は必須である（図4.9）．

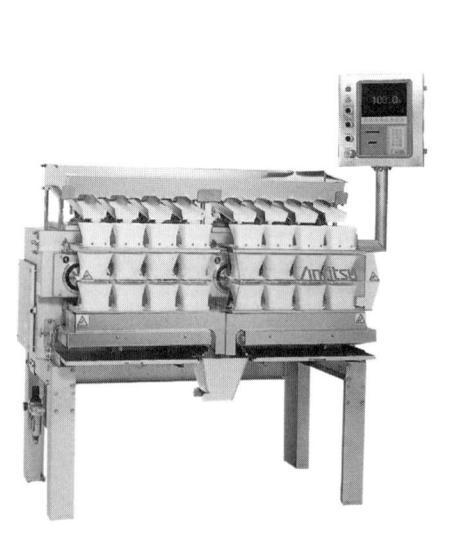

第4章　調理済み食品とその安全性　　　　　　　　225

図 4.6　計　量　機

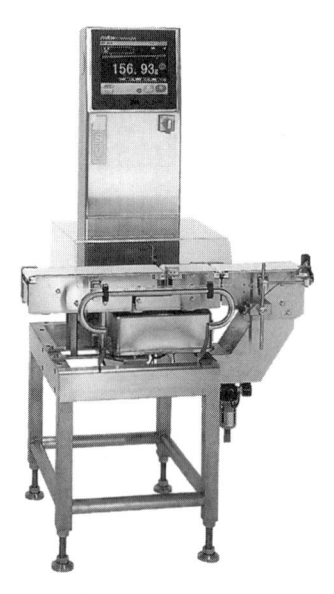

図 4.7　重量選別機

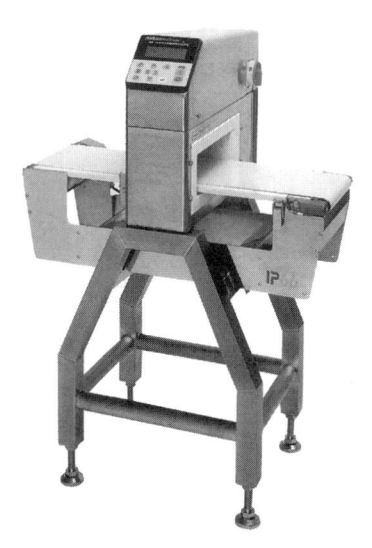

図 4.8　金属検出機

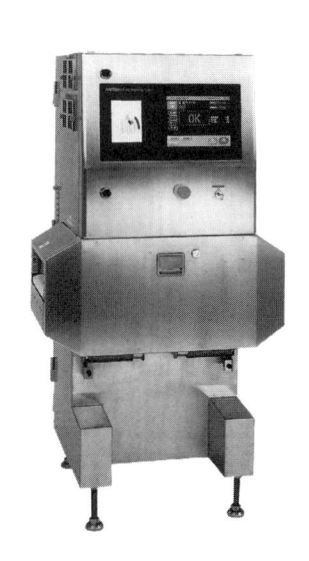

図 4.9　X線異物検出機

(写真提供：アンリツ産機システム㈱)

表 4.17 HACCP 総括表（概要；モニタリング箇所を主体）

工程	危害原因物質	危害の要因	防止措置	記録文書	トレーサビリティ要素	トレーサビリティ情報
主製造工程 野菜受入れ	病原微生物	生産者の取扱い不良 流通・保管時の管理不良	加工業者への衛生指導 流通業者への指導外観検査	納品書 受入検査記録 （品名，産地，出荷者記録） （重量，製造日，ロット No.記録）	野菜原料は製品の複数ロットに使用される	
	農薬の残留	生産者の取扱い不良	生産者への指導 危害に関するデータの入手			
	異物の混入	生産者の取扱い不良 流通・保管時の管理不良	加工業者への衛生指導 外観検査 X線検査工程で除去			
保管	微生物の汚染	冷蔵庫の温度管理不良	冷蔵庫保守点検管理	冷蔵庫運転記録 （温度記録，冷凍機運転記録）	製品の複数ロットに関連する	
	微生物の増殖	作業者の取扱い不良	作業標準の徹底			
	異物の混入	作業者の取扱い不良	作業標準の徹底	冷蔵庫清掃記録		
洗浄	微生物の汚染 微生物の増殖	器具の洗浄不良 作業者の取扱い不良	作業標準の徹底	製造日報 （洗浄水水質検査記録） （洗浄後野菜の洗剤など残留検査）	製品の1日単位のロットに使用される	
	洗浄剤，殺菌剤の除去不良	洗浄剤，殺菌剤の除去不良				
	異物の混入	作業者の取扱い不良	作業標準の徹底	(洗浄後外観検査記録)		
カット	微生物の汚染 微生物の増殖	器具の洗浄不良 作業者の取扱い不良	作業標準の徹底	製造日報 使用野菜の受入ロット No.記録	製品の1日単位のロットに使用される	
	洗浄剤，殺菌剤の混入	洗浄剤，殺菌剤の除去不良				
	異物の混入	器具の点検不良 作業者の取扱い不良	器具の保守点検管理 作業標準の徹底			

第4章 調理済み食品とその安全性

工程	危害原因物質	危害の要因	防止措置	記録文書	トレーサビリティ情報
ボイル	洗浄剤,殺菌剤の混入	洗浄剤,殺菌剤の除去不良	作業標準の徹底	製造日報 使用野菜の受入ロットNo.記録	製品の1日単位のロットに使用される
	異物の混入	作業者の取扱い不良			
牛肉受入れ	病原微生物	生産者の取扱い不良 流通・保管時の管理不良	加工業者へ衛生指導 流通業者への指導 外観検査	納品書 受入検査記録 (品名,産地,出荷者記録) (重量,製造日,ロットNo.記録)	牛肉原料は 製品の複数ロットに使用される
	抗生物質 ホルモン剤 肉寄生虫用剤 抗菌性物質	生産者の取扱い不良	危害に関するデータの入手		
	異物の混入	生産者の取扱い不良	外観検査		
保管	微生物の汚染 微生物の増殖	生産者の取扱い不良 流通・保管時の管理不良	冷蔵庫保守点検管理	冷蔵庫運転記録 (温度記録,冷凍機運転記録)	製品の複数ロットに使用される
	異物の混入	生産者の取扱い不良	作業標準の徹底	冷蔵庫清掃記録	
解凍	微生物の汚染 微生物の増殖	生産者の取扱い不良 冷蔵庫の温度管理不良	作業標準の徹底 冷蔵庫保守点検管理	冷蔵庫運転記録 (温度記録,冷凍機運転記録)	製品の1日単位のロットに使用
	異物の混入	作業者の取扱い不良	作業標準の徹底	冷蔵庫清掃記録	
スライス	微生物の汚染 微生物の増殖	機械器具の洗浄不良 長時間の室内放置	作業標準の徹底	製造日報 (品温測定記録) (使用牛肉受入ロットNo.記録)	製品の1日単位のロットに使用
	洗浄剤,殺菌剤の混入	洗浄剤,殺菌剤の除去不良	器具の保守点検管理 作業標準の徹底		
	異物の混入	機械器具の点検不良 作業者の取扱い不良			
ボイル	洗浄剤,殺菌剤の混入	洗浄剤,殺菌剤の除去不良		製造日報 (品温測定記録) (使用牛肉受入ロットNo.記録)	製品の1日単位のロットに使用
	異物の混入	作業者の取扱い不良			

工程	危害原因物質	危害の要因	防止措置	記録文書	トレーサビリティ情報
具材混合	微生物の汚染 微生物の増殖	機械器具の洗浄殺菌不良 長時間の室内放置	作業標準の徹底	製造日報 (使用具材ロットNo.記録)	製品の1日単位のロットに使用
	洗浄剤, 殺菌剤の混入	洗浄剤, 殺菌剤の除去不良	作業標準の徹底	製造日報 (使用量記録)	
	異物の混入	機械器具の点検不良 作業者の取扱い不良	器具の保守点検管理の徹底 作業標準の徹底	製造日報 (使用具材ロットNo.記録)	
トレー受け	微生物の汚染 微生物の増殖	機械器具の洗浄殺菌不良 長時間の室内放置	作業標準の徹底	製造日報 (トレー洗浄記録)	製品の1日単位のロットに使用 製造ラインNo.別に対応
	洗浄剤, 殺菌剤の混入	洗浄剤, 殺菌剤の除去不良	作業標準の徹底		
	異物の混入	機械器具の点検不良 作業者の取扱い不良	器具の保守点検管理の徹底 作業標準の徹底		
計量	微生物の汚染 微生物の増殖	機械器具の洗浄殺菌不良 長時間の室内放置	作業標準の徹底	製造日報 (使用具材ロットNo.記録) (コンピュータースケールNo.記録) (コンピュータースケール精度検査記録) (コンピュータースケール洗浄記録)	製品の1日単位のロットに使用 製造ラインNo.別に対応
	洗浄剤, 殺菌剤の混入	洗浄剤, 殺菌剤の除去不良	作業標準の徹底		
	異物の混入	機械器具の点検不良 作業者の取扱い不良	器具の保守点検管理の徹底 作業標準の徹底		
金属検出	金属異物の残存	機械の点検不良 作業者の取扱い不良	作業標準の徹底	製造日報 (金属検出機精度検査記録)	製品の1日単位のロットに使用 製造ラインNo.別に対応
混合材料充填	微生物の汚染 微生物の増殖	機械器具の洗浄殺菌不良 長時間の室内放置	作業標準の徹底	製造日報 (充填機運転記録) (使用充填機No., 運転速度, 運転時間, 異常記録) (使用具材ロットNo.記録) (使用パウチロットNo.記録)	製品の1日単位のロットに使用 製造ラインNo.別に対応
	洗浄剤, 殺菌剤の混入	洗浄剤, 殺菌剤の除去不良	作業標準の徹底		
	異物の混入	機械器具の点検不良 作業者の取扱い不良	器具の保守点検管理の徹底 作業標準の徹底		

第4章　調理済み食品とその安全性

工程	危害原因物質	危害の要因	防止措置	記録文書	トレーサビリティ要素	トレーサビリティ情報
カレーソース充填	微生物の汚染 微生物の増殖	ソース配管の洗浄殺菌不良 作業者の取扱い不良	作業標準の徹底	製造日報（使用パンチ印字検査記録）（使用ソースロットNo.記録）		製品の1日単位のロットに対応 製造ラインNo.別に対応
	洗浄剤,殺菌剤の混入	洗浄剤,殺菌剤の除去不良				
	異物の混入	機械器具の点検不良 作業者の取扱い不良	器具の保守点検管理 作業標準の徹底	製造日報（充填機洗浄記録）		
シール	微生物の汚染	シール不良 機械器具の点検不良	器具の保守点検管理 作業標準の徹底	製造日報（充填機シール温度記録）（シール温度異常記録）		製品の1日単位のロットに対応 製造ラインNo.別に対応
計量	微生物の残存	重量過剰による微生物残存	器具の保守点検管理 作業標準の徹底	製造日報（計量器精度検査記録）（重量異常検知記録）		製品の1日単位のロットに対応 製造ラインNo.別に対応
シール検査	微生物の汚染	シール不良による微生物再汚染	作業標準の徹底	製造日報（シール強度測定記録）		製品の1日単位のロットに対応 製造ラインNo.別に対応
加熱殺菌（CCP）	病原微生物，腐敗微生物の残存	加圧・加熱不足 殺菌温度の低下 殺菌保持時間の不足	殺菌温度管理 殺菌機温度分布の測定 製品の恒温試験 恒温試験後の細菌検査 作業標準の徹底	製造日報（殺菌機運転記録表）（計器類校正記録）（自記温度計記録チャート）（改善措置記録）（殺菌終了ロットNo.別管理記録）		製品の1日単位のロットに対応 製造ラインNo.別に対応（工場から出荷するまでは殺菌機バッチ別に把握）
冷　却	微生物の汚染	冷却時の圧力不足による破袋	冷却時の圧力の確認			
除　水	微生物の汚染	機械器具の点検不良 作業者の取扱い不良	器具の保守点検管理 作業標準の徹底	製造日報（除水機運転記録）		製品の1日単位のロットに対応

工程	危害原因物質	危害の要因	防止措置	記録文書	トレーサビリティ要素	トレーサビリティ情報
X線検査	異物の残存	機械の点検不良	作業標準の徹底 異物検知度設定の確認	製造日報 （X線精度検査記録） （異物検知記録）	製品の1日単位のロット 製造ラインNo.別に対応	製品の1日単位のロットに使用
目視検査	微生物の汚染	シール不良，ピンホールによる微生物の再汚染	作業標準の徹底	製造日報 （異常検査記録）	製品の1日単位のロット	製品の1日単位のロットに使用
サック包装	微生物の汚染	製品取扱い不良による破袋	作業標準の徹底	製造日報 （包装機運転記録） （印字記録）	製品の1日単位のロット	製品の1日単位のロットに使用
計量	異物の付着	製品取扱い不良による異物付着	作業標準の徹底 環境整備	製造日報 （計量精度検査記録） （重量異常検知記録）	製品の1日単位のロット	製品の1日単位のロットに使用
段ボール詰め	微生物の汚染	機械不良による破袋	作業標準の徹底	製造日報 （包装機運転記録）	製品の1日単位のロット	製品の1日単位のロットに使用
日付印字				製造日報 （印字記録）	製品の1日単位のロット （工場から出荷するまでは殺菌バッチ別に把握）	製品の1日単位のロットに使用
計量			作業標準の徹底	製造日報 （計量精度検査記録） （重量異常検知記録）	製品の1日単位のロット （工場から出荷するまでは殺菌バッチ別に把握）	製品の1日単位のロットに使用
保管	微生物の汚染 微生物の増殖	製品取扱い不良による破袋 常温を超える保管	作業標準の徹底	製造日報 （パレット別製造ロットNo.記録） （製造時刻）	製品の1日単位のロット （工場から出荷するまでは殺菌バッチ別に把握）	製品の1日単位のロットに使用
出荷	微生物の汚染	製品取扱い不良による破袋	作業標準の徹底	製造日報 （製品検査記録） 出荷伝票	製品の1日単位のロット 製造ラインNo.別に対応	製品の1日単位のロットに使用

(3) レトルト食品製造のHACCPとトレーサビリティの関係

HACCP方式では製造工程の重要管理点（CCP）についてモニタリングを要求していて，これが危害防止を図る重要事項となっている．実際の製造ではその他にもあらゆる工程でモニタリングが行われている．

モニタリングは単に測定するだけでなく，測定結果を記録してこれが適正な値であるかを確認し，常に適正な値になるよう製造工程の制御を行って，その記録を保存し管理する必要がある．

この記録・管理をしたものがトレーサビリティシステムにとって重要であり，製造者の工程チェック，消費者からのチェックと両方に対応できるものとなっている．レトルトカレーの製造工程ではどのような記録がなされているか，表4.17にHACCP総括表を抜粋して示した．

HACCP総括表とは，製造工程の危害分析と重要管理点を中心に見たHACCP方式そのものを表しており，表4.17の抜粋は総括表の概略と各製造工程におけるトレーサビリティの確認方法を記載したものである．表について説明をする．

① 各製造工程ごとに危害要因物質を3危害の観点から予測する．次に危害要因を分析して，その防止措置を決める．

② トレーサビリティ要素の欄には，その製造工程の記録文書を示してある．トレーサビリティ情報として，製造工程の記録類がどの程度の範囲の製品に該当するかを示した．

(4) レトルト食品の安全対策とトレーサビリティの課題

レトルト食品の製造，瓶詰食品の製造など調理済み食品の安全対策の課題はトレーサビリティを行う上の課題でもある．

(a) 使用される原材料，添加物の調達先の管理の高度化

使用される原材料，添加物の安全性の確認は製造者が自ら調達先まで遡って調査することが大変難しい．特にレトルトカレーの場合は何十種類の原材料を使用しており，調達先から導入する原材料などをロットごとに調べることは全く不可能である．

それでは現在はどのようにして確認しているかというと，調達先のブランド信頼性と共に適正な品質管理がなされているか，調達先の原材料供給メー

カー，生産者の品質検査表を基に抜取り検査を行って確認している．

しかし，今もって原材料の農薬残留の問題，添加物の未承認物質の含有に関して，食品が市場に出てから発見され回収を行っている事例があり，調理済み食品も例外ではないと思われる．

今後は生産段階，流通一次加工段階，製造加工段階，小売り段階の各情報公開の一環として，インターネットで野菜などの原材料のトレーサビリティが行えるようになることを期待している．

(b) 製造工程の公開対応

トレーサビリティのために製造工程を公開するのは，製造ノウハウを開示することになり，とても製造工程を公開するわけにはいかない．

消費者はトレーサビリティの状況開示を求めているわけで，目的は正しい記録がなされて，正しく情報が提供されているかである．結果だけでなく製造過程の状況をどのようにどこまで公開するかは今後の課題である．

(c) 出荷先の確認

製品を出荷した後の製品の保管状況，運搬状況，販売店での保管・商品棚での状態，消費者へわたるまでのルート，購入後の消費者の保管，調理状況などは製造者からは確認できない．製品の表示に従って管理されて，使用されていると信じるのみである．誤って色々な使い方がなされないよう明確な表示が重要である．

(d) トレーサビリティへの対応

調理済み食品の消費者～製造者～原材料生産者までの間の段階別に，どのようにトレーサビリティができるのであろうか．ほとんどの調理済み食品の製造に対するトレーサビリティは，HACCP方式が導入されていても，効率的な対応ができているとは言えない．いち早く2次元コードを使用し，消費者がインターネットを通じ直接食品のトレーサビリティが行えるように対応している企業も出始めているが，調理済み食品の製造企業は採算性から比較的コンピューター化が遅い業態である．

それまでに優先して行わなければならないことは，工程管理が適正にできて，どの食品企業もHACCP方式を導入し，本質的な食品製造の安全を確保し，正しい記録を行うことである．

第4章　調理済み食品とその安全性

現在，調理済み食品の一般的なトレーサビリティの流れは下記のようになっている．

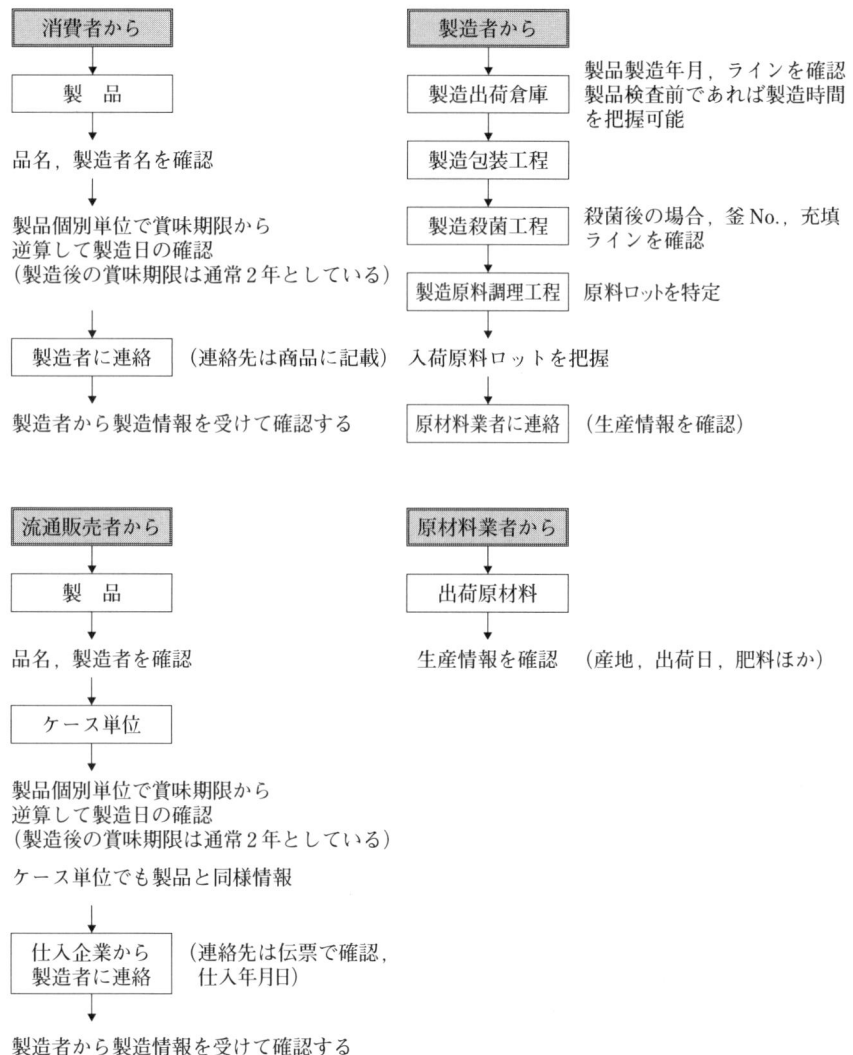

消費者から
↓
製品
↓
品名，製造者名を確認
↓
製品個別単位で賞味期限から
逆算して製造日の確認
（製造後の賞味期限は通常2年としている）
↓
製造者に連絡　（連絡先は商品に記載）
↓
製造者から製造情報を受けて確認する

製造者から
↓
製造出荷倉庫　　製品製造年月，ラインを確認
↓　　　　　　　製品検査前であれば製造時間
製造包装工程　　を把握可能
↓
製造殺菌工程　　殺菌後の場合，釜No.，充填
↓　　　　　　　ラインを確認
製造原料調理工程　原料ロットを特定
↓
入荷原料ロットを把握
↓
原材料業者に連絡　（生産情報を確認）

流通販売者から
↓
製品
↓
品名，製造者を確認
↓
ケース単位
↓
製品個別単位で賞味期限から
逆算して製造日の確認
（製造後の賞味期限は通常2年としている）
ケース単位でも製品と同様情報
↓
仕入企業から　　（連絡先は伝票で確認，
製造者に連絡　　仕入年月日）
↓
製造者から製造情報を受けて確認する

原材料業者から
↓
出荷原材料
↓
生産情報を確認　（産地，出荷日，肥料ほか）

図 **4.10**　レトルトカレー製品のトレーサビリティフロー

　参考として，調理済み食品の消費者〜原材料生産者までの各段階で，現状ではどのようなトレーサビリティになるか図4.10に従って説明する．
　① 消費者の段階からトレーサビリティをする場合は，ほとんどの製品は1日単位のロット分として把握できる．その場合，原材料のロットは複数と

なり，全ての原材料の特定は難しい．一部は把握できない．

② 流通販売者の段階（まだ店頭に並ばない段階）からは，製品のみでは消費者の段階と同様の結果である．ただし，段ボール単位で把握できる場合はメーカーによっては段ボールに午前・午後生産区別または出荷区別ができるものがあるが，ほとんどは製品個別と同様の把握範囲である．

③ 製造者の段階（出荷してない段階）からは製品検査が終わった場合と，まだ検査中の段階ではトレーサビリティの把握範囲は異なる．

製品検査が終わった段階では，流通販売者と同じトレーサビリティの把握範囲である．また倉庫に入庫した状況が先入れ先出しの統制が取れたシステムでは製造時間帯がある程度把握できる．

検査中の段階ではほとんどが製造時間帯（時間単位）で把握ができて，その原材料まで特定できる．製造者のリスク管理の対応システムが生かされる．

製造原料の調理工程では現在使用している原材料の把握はできる．

④ 原材料業者段階では製造者以降は何らトレーサビリティを行う必要はない．原材料業者は生産地情報を十分把握できる段階にある．

参 考 文 献

1) 横山理雄：HACCPの現状と導入手順，HACCP実務者養成講座テキスト，HACCP実践研究会（2003）

（本間忠雄）

第5章　HACCP導入を急ぐ食品製造現場の取り組み

5.1　食品企業が生き残る条件

　大手食品メーカーが産地偽装をしていたことがマスコミで報道され，食品業界に対する消費者の信頼は地に落ちた感がある．企業ぐるみで行われた不正行為は内部告発者[1]によって次々に明らかにされた．このことで，消費者・企業共に受けたショックは計り知れないものがあるのではないだろうか．

　これからの食品企業はどうあるべきかをしっかり見据えた上で食品をつくり，提供しなければ消費者の求める安全・安心には応えられない．失った信頼を回復できなければ，企業として生き残るのは難しいだろう．平成8年から平成13年の5年間で，食品製造業に関係する事業所数は全体でみると－11.8％（約8000社減），従業者数は－4.9％（約7万人減）と大きく低下している．しかし，300人以上の大企業だけをみると，逆に＋15.2％（約60社増），従業者数は＋7.6％（約1.7万人増）となっている（表5.1）．このように，零細企業が減り続け大企業が生き残っていく傾向は今後も続くものと思われる．

　平成12年の雪印食中毒事件を境に，食品を取り巻く環境は大きく変わってしまった．行政も企業重視から消費者重視への姿勢を鮮明に打ち出し，そのための法律が次々できた．しかし，どのような状況であれ，企業はその環境に自らを適応させて生き残っていかなければならない．生き残るための答えを解くキーワードは「情報公開」ではないかと考える．これからは，食べて頂くお客に堂々と見てもらえるような食品工場でなければならない．同様に売り場から見たバックヤードに清潔感がないようなスーパーや百貨店の食品売り場は客足が遠のくのではないだろうか．「この商品はこの産地からこんなふうに仕入れて，こんなきれいな工場で一生懸命つくっているからぜ

表 5.1　事業の規模と事業所数および増加率

事業規模 (食品製造業)	平成13年 (2001)						平成8年 (1996)						平成8～13年増加率 (%) Change (1996-2001)	
	事業所数	構成比(%)	従業者数	構成比(%)	男	女	事業所数	従業者数	構成比(%)	男	女		事業所数	従業者数
総　　数	57 557	100.0	1 332 127	100.0	575 201	756 926	65 255	1 401 498	100.0	598 053	803 445		−11.8	−4.9
1～4	20 011	34.8	52 681	4.0	26 086	26 595	23 431	61 434	4.4	30 359	31 075		−14.6	−14.2
5～9	13 410	23.3	89 559	6.7	38 720	50 839	15 200	101 728	7.3	43 071	58 657		−11.8	−12.0
10～19	9 964	17.3	135 465	10.2	56 586	78 879	11 371	154 609	11.0	62 797	91 812		−12.4	−12.4
20～29	4 385	7.6	105 163	7.9	42 864	62 299	4 961	118 716	8.5	46 497	72 219		−11.6	−11.4
30～49	4 048	7.0	154 762	11.6	62 757	92 005	4 382	166 569	11.9	65 374	101 195		−7.6	−7.1
50～99	3 109	5.4	214 552	16.1	88 598	125 954	3 372	231 985	16.6	95 011	136 974		−7.8	−7.5
100～199	1 631	2.8	223 667	16.8	97 603	126 064	1 633	226 517	16.2	95 464	131 053		−0.1	−1.3
200～299	477	0.8	115 856	8.7	49 784	66 072	484	116 574	8.3	50 085	66 489		−1.4	−0.6
300人以上	485	0.8	240 422	18.0	112 203	128 219	421	223 366	15.9	109 395	113 971		15.2	7.6
派遣・下請業者	37	0.1	—	—	—	—	—	—	—	—	—		—	—

総務省統計センター公表．
平成13年度事業所・企業統計調査結果．

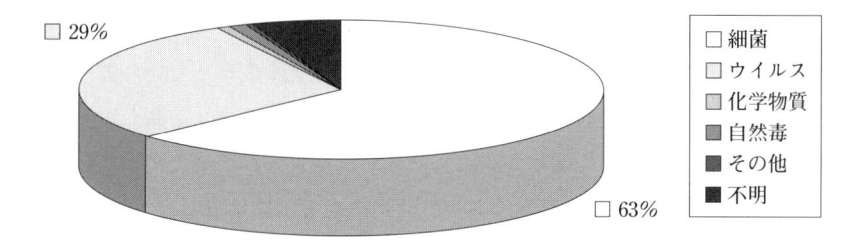

第5章　HACCP導入を急ぐ食品製造現場の取り組み　　237

図5.1　食中毒の原因別発生状況（患者数の割合）
（厚生労働省ホームページ報告資料）

ひ見に来て下さい」といえるようなものづくりを目指さない限り，生き残れない時代になったことを早く認識して頂きたい．

以下に，企業がこれからの時代を生き残るために取り組まなければならない課題を挙げてみた．大別すると次の5点に集約できると思う．

① 微生物による危害防止[2),3)]
② 異物混入による危害防止[4)]
③ コンプライアンス（法令遵守）[5)]
④ トレーサビリティ（履歴遡及）[6)]
⑤ 情報公開[1)]

5年ほど前までは食品の品質管理といえば食中毒防止が中心で，次に異物混入防止に力点が置かれていた．もちろん現在もその重要性は同じで，管理の中心は食中毒防止であることは変わらない（図5.1）．しかし，ここ2～3年の未承認添加物の混入事件や国産牛肉の偽装事件などの食品事件が多発したため，添加物の適正な使用や主要原材料の産地が表示通りであるかなどの管理が重要なウエイトを占めるようになってきた．このことはメーカー中心の時代から消費者中心の時代に変化し，メーカーも従来の①，②中心の管理から③，④，⑤を追加した総合的な管理体制を構築する必要性があることを示唆していると言える．

5.2　中小食品企業のコストダウンと衛生管理

平成14年から2年かけて日本全国の食品工場を約600工場ほど視察し，衛

生管理を含めた品質管理能力とその現状を調査してきた．その結果，大手食品企業と中小零細企業の品質管理の能力差がますます広がっているような印象を受けた．中小企業の倒産件数が増えているのは，デフレ基調の中で企業業績が悪化し，コストの切りつめにも限界が来た企業が増えたためではないかとの見方もできるが，品質管理の面で問題のある企業は取引を手控えられ，業績悪化につながったと見ることもできる．

血のにじむような思いでコストダウン[7]をはかる中で，品質管理にかけるコストも当然改善の課題に上がるが，安全のレベルを低下させることがないように慎重に改善しなければならない．コストダウンの対象は原料ならびに包材の仕入れ単価や納期および数量にまで細かく検討が加えられ，製造工程の合理化や清掃方法の効率化にまで検討がなされる．このとき注意しなければいけないことは，品質管理レベルや味が低下しないように，変更された手法に対する評価を明確にしておくことである[8]．管理レベルが低下し，異物混入や微生物による腐敗などのクレームが増加すると取引停止という事態に陥る危険性がある．

5.3　中小食品企業の安全・安心への取り組み

5.3.1　一般的衛生管理（PP）から HACCP へ

厳しさを増す食品業界にあって中小企業が取り組むべき課題は多い，先に述べた5課題は特に急いで取り組み，安全・安心につながる食品づくりを始めなければならない[9]．異物混入防止と微生物危害防止[10]については HACCP システムの導入[11]-[14]を進めるなかで実施していくのがよいと思われる．

HACCP は PP（Prerequisite Program：一般的衛生管理）がしっかりと構築されていなければ機能しない．HACCP システムを構築する場合，PP および GMP（Good Manufacturing Practice：適正製造基準），SSOP（Sanitation Standard Operating Procedure：衛生標準作業手順）が機能的に運用できているかが重要となってくる．

一口に PP と言ってもその管理内容は幅広く，PP をしっかりと運用しよう

と考えたときに，現場で作業する従業員1人1人の衛生意識が高まらなければうまくいかない．従業員1人1人の衛生意識を高め，自らが衛生管理のために何をすべきか理解し，全体として衛生管理が行き届いた工場になることが理想である．次に，そのためにはどうすれば良いのかをまとめ，各項目の問題点を明確にするとともに，具体的な対処方法を説明する．

5.3.2 具体的な衛生管理手法と留意点

5S（整理・整頓・清潔・清掃・習慣化）は衛生管理の最も基本的な部分で，この取り組み抜きに衛生管理の構築はありえない[15]．形だけのマニュアルを工場に持ち込んでも何の意味もなさないばかりか，かえって管理ポイントがぼけて危害を見落としてしまう危険性がある．全国600工場あまりを点検した結果，管理内容が形式的になっているなどの共通した問題点が見受けられたので，5.1節の①～④の具体的な管理内容と留意点を表5.2～5.5にまとめた．

(1) 微生物危害防止対策と現状

微生物危害は重大な事故につながるため重要管理点として徹底した防止対策がとられるべきで，原料の汚染，機械・器具類およびヒトからの二次汚染に留意し，製造工程中の温度管理を徹底することが重要になる．

微生物危害防止対策と実際の状況について項目別に整理した（表5.2）．

表5.2の結果から，微生物危害防止に関する管理は機械類の洗浄不良と製品を出荷した後の温度管理が不十分であることがわかる．また，機具類の洗浄不良状態が多く見受けられ，サニテーションの不備が認められた．

サニテーションは非常に重要なPPにあたり，主に微生物と異物の危害防

表5.2　微生物危害防止管理の状況

項目	評価	項目	評価	項目	評価
原料の受入検査	■	トイレの手洗い設備		手指の衛生管理	
機械類の洗浄・殺菌	■■	工場入口手洗い設備		検便検査	■
器具類の洗浄・殺菌	■	工程温度管理		保管中の温度管理	■
製品の官能検査	■	製品の微生物検査		流通での温度管理	■■

（管理状況に不備があり，改善が求められる項目に■を付記：■■は不備が特に目立つ．空欄部分は概ね良好であることを示す．）

止に効果を発揮する．微生物に由来する危害は毎年食品事故のトップになっているが（図5.1），洗浄不良による機械器具からの二次汚染が原因で生じることも多い．サニテーションは非常に重要であるが，サニテーションを実施した後の評価を適切に行っている工場は意外と少なく，洗浄を実施したかどうかを○×方式でチェックしているだけの場合が大半である．実際にきれいになっているかどうかに留意する必要がある．微生物検査が一般的な評価方法として採用されているが，結果が出るまでに1～2日かかるために対応が遅くなるという欠点がある．現場でのマネジメント効果を考えるとATP法のように迅速に結果が得られ，その場で評価が可能な手法は有効性が高いものといえる．アルコールや薬剤を吹き付けた表面を拭き取り検査して微生物の生残がなかったとしても，汚れが残っていた機械の表面に空中落下菌が付着して増殖する危険性[16]もあり，汚れの残存量を評価基準にするべきだと考える（図5.2）．あくまでも自主管理基準として利用すれば良いのである．

(2) 異物混入防止対策と現状

商品への異物混入はクレームの大半を占める．それだけに異物混入事故を減らすことは顧客への信頼確保につながるため，各社PPとして真剣に取り

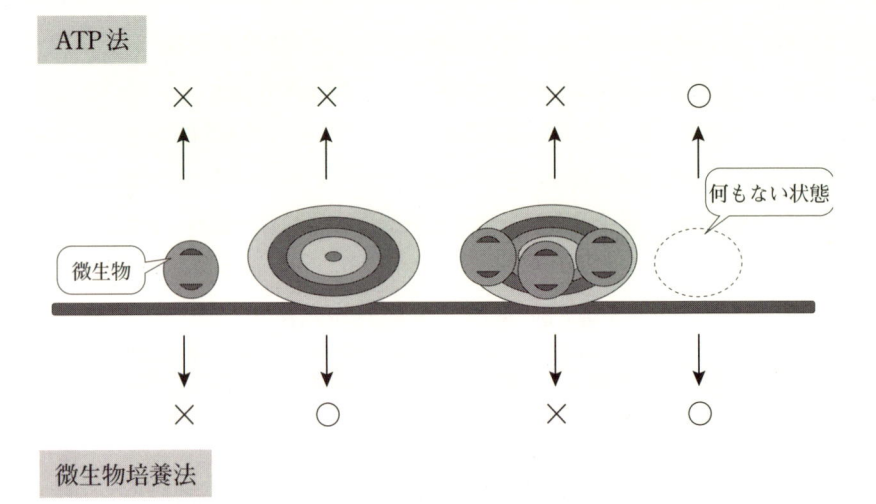

図 5.2　ATP拭き取り検査法と微生物拭き取り検査法の評価比較
　　　　○は合格，×は不合格を意味する．

表5.3 異物混入防止対策と状況

項目	評価	項目	評価	項目	評価
防虫防鼠対策	■	ガラス異物要因	■	排除品の適正管理	■■
整理整頓	■	検品工程	■	直置き	■
金属異物要因	■	構造物由来要因	■	不要物の有無	■
プラスチック異物要因	■	ローラーがけ	■	金属探知機適正運用	■■
木製異物要因	■	作業服	■	適切な官能検査	■■

組んでいる．その状況を表5.3に整理した．

表5.3の結果をみると，どの工場も対策不十分な項目として異物混入の要因が非常に多く，全般的な取り組み強化の必要性を痛切に感じる．基本的な5Sの徹底ができていないところが多く，従業員の教育不足および管理者の管理不十分な状況が原因しているようである．

(3) コンプライアンスの現状

商品の規格書または仕様書管理はコンプライアンス（法令遵守）の観点から重要な位置にある．商品取引は仕様書に記載された内容が正しく実施されていることを前提に行われていて，記載内容と実際の製造が異なっていれば契約違反に当たることもあるので注意が必要である．

表5.4にコンプライアンスに関連した管理状況を項目別に整理した．

仕様書の記載内容が実際の製造内容と異なっていることがあるため，帳合先や営業担当者と製造現場の管理者との間で，仕様書管理手順を確認し合うなどの管理強化が必要な状況であった．

(4) トレーサビリティシステムの取り組み状況

大手食品企業は自主衛生管理を強化する過程で，原料の受入れから製造および出荷までトレースバックできるようになり，改めてトレーサビリティシ

表5.4 コンプライアンス関連の管理状況

項目	評価	項目	評価	項目	評価
一括表示		商品仕様書管理	■■	水質検査	■
包装材質表示		日付管理	■■	特定産地証明書	
賞味期限の設定		強調表示証明		コンタミネーション防止対策	
原料管理（証明含）	■	製造工程相違	■	アレルギー物質記載漏れ	■■

表5.5 トレーサビリティシステム取り組み状況

項目	評価	項目	評価	項目	評価
生産者の生産記録	■	各種製造工程記録		製品出荷記録	
主原料受入れ記録	■	原料規格書管理		副原料LOT管理	■
原料在庫LOT管理	■	製品在庫管理		製品トレース管理	■■

ステムを導入することなく履歴管理が可能となっている．中小企業もここ2～3年の間にトレーサビリティシステムによる管理ができないか模索が続けられ，トレーサビリティ関連で産官学の共同研究に積極的に参加する企業も見受けられる．また，一般の食品製造企業も生産者と積極的に関わり，供給される農林水産品を原料の受入れからLOT管理し，製造・出荷とリンクできるような管理記録をとり始めている．中小企業であっても生産者と連携をとりながら管理記録の内容をどうするかなど，できるところから取り組むだけでも，顧客に対する信頼につながるのではないかと思われる．表5.5にトレーサビリティシステムの導入取り組み状況をまとめた．

表5.5の製品トレース管理とは，販売した商品で重大危害が発生した場合を想定し，回収対象範囲や回収時間などを検証しているかを説明したもので，企業によっては消防訓練のように危害発生対応訓練を定期的に実施しているところもあった．

上記点検項目の中で不備が散見された■印の項目は，多くの企業で共通した問題点として指摘できる．これらの不備は品質管理の低下につながることから，早急に改善されるべき項目であるが難しい点も多かった．改善が進まない理由を整理すると，次の2つの課題があるようである．

 i) 従業員の教育不足
 ii) 管理者の管理能力不足

従業員の品質管理能力（技術力＋知識）と衛生意識（モチベーション）を向上させるために，計画的に教育を実施し確実にレベルアップを図る必要性がある．さらに，管理監督の責任を負う担当者が，決められた管理事項が実施されているかを確認し，迅速に指導する能力（マネジメント）を養うことも要求される．

5.4 安全・安心に取り組む中小企業の事例

次に従業員数18人の豆腐工場における取り組み事例を紹介する．

石川県の白山連峰に囲まれた山間に，人口1200人の小さな村（白峰村）がある．石川県の中心地金沢から車で1時間以上かかるところであるが，全国に向けて豆腐を製造販売している株式会社山下ミツ商店という企業がある．この企業が製造販売している商品は堅豆腐を中心に，絹豆腐，揚げなど一般の豆腐工場で製造している商品である．堅豆腐はこの村では昔から親しまれてきた食品であるが，いち早くHACCP的衛生管理の手法を導入し，品質重視の豆腐作りを始めている．通常スーパーで売られている豆腐の平均価格よりも高い価格で販売しているが，それでも順調に業績を伸ばしている．その背景に，品質管理と味の両面を重要視した製造方針があるようだ．

この会社の堅豆腐や絹豆腐は容器包装に入れた後は加熱殺菌しないため，通常の充填豆腐に比べて，賞味期限に制約を受けやすい．しかし，加熱殺菌による風味劣化を極力避け，おいしい豆腐をできるだけ多くの人に食べてもらいたいという願いから，衛生管理を徹底し可能な限り微生物の増殖をコントロールすることで賞味期限を延ばすという方針をとっている．

また，製造では消泡剤や凝固剤（グルコノデルタラクトン）などの添加物は一切使用せず，職人的な製造技術と科学的な製造理論を駆使し，原料は国産大豆と海水からとったにがりのみで豆腐と揚げを作り続けている．

安全な食材を使い，安心してもらいたいという気持ちがお客に伝わるように，全ての食材（大豆・にがり・塩）の履歴管理を徹底し，いつでも説明できるようにしようと考えている．

このように，こだわりの豆腐を製造するに当たり，トレーサビリティシステムとHACCPシステムを導入して製造管理を行い，常に改善努力を続けている．

具体的には大豆とにがり・塩の購入先である生産者まで赴き，履歴管理できるような書類の必要性と記載方法を指導したり，工場の製造担当者と生産者の交流を深め信頼関係の構築に努力している（図5.3，5.4）．

また，製造現場では毎月1～2回のペースで従業員教育を実施し，PPのた

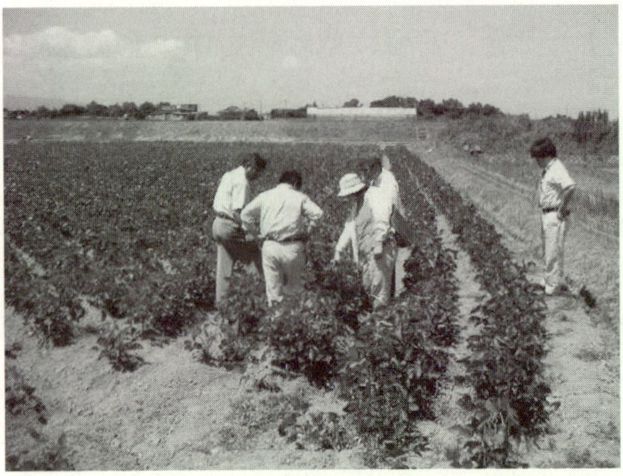

図5.3 山下ミツ商店用の大豆を栽培している畑．現地の農業改良普及員と生産者および山下社長が大豆の生育状況を視察している．

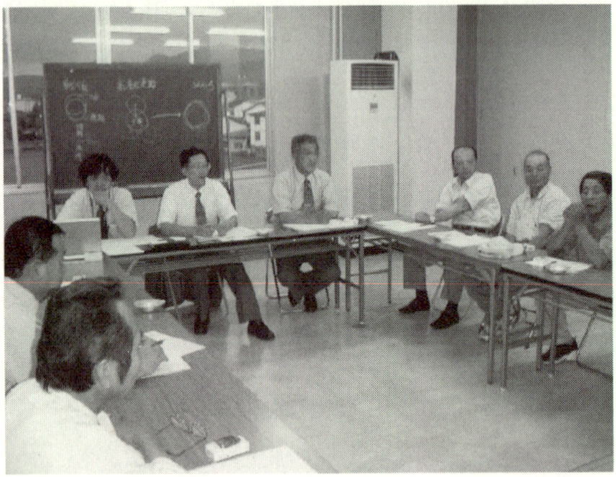

図5.4 大豆生産者と生産者組合の理事との協議会．使用した農薬や肥料の記録をつけることの重要性を話し合う．

めの記録整備を行ってきた．クレームが発生するたびに原因を追及し，検証した後再発防止対策をたて，確実に衛生管理レベルを向上させている．

　この企業の事例を見ると，中小零細企業であっても衛生管理と原料および味で商品の差別化を図り，業績を伸ばすことが可能だということがわかる．

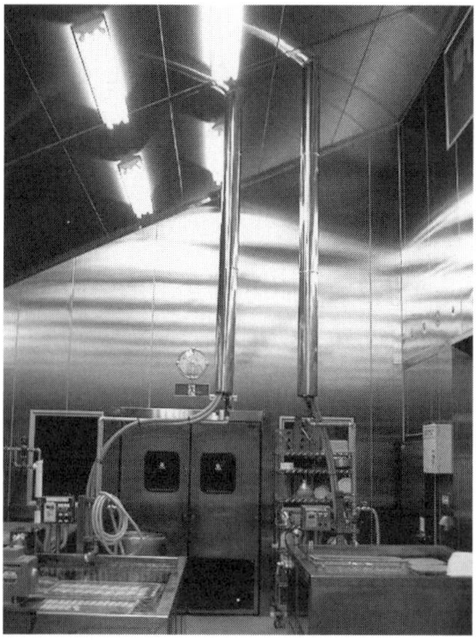

第5章　HACCP導入を急ぐ食品製造現場の取り組み　　　　245

図 5.5　加工場内の作業環境

図5.5に加工場内の作業環境を示した．

5.5　メーカー・流通の連携と共生で消費者の安心の回復を

　流通業者は消費者の安全・安心に対する強いニーズに応えるために，メーカーに対して品質管理の更なる強化を要求し，対応可能なメーカーを取捨選択するようになってきた．しかし，先にも述べたように99％が中小零細企業の集まりである食品業界の中で，急激な品質管理の向上に十分応えられるだけの能力を有しているものは多くはない．流通業者間の競争も商品のバリエーション（品揃え）が顧客の魅力につながることを考えると，簡単にメーカーを変えることができないのも現実である．

　デフレ基調の中において，ものを買う側と売る側ではどうしても買う側が強いことから，流通側の意見が強いことが多い．特に，コストに対する要求にはメーカー側が概ね応えることになる．しかし，そのことがかえって中小食品企業の体力を低下させ，安全・安心から離れたものづくりを強いることになっている．その結果，メーカーの行動原理として利益を出すために無理

なコストダウンへと向かうことになっている．世の中がますますグローバル化し食品の複雑な流通を十分把握することは難しくなってきた．国産か輸入品かの見分けがつきにくい食材の産地偽装が横行し，消費者の信頼を損なってしまった．

単なるメーカーと流通の力関係で現在の食品流通を経験してきたものにとって，食品をとりまく環境が大きく変わってしまったことの意味を十分理解できずに生じた事件と見ることもできる．つまり，流通側もメーカーと共に生きる共生の時代に対応した関係を築かなければ生き残れない時代であることに早く気づくべきである．

人を育てるのに時間がかかるように，メーカーが育つにもやはり時間がかかる．しかし，この厳しい食品環境の中で生き抜くために互いが成長したとき，消費者の信頼を回復できるのではないだろうか．

参 考 文 献

1) 日本技術士会訳編，橋本道哉監訳：内部告発　その倫理と指針，丸善 (2003)
2) 横山理雄：食品の腐敗変敗防止対策ハンドブック，サイエンスフォーラム (1996)
3) 清水　潮編：食品危害微生物ハンドブック，サイエンスフォーラム (1998)
4) 緒方一喜編：最新の異物混入防止技術，フジテクノシステム (2000)
5) 高　巌，稲津　耕，國廣　正：よくわかるコンプライアンス経営，日本実業出版社 (2001)
6) 松山純一監修：トレーサビリティって何？，日本食品出版 (2003)
7) 五十嵐瞭編：工場コストダウン事典，日刊工業新聞社 (1990)
8) Nick W. Hurst，花井荘輔訳：リスクアセスメント，丸善 (2000)
9) 食品衛生小六法，平成13年度版，新日本法規．
10) 横山理雄，栗田守敏：包装食品の安全戦略，日報出版 (2002)
11) 河端俊治，春田三佐夫編：HACCP—これからの食品工場の自主衛生管理，中央法規 (1993)
12) 横山理雄編：HACCPシステム導入の手引き，サイエンスフォーラム (2000)

13) 米虫節夫編著：こうすればHACCPシステムが構築できる，日科技連（1999）
14) 新宮和裕：HACCP実践のポイント，日本規格協会（1999）
15) 平野裕之：5S定着化ワン・ツー・スリー，日刊工業新聞社（2001）
16) John A. Troller, J.H.B. Christian, 平田 孝, 林 徹訳：食品と水分活性，学会出版センター（1981）
17) 安封昂雄：品質管理とリスクマネジメントのはなし，日刊工業新聞社（2000）

　　　　　　　　　　　　　　　　　　　　　　　　　（新蔵登喜男）

■監修者・編集者　略歴
＜監修者＞
横山理雄（よこやま　みちお）

1932年	愛知県名古屋市に生まれる．
1957年	京都大学農学部水産学科 卒業
1977年	農学博士（京都大学）
1960〜93年	呉羽化学工業(株)にて食品包装の研究に従事し，同社 食品研究所長を努める．
1993年	同社退社
同　年	石川県農業短期大学食品科学科 教授
1998年	停年退官．石川県農業短期大学名誉教授
現　在	神奈川大学理学部非常勤講師，食品産業戦略研究所 所長

＜編集者＞
松田友義（まつだ　ともよし）

1949年	北海道室蘭市に生まれる
1974年	北海道大学農学部農業経済学科卒業
1984年	千葉大学園芸学部 助手
1984年	農学博士（北海道大学）
1996年	千葉大学大学院自然科学研究科 助教授
2002年	千葉大学大学院自然科学研究科 教授

現在に至る

田中好雄（たなか　よしを）

1943年	岐阜県大垣市に生まれる．
1967年	日本大学理工学部工業化学科 卒業
1984年	技術士（科学技術庁）
1962〜00年	呉羽化学工業(株)にて食品包装の研究，包装材料・システムの開発に従事し，同社包装材料部グループリーダーを務める．
2000年	同社退社
同　在	国際協力事業団（JICA）派遣専門家
現　在	包装科学研究所 主席研究員，田中技術士事務所 代表

食の安全とトレーサビリティ
農場から食卓までの安全・安心システム作り

2004年8月20日　初版第1刷発行

<table>
<tr><td>監修者</td><td>横　山　理　雄</td></tr>
<tr><td>編集者</td><td>松　田　友　義</td></tr>
<tr><td></td><td>田　中　好　雄</td></tr>
<tr><td>発行者</td><td>桑　野　知　章</td></tr>
<tr><td>発行所</td><td>株式会社　幸　書　房</td></tr>
</table>

〒101-0051　東京都千代田区神田神保町1-25
phone 03-3292-3061　fax 03-3292-3064
Printed in Japan© 2004　URL：http://www.saiwaishobo.co.jp

三美印刷

本書を引用，転載する場合は必ず出所を明記してください．
万一，乱丁，落丁がございましたらご連絡下さい．お取替えいたします．

ISBN 4-7821-0246-1　C 3058

食品の安全と企業戦略
－食品安全基本法と食生活への貢献－

■亀和田光男・森地敏樹・小林登史夫　編
　菊判　260頁　定価3360円　送料310円　(2004年2月刊)

　2003年7月に食品安全基本法が施行され、「国民の健康を第1とする」食品安全行政がスタートした。本書は同法の解説、食品危害の解説、「食品の安全に第一義的に責任を負うこと」とされた製造企業の取り組みを中心に、高橋正郎氏（前BSE検討委員会委員長）、日和佐信子氏（前全国消費者団体連絡会事務局長）、正木英子氏（食品科学広報センター代表）の食の安全に関する座談会を掲載。「安全」を企業の「戦略」とする新しい時代への方向を指し示した。

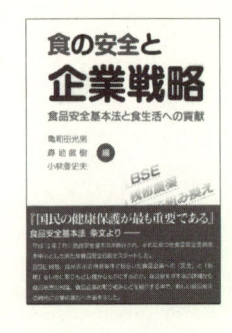

主な目次
序　論　日本の食事情と危害
第1章　食品安全基本法に基づく新たな食品
　　　　安全行政の展開
第2章　「農場から食卓まで」の安全管理と
　　　　求められる責任
第3章　食の安全に関する知識と法規制
　　　　食品添加物／遺伝子組換え食品／外因性
　　　　内分泌かく乱化学物質／残留農薬／有害
　　　　微生物／プリオン／放射線照射／水産系
　　　　食品／食品中のアレルゲン
第4章　これからの食品企業の安全戦略
　　　　明治乳業／日本水産／キッコーマン／理研ビタミン／アサヒビール／中小企業の取り組み（群馬県の事例）
第5章　海外の食品の安全性について
座談会　消費者から見た「企業への期待と役割」

やるぞ!! とるぞ!!
HACCP / ISO (9001：2000)
こうして進める認証審査までの取組

■永坂敏男　著　A5判　190頁　定価2100円　〒310円

●初心者から中級者向け入門書。
　HACCPで20項目、ISOで42項目のステップにわけて次に何をすればよいのか、実際の進行にあわせた的確な指針をエピソードやおもしろい例を引きながら解説されています。
●安全安心の食品製造のために、中小食品会社でどのようにHACCP（衛生管理），ISO（品質管理）に取り組んでいけばよいのか？　著者の豊富なコンサルタント経験から分かりやすく解説しました。
　「どんな小さな会社でも、やる気さえあれば、頑張ればできます」―著者
●工場の約束事5Sイラスト付で大変便利！

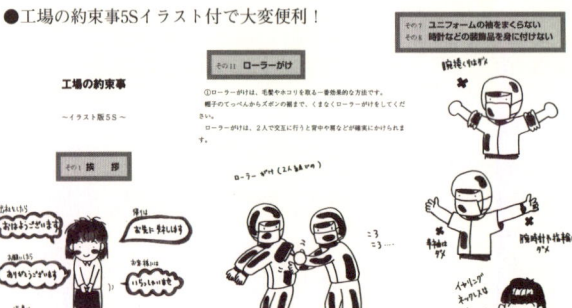

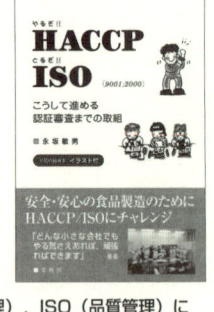

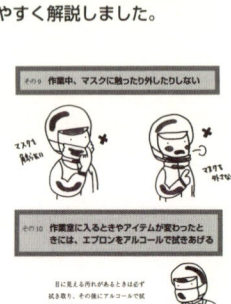

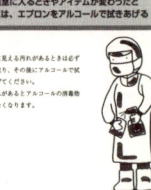